Karl König

Irdische und kosmische Ernährung

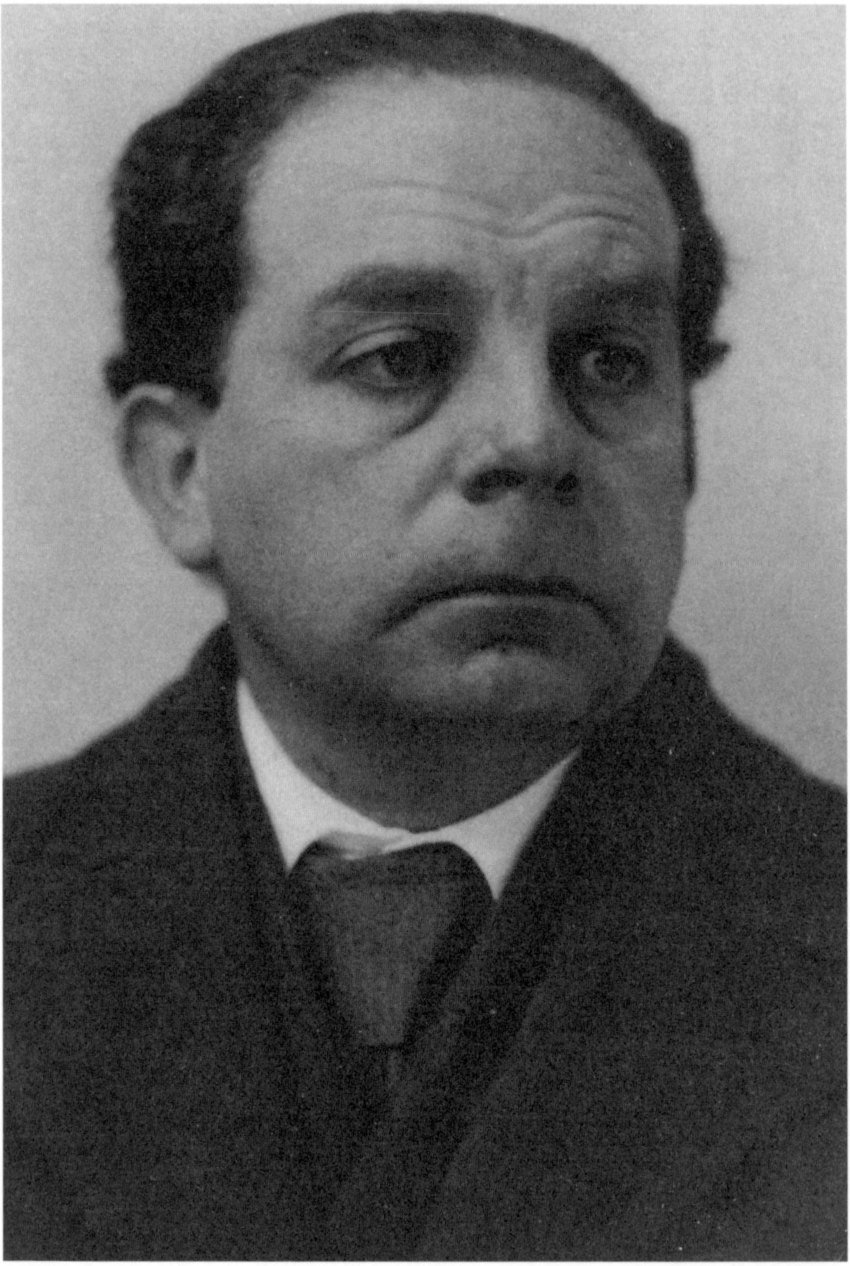

Karl König

Irdische und kosmische Ernährung

Herausgegeben von Richard Steel

Verlag Freies Geistesleben

Karl König Werkausgabe
Abteilung 4: Landwirtschaft und Naturwissenschaft

Karl König Archive
Camphill

in Zusammenarbeit mit dem

Ita Wegman Institut für
anthroposophische Grundlagenforschung
Arlesheim

1. Auflage 2011

Verlag Freies Geistesleben
Landhausstraße 82, 70190 Stuttgart
Internet: www.geistesleben.com

Frontispiz: Karl König in Pilgramshain, 1932

Weitere Informationen zur Karl König Werkausgabe
finden Sie unter: www.karl-koenig-archive.net

ISBN 978-3-7725-2404-2

Layout & Herstellung: Bianca Bonfert
Druck und Bindung: Freiburger Graphische Betriebe
Printed in Germany

Inhalt

Zu den Texten und zur Herausgabe

Der vorliegende Band gibt uns einen kleinen Einblick in die jahrzehntelange intensive Bemühung Karl Königs, Fragen der Ernährung tiefer zu verstehen, sowohl in Bezug auf die qualitative Bedeutung der Nahrungsstoffe, als auch auf den Ernährungsvorgang selbst. Natürlich spricht der Arzt, aber auch der Heilpädagoge und der Gründer von Gemeinschaften. Doch ist es ein ganzheitlicher Zugang zu dem Impuls des Heilens, in dessen Strom König seine Ausführungen hineinstellte; es geht um die Art und Weise des Anbaus unserer Lebensmittel – ja um die Frage der Heilung der Erde selbst; es ist eine soziale Aufgabe und zugleich eine, die mit einer neuen Christlichkeit verbunden werden sollte: Es geht um nichts Geringeres, als um eine moderne Christianisierung der Erde selbst. So schloss dieses Anliegen Karl Königs direkt an die Arbeit an, die er bereits in Schlesien in den dreißiger Jahren begonnen hatte, als 1932 eine Schule für eine neue Form der Sozialarbeit im umfassendsten Sinne unter Mitwirkung von Priestern der Christengemeinschaft gegründet wurde.[1] Daraus entstand aber die erste Herausforderung mit der Herausgabe dieser Texte, denn die tiefgreifendsten Kurse zu diesen Fragen, waren für die Landwirte, denen er viel zugetraut hatte, ihnen aber im Sinne einer inhaltlichen Vorbereitung viel abverlangte. Dieser Zusammenhang mit den Landarbeitern war König so wichtig, dass er stets die Anwesenheit seiner Ärzte-Kollegen bei den landwirtschaftlichen Tagungen erwartete. An dem Einladungsschreiben für die Tagung 1943 sieht man eine gewisse «Exklusivität», die von den Veranstaltern

(Biodynamic Agricultural Association in Clent) besonders erwünscht war.[2] Abgesehen von Karl König haben auch Walter Johannes Stein, Ernst Lehrs, Dr. Alfred Heidenreich (Mitgründer der Christengemeinschaft und damals Lenker in England) Thematisches beigetragen und Emil Roth, Vater von Alix und Peter, hat Gespräche über praktische Fragen eingeleitet.

So sind in diesem Band die drei Vortragsreihen zu finden: *Der kulturelle Impuls der Landwirtschaft* von 1943, *Die irdischen und die kosmischen Ernährungsströme* von 1953 und *Die meteorologischen Organe der Erde und des Menschen* von 1958; alle drei für landwirtschaftliche Tagungen gehalten. Da diese Themen – der Ernährung und der Landwirtschaft – bei König so nahe beieinander liegen und zusammengehören, ergab sich, dass wir die beiden entsprechenden Bände der Werkausgabe gleichzeitig herausgeben. Selbst dann ist die Abgrenzung nicht leicht zu finden und so sind in diesem Band viele Inhalte, die für die Landwirte von besonderem Interesse sein dürften; der Kurs von 1943 wurde auch unter den Landwirten der «alten Camphill-Schule» als *der Milch-Kurs* bekannt. So ergibt sich aber auch, dass vieles an Vorwissen vorausgesetzt wurde, sowohl ein Maß an medizinischem Fachwissen als auch ein eigenständiges Arbeiten mit Anthroposophie. Für die Tagung im Jahre 1958 wurde eine Beschäftigung mit den Vorträgen Rudolf Steiners über «Geisteswissenschaft und Medizin» als Voraussetzung der Teilnahme verlangt. Überhaupt verlangte König einiges von seinen Zuhörern, weil es ihm ja letztlich nicht darum ging, während der Vorträge Einzelheiten des Fachwissens zu vermitteln, sondern um eine neue Art der bildhaften Zusammenschau der wissenschaftlichen Tatsachen, die den Zuhörer über das Fachwissen hinaus zu einer neuen Ebene des Verstehens und der eigenen Forschung zu führen vermochte. Es ging darum, fachübergreifende Brücken zu bauen, die eine neue Dimension der eigenen Arbeit, daher aber zugleich neue Dimensionen der Gemeinschaftsbildung anregen konnten.

Ab etwa 1959, und vor allem durch die Zusammenarbeit mit Lieven Blockhuys, nahm die Arbeit mit den Landwirten einen anderen Verlauf, da ein verstärkter Einsatz für die soziale Frage und für die Frage der Heilung der Erde an sich mehr in den Vordergrund kam. Ausführungen, die diese Gesichtspunkte im Weiteren thematisieren, befinden sich daher in dem gleichzeitig erscheinenden Band *Landwirtschaft und Gemeinschaft – Heilende Impulse für Mensch und Erde.*

Bis auf den kleinen Arbeitstext aus dem Jahre 1964 und den Aufsatz über das Tischgebet, hat König die vorliegenden Texte nicht selbst bearbeiten können, wir wissen aber, dass er recht gründlich vorging, wenn er etwas Eigenes für die Veröffentlichung vorbereitete – davon zeugen auch die wenigen seiner Vorträge, die er geschafft hat, selbst zu überarbeiten. Dazu kommt aber noch, dass bis auf die Vorträge in Prag, die auf Deutsch gehalten wurden, er im britischen Exil eine Sprache benutzen musste, die er nie ganz beherrschte. Obwohl er im Jahre 1928 bereits auf Englisch vortrug und seine Zuhörer ihm mit Interesse und Begeisterung folgen konnten, berichten Menschen noch von ihren Erlebnissen aus den sechziger Jahren und sprechen von einem «sehr eigenen Englisch». Diese Tatsache stellte aber nicht nur die Mitschreibenden, sondern auch die heutigen Übersetzer vor eine Herausforderung! Zum Glück existieren im Archiv für die meisten Tagungen und Einzelvorträge Vorbereitungsnotizen, die König fast immer auf Deutsch verfasste. In einigen wenigen Fällen haben wir es leider zusätzlich mit unleserlichen Stellen und beschädigten Manuskripten zu tun, was auf die Prager Manuskripte zutrifft, die auf wunderbare Weise aber doch die verschiedenen Fluchtreisen Königs überdauert haben.

So haben wir uns mit diesen Texten bemüht, möglichst alle Unterlagen für den sehr spannenden Herausgabeprozess aus dem Archiv heranzuholen, um einerseits Königs Intentionen möglichst verständlich zu machen, doch andererseits möglichst seinen unmittelbaren Stil des Vortragens belassend, damit die Arbeitsatmosphäre des Gesprächs mit den oft kleinen und ihm gut bekannten Menschenkreisen nacherlebt werden kann. Folglich gehört an diese Stelle ein herzlicher Dank an Prof. Dr. Reinhold Fäth, der die meisten Zeichnungen rekonstruiert hat, und an diejenigen, die diese Texte mit vorbereitet haben; die nicht nur ihr Fachwissen in einen ganz lebendigen und spannenden Arbeitsprozess hineingegeben haben, sondern die selbst in künstlerischer Weise in diesen Prozess hineingestiegen sind. So würde König sicherlich mit seinem Werk verfahren sehen wollen – dass es nicht als Resultat, sondern viel mehr als Katalysator für immer neue Arbeitsergebnisse, für immer neue Begeisterung an den Rätseln des Daseins und für immer fruchtbarere Zusammenarbeit zwischen Menschen aufgefasst wird. In diesem Sinne hoffe ich, dass das vorliegende Buch weitere Beiträge leisten kann!

Karl König Archiv *Richard Steel*
Johanni 2010

HEATHCOT HOUSE,
BLAIRS, ABERDEENSHIRE

ONE WEEK CONFERENCE: OCTOBER 12th - 18th, 1943.

ABOUT FIFTEEN PERSONS interested in the agricultural indications of Rudolf Steiner, are invited to attend this meeting, which will be in the form of a 'Closed Conference'. This will enable lecturers to discuss present day problems from many angles, and pass on information obtained in private talks with Rudolf Steiner. By limiting the number attending, ample opportunity will occur for questions and discussions.
THE GENERAL THEME will be The Cultural Impulse behind Agriculture. Genera lectures on this theme will he held in the mornings (10 a.m.) except Tuesd 12th, to allow for the arrival of guests, when the first lecture will be held at 4.30 p.m.: and evenings (7.15. p.m.) Afternoon sessions will be arranged each day according to weather. Talks will be given by Mr. E. Roth on farm buildings, and other practical issues will be discussed.

G E N E R A L L E C T U R E S

OCT-OBER	MORNING	AFTERNOON	EVENING
12th	———	An historical survey of Agriculture, from Initiate Knowledge to Science, Dr. W. J. Stein.	Continuation - Dr. W. J. Stein.
13th	Continuation - Dr. W. J. Stein.	To be arranged	Natural Science and Spiritual Science - Dr. E. Lehrs.
14th	Continuation - Dr. E. Lehrs.	" "	Continuation - Dr. E. Lehrs.
15th	The food we produce and its effect on Man. Assimilation and digestion. Health and Disease. Dr. K. Konig	" "	Continuation - Dr. K. Konig.
16th	Continuation - Dr. K. Konig.	" "	A Summary: Dr. W. J. Stein Dr. E. Lehrs, Dr. K. Konig.
17th	Christian Community Service in Aberdeen.	" "	The Mystery of Substanc Dr. A. Heydenreich.
18th	General discussion of the practical issues involved.		

VISITORS may arrive on Monday 11th, or on the morning of Tuesday 12th. Will they please bring emergency ration cards, including points.

Etwa fünfzehn interssierte Teilnehmer wurden für die «Geschlossene Tagung über Rudolf Steiners Hinweise für die Landwirtschaft» vom 12. bis 18. Oktober 1943 erwartet.

Ernährung und Heilung

von Erdmut Schädel

Karl König hat es verstanden, in eindrücklicher Weise Themen aus fast allen Tätigkeitsfeldern des sozialen Lebens zu behandeln und den Menschen nahe zu bringen. Er hat alle Menschen ansprechen können, sowohl die Fachwelt, als auch Laien, wenn sie offen waren für eine spirituelle Weltanschauung. Der geisteswissenschaftliche und menschenkundliche Hintergrund, wie er von Rudolf Steiner in vielen Schriften und Vorträgen gegeben wurde, war ihm dabei das innerste Anliegen. So auch in der Ernährung. Heute, fünfzig bis sechzig Jahre nach Karl Königs Vorträgen und Seminaren über die Ernährung, ist das Thema eigentlich mehr denn je in aller Munde, weil man weiß, dass davon die Gesundheit des Menschen abhängt. Dabei ist es jedoch grundverschieden, von welcher Seite es angeschaut wird.

Sieht man die Nahrungsmittel als ein Produkt aus den verschiedensten Stoffen und Elementen an, dann kommt man immer mehr in eine Nahrungsmittelanalyse hinein, die letztendlich nichts mehr damit zu tun hat, was uns wirklich ernährt. Immer mehr Stoffe, Spurenelemente, etc. werden entdeckt und ihre schädigende, krankmachende Wirkung beschrieben. Für fast jede Substanz kann eine krankmachende, krebserzeugende Wirkung beschrieben werden, wenn sie aus dem Naturzusammenhang gerissen wird und nicht mehr zum Ganzen dazugehört. Naturprozesse für sich allein genommen haben eine zerstörende Wirkung auf den menschlichen Organismus, wenn sie direkt in den menschlichen Stoffwechsel übergehen, ohne dass die Möglichkeit besteht, dass sie in der rechten Weise für den menschlichen Organismus zubereitet werden können.

Je genauer man die enzymatisch gesteuerten Stoffwechselvorgänge analysiert, desto mehr verliert man die Ganzheit aus dem Auge. Ähnlich wie mit dem zerlegten Uhrwerk, das niemals mehr eine funktionierende Uhr ergibt, wenn das übergeordnete Prinzip nicht gekannt wird. So geht in der heutigen Ernährungswissenschaft der Zusammenhang zwischen Natur und Kosmos, zwischen dem Mikro- und dem Makrokosmos immer mehr verloren.

Um eben gerade diesen Zusammenhang ging es Karl König in seinen Vorträgen und Seminaren über die Ernährung. Immer wieder weist er darauf hin, dass die Nahrungsstoffe eigentlich nur als Trägermedium für ganz andere Qualitäten dienen, die in der Nahrung leben und im menschlichen Organismus wirken. Diese Qualitäten lassen sich nicht bilanzieren, lassen sich nicht messen und analysieren oder nach Kalorien und Energieeinheiten berechnen, sie sind viel feinerer Natur und ihre Wirkungsweise ist unseren äußeren Sinnen noch weitgehend verborgen. In dem Ernährungsvorgang findet ein wirklicher *«Stoffwechsel»* statt, indem die Nahrung ihrer für den menschlichen Organismus krankmachenden Stofflichkeit entkleidet wird und nur noch der eigentliche Bildeprozess, der hinter der Stofflichkeit steht, wirksam ist.

Solche Gedanken, wie sie aus dem spirituellen Gedankengut von Rudolf Steiner kommen, brachte Karl König in lebendiger und lebensnaher Weise vor den verschiedensten Menschen wie Ärzten, Heilpädagogen, Krankenpflegerinnen und Müttern vor und konnte damit praktische Hinweise bis in die Einzelheiten der Nahrungsauswahl und Nahrungszubereitung geben.

In einer Zeit, wo das Essen effizient, nach Stoff- und Kalorienbedarf bilanziert, und in möglichst kurzer Zeit (Fast Food) eingenommen wird, ist es vielleicht gut und wohltuend, sich wieder die Gedanken und die Betrachtungsweise Karl Königs über die Ernährung zu Gemüte zu führen. Sie hat erstaunlich wenig an Aktualität verloren und weist auf eine Haltung hin, die über die gewöhnliche Nahrungsaufnahme hinausgeht. Es kommt darin zum Ausdruck, dass sich der Mensch «nicht vom Brot allein» ernährt, sondern durch die Nahrungsaufnahme wieder mit Kräften in Verbindung kommt, die aus der Einzelheit ein Ganzes schaffen. Dieser Vorgang entspricht einem Heilungsprozess, durch den der Mensch wieder den Anschluss zur Ganzheit des Kosmos findet.

131.) Die ahrimanischen Wesen sind ätherischer, die luziferischen, astralischer Natur.
Michael besiegt die ahrimanischen Mächte.
Rafael heilt die luziferischen Kräfte.

*

132.) Nierensteine sind nichts anderes, als sich bildende Linsen im Nieren-Auge. Die Niere wird zu stark Sinnesorgan & unterliegt dadurch den kristallisierenden Kräften.
Gallensteine sind sich bildende Otholiten. Hier liegt das gleiche, auf anderer Stufe vor.

*

133.) Immer öfter finde ich, daß Frauen, die an Myomen leiden oder ein Mamma-Ca haben in ihrem Leben niemals geboren haben. Die Kräfte der Embryonalzeit verwandeln sich & werden zu Absonderlichkeiten, die nur wachsendes, aber nicht beseeltes Leben erzeugen.

*

134.) Beim Bedenken des Unterschiedes zwischen einem Nahrungsmittel & einem Heilmittel kommt folgende Übersicht: Beim Nahrungsmittel ist es notwendig, daß dieses zerschlagen wird & alle Eigenkräfte verliert, damit an seiner Stelle der kosmische Ernährungsstrom wirksam werden kann.
Beim Heilmittel muß gerade die Eigen-

Über Nahrungsmittel und Heilmittel. Aus dem Notizbuch Königs von 1932.

wirksamkeit erhalten bleiben, damit die Eigen-seelischen Kräfte des Menschen an ihm erwach.

Den Übergang bilden die Gewürze & Düfte.

Heilmittel müssen also so zubereitet werden, daß ihre Eigenkräfte im Organismus wirken können. Die Welt tritt mit ihnen in den Menschen ein. Deshalb kann nur über das mittlere System hinweg geheilt werden, weil die Atmung eingebaut ist in den Leib als ein Teil des Makrokosmos (25 920)!

Heilmittel gehen in den Organismus, nicht um verwandelt zu werden, sondern um zu verwandeln!

Deshalb kann Nahrungskraft in Heilkraft verwandelt werden, wenn aus der unteren Organisation etwas in die obere Organisation hinaufgehoben wird.

Das reale Bild dafür ist das heilige Abendmahl, wo aus der Kraft der Nahrung das Heil der Welt erfließt.

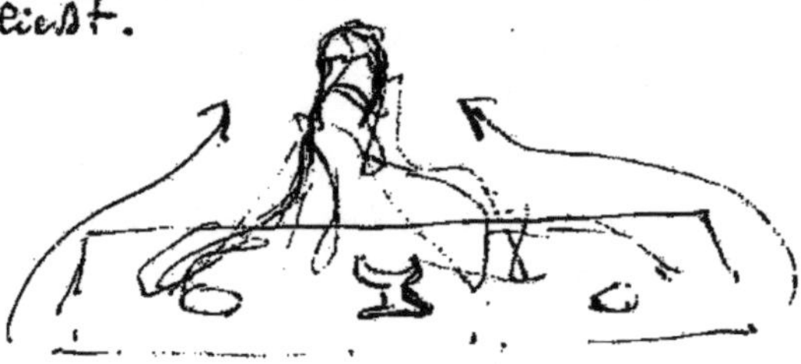

Hier nimmt ein Wesen die ganze Welt in sich hinein als reiner Spiegel. Die Welt wird Mensch, der Mensch wird Welt. Das ist die höchste Heilung.

Nur daraus kann dann <u>Gnade</u> fließen.

Über Nahrungsmittel und Heilmittel. Aus dem Notizbuch Königs von 1932.

Die Entwicklung der anthropo-sophischen Ernährungsforschung

von Petra Kühne

Vor gut einhundert Jahren hielt Rudolf Steiner (1861–1925) erste Vorträge zur Ernährung. Später, mit Schwerpunkt in seinen letzten Lebensjahren, fand die Ernährung immer wieder Erwähnung durch ihn: im heilpädagogischen oder landwirtschaftlichen Kurs sowie in den Vortragsreihen für Mediziner oder Pädagogen. Steiner hielt jedoch nie einen Vortragskurs zur Ernährung, seine Hinweise zur Ernährung sind daher verstreut in Zyklen und Kursen. Dies erforderte später eine Zeit des Sammelns und Zusammentragens. Der Ernährungsansatz von Steiner unterschied sich deutlich von demjenigen der damaligen Zeit. Für ihn war der Mensch ein geistiges und körperliches Wesen, dessen Ernährung beide Komponenten berücksichtigen müsse. Dies stand und steht der naturwissenschaftlichen Ernährungslehre mit ihrem materiellen Nährstoffansatz entgegen. In den zwanziger Jahren des 20. Jahrhunderts entwickelte Steiner verstärkt die «Ernährung durch die Sinne», die erst die eigentliche Nahrung komplettiert. Er wies auf die weitgehende Zerstörung der Nahrungsmittel durch die Verdauung mit vollständigem Neuaufbau im menschlichen Körper hin. Seine Aussage, dass die Nahrung dem Menschen nicht die Substanzen liefert, um den Körper aufzubauen, sondern ihn im Wesentlichen in eine innere Regsamkeit versetzt, war zu damaliger Zeit eine Herausforderung und ist es teilweise auch heute noch. Erst später, im 20. Jahrhundert, wurden biochemische Entdeckungen zum Zell- und Energiestoffwechsel sowie der Atmungskette gemacht, die Steiners Worte verständlicher machten.

Aus Ernährungshinweisen wird eine Ernährungslehre

Wie hat sich diese zukünftige anthroposophische Ernährungsforschung in den fünfundachtzig Jahren seit Steiners Tod entwickelt? Man kann solche Zeiträume nach dem 33-Jahre-Rhythmus gliedern, drei Mal 33 Jahre vollenden einhundert Jahre. Nach hundert Jahren zeigt sich, ob ein solcher Impuls in der Kultur der Menschen einen Platz finden konnte und sich etabliert hat. In der ersten Phase wird die Idee erfasst und verbreitet. Diese ersten 33 Jahre liegen für die Ernährung in dem Zeitraum von 1924 – 1957. In diese Zeit fällt im Wesentlichen auch das Wirken Karl Königs. Seine hier abgedruckten Vorträge wurden alle in dieser Zeit gehalten. Karl König hat im 1. Vortrag in Thornbury 1953 selbst geäußert:

> Anfänglich ... bis 1935, waren wir einfach begeistert. Wir gingen hinaus in die Welt und verkündeten die dreigliedrige Natur des Menschen, die irdischen und kosmischen Ernährungsströme ... Dann entdecken wir nach und nach, wie tatsächlich all das, was Rudolf Steiner während der Jahre zu dem einen oder dem anderen Thema sagte, sich Stück für Stück zusammenfügt, bis ein mehr oder weniger vollständiges Bild entwickelt worden ist; nur dass dieses Bild so mächtig ist, dass man es kaum auf einmal verstehen kann.

So gehörte in diese Phase das Sammeln aller Ernährungshinweise Steiners und das Arbeiten am Gesamtbild einer anthroposophischen *Ernährungslehre.* Die Veröffentlichung der Vorträge Steiners geschah nach und nach. Insofern war das Sichten des Materials eine Forschungs- und Studieraufgabe, der sich verschiedene Menschen widmeten.

Ehrenfried Pfeiffer (1899 – 1961), der als junger Mann Mitarbeiter von Steiner war, beschäftigte sich als Chemiker sein ganzes Leben mit Qualitätsfragen der Lebensmittel, der Darstellung von ätherischen (Lebens-)kräften und dem Verständnis und der Verbreitung der biologisch-dynamischen Landwirtschaft. Er lebte in den USA und hielt dort viele Ernährungsvorträge. Pfeiffer hatte Kontakt zu König, zumal beide im englischen Sprachraum wirkten. Unter den Ärzten gab es weitere neben Karl König, die sich mit der Ernährung befassten. Dazu gehörten *Eugen Kolisko* (1893 – 1939), der erste Arzt der Stuttgarter Waldorfschule, der 1935 wie König nach England emigrieren musste und dort bereits 1939 starb. Seine Frau *Lili Kolisko* (1889 – 1976) entwickelte die Kupferchlorid-Kristallisation als Untersuchungsmethode. *Werner Christian Simonis* war auch ein Kollege Königs (1898 – 1984). Er schrieb mehrere deutschsprachige Bücher wie *Die Ernährung des Menschen* (1960) oder *Milch und Honig* (1965), die auf der anthroposophischen Ernährung basierten und die die Geisteswissenschaft auch für das tägliche Leben verständlich machen sollte. Der Chemiker *Rudolf Hauschka* (1891 – 1969), Begründer der Wala Heilmittelbetriebe, forschte selbst an Ernährungsfragen. Auch er stand in Kontakt mit Karl König. Sein Buch *Ernährungslehre* (1951) wie auch dasjenige von Simonis, waren bereits Ergebnisse einer Zusammenschau der vielen Ernährungsangaben und -hinweise Rudolf Steiners – einer Arbeit die in den ersten Jahrzehnten nach Steiners Tod erfolgt war. So war eine Ernährungslehre entstanden, die nun auch der Öffentlichkeit zugänglich gemacht wurde. Hauschka hatte wie Karl König den Anspruch, die anthroposophischen mit den neusten wissenschaftlichen Erkenntnissen zu befruchten. So bezog Hauschka beispielsweise die Vitaminforschung in seine Bücher ein und stellte ein Ordnungsprinzip für die Vitamine in Bezug zu den vier Elementen auf. Der Begriff Vitamin wurde erstmals 1912 für Thiamin geprägt. Vitamin C wurde erst 1931 aus Zitronensaft isoliert. Karl Königs Arbeiten zur Ernährung sind durch seine Emigration nach England und seine Vorträge in englischer Sprache fast ganz unbekannt im deutschsprachigen Raum. Einen kleinen Einblick in Königs Ideen gab Rudolf Hauschka in seinem Buch *Heilmittellehre* (1965, S. 199 – 201), wo er Königs Darstellung zu den Hormonen und der Substanzbildung im menschlichen Körper abdruckt und kurz beschreibt. Hauschka war bewusst, dass die noch nicht lange erforschten Hormone eine Schlüsselstellung für die Lebensprozesse darstellten und König mit eigenen Ideen ein Ordnungssystem dafür aufgestellt hatte.

Ernährungsforschung und Ernährungskurse

Der neue 33-Jahre-Rhythmus 1957 – 1990 begann mit jüngeren Ärzten der neuen Generation, die die Ursprungsidee anders ergreifen mussten. Diese zweite Phase ist der Umsetzung und dem Ausprobieren gewidmet. 1955 begann der Arzt *Gerhard Schmidt* (1908 – 2003) mit dem Aufbau eines ernährungsmedizinischen Forschungslabors mit Kupferchlorid-Kristallisation am Goetheanum in Dornach/Schweiz. 1960 wurde dafür das «Haus der Ernährung» gebaut (heute Kristallisationslabor). 1963 übernahm er die Sektion für Landwirtschaft der Freien Hochschule für Geisteswisschenschaft am Goetheanum und erweiterte sie zur Sektion für Landwirtschaft und Ernährung. In der Zusammenarbeit mit seinem Mitarbeiter, dem Arzt *Udo Renzenbrink* (1913 – 1994), fanden jetzt Ernährungsversuche statt, das Getreide wurde erforscht und seine Wirkung auf den Menschen. Dies war recht neu, für Karl König waren die Getreidearten kein Thema. Außer den Brotgetreiden und regional Gerste oder Hafer spielten andere Getreidearten kaum eine Rolle. In dieser Zeit fanden auch die ersten Ernährungstagungen statt und es gab die Zeitschrift *Beiträge zu einer geisteswissenschaftlichen Ernährungshygiene*. Diese Sektionsarbeit endete 1970. Udo Renzenbrink begründete in Bad Liebenzell den Arbeitskreis für Ernährungsforschung, in dem er seine Getreideforschungen fortführte und vor allem die Ergebnisse in zahlreichen Kursen und Seminaren verbreitete. Da entstand auch die Zuordnung der sieben Getreidesorten zu den sieben Planeten und den sieben Wochentagen. In dieser Zeit verstärkte sich der anthroposophische Ernährungsimpuls in vielen Einrichtungen. Die Verwendung der Getreidearten nach den sieben Wochentagen etablierte sich – fälschlicherweise oft Rudolf Steiner zugeschrieben – in Waldorfkindergärten und -schulen. 1980 gründete sich der «Verein für menschengemäße Gemeinschaftsverpflegung», um die anthroposophische Ernährung und ihre Ideen noch stärker in den Einrichtungen zu fördern. Das Interesse an der Ernährung aus anthroposophischer Sicht wuchs, was auch mit der Öko- und Vollwertbewegung zu tun hatte. In dieser Zeit wurde die anthroposophische Ernährung als eine der «alternativen Ernährungslehren» gesehen und fand auch wissenschaftliches Interesse. Gerhard Schmidt veröffentlichte in dieser Zeit seine bekannten Bücher *Dynamische Ernährungslehre* (1975 und 1979) und hielt regelmäßig Vorträge und Seminare zur Ernährung. 1990 gründete er die «Prometheus-Vereinigung für geistgemäße Ernährungskultur», die heute in den Verein für menschengemäße Gemeinschaftsverpflegung integriert ist. Weitere Forschungsthemen gab es zur Bedeutung der Wärme in der Ernährung als Antwort zu den verbreiteten Rohkostlehren und Empfehlungen zu unerhitzten Getreidespeisen sowie zu Diäten und Ernährungstherapien. «Ernährung durch die Sinne» – oft «kosmische Ernährung» genannt – gehörte auch zu den Themen, es blieb allerdings noch sehr beschränkt auf die Ausführungen Steiners und zeigte noch wenig Umarbeitung. Da können Karl Königs Ausführungen durchaus weiterhelfen. Der Grund liegt sicher in der «Mächtigkeit der Bilder», die bis heute schwer zu verstehen sind.

In der Lebensmittelforschung wurde verstärkt mit den bildschaffenden Methoden gearbeitet. *Elisabeth Hälsig* (1924 – 1990) untersuchte eine Vielzahl von Lebensmitteln mit der Steigbildmethode, um die wachstums- und formbildenden Kräfte der Pflanzen zu erfassen. Es fand in der naturwissenschaftlichen Sektion am Goetheanum ein Forschungskreis zu den Möglichkeiten und Grenzen dieser Methode statt.

Ende der achtziger Jahre gab es eine Veränderung. Das Interesse an Kochkursen ging zurück. Dies betraf nicht nur die anthroposophischen Zusammenhänge, sondern auch sonstige Angebote bei Bildungseinrichtungen. Eine Phase war zu Ende gegangen. Aber es hatte sich ein Standard der Vollwerternährung etabliert, Bio-Lebensmittel bereicherten das Angebot. Der biologisch-dynamische Landbau zählte nun zu der ökologischen Richtung. Dieser Standard schlug sich auch in der Gesetzgebung nieder: Die EU-Öko-Verordnung wurde 1991 gültig.

Kulturwirksamkeit erreichen

In der neuen Phase verlagerte sich das Interesse an Ernährung von den Verbrauchern auf die Fachleute. Diese dritte Phase der hundert Jahre wird zeigen, ob die ursprünglichen Ideen kulturwirksam werden, d. h., in der Gesellschaft ankommen und Verbindungen mit bestehenden «Lehren» oder Ideen eingehen. Mit den neunziger Jahren entstanden mit neuen Generationen neue Aufgaben. Die «Vollkornwelle» ging zurück, es wurde z.B. die Bedeutung des Gemüses für die Ernährung mit den sekundären Pflanzenstoffen erkannt. Aber immer noch sprach man von Vital*stoffen* und nicht von Vital*kräften*, d.h., es wurde nach einer materiellen Substanz gesucht, die eine bestimmte Wirkung ausübt. Ebenso erkannten immer mehr Fachleute den großen Einfluss, den die Ernährung auf die Gesundheit hat. Ernährungsberatung und -therapie nahmen zu. Allerdings sah man auch, dass ein Ernährungsansatz, der nur Wissen über Nährstoffe vermittelt, nicht den gewünschten Erfolg hat. Der Mensch mit seinem Ernährungsverhalten ist vielschichtiger. Die Einbeziehung psychologischer Methoden wurde wichtig. Dies stellt auch einen Ansatzpunkt für die anthroposophische Ernährung dar, die konsequent von einer individuellen Ernährung ausgeht und damit das anthroposophische Menschenbild zugrunde legt. Gleichzeitig bekamen asiatische Lehren wie die Ayurveda-Ernährung (Indien) oder die traditionelle chinesische Ernährung größere Bedeutung. Auch die Hildegard-Ernährung (nach Hildegard von Bingen, 1098 – 1179) wurde wiederentdeckt und verbreitete sich. Diesen alten Ernährungsformen ist gemeinsam mit der anthroposophischen Ernährung, dass sie auf anderen oder erweiterten Grundlagen als die der Naturwissenschaft basieren, also Kräfte einbeziehen und ein erweitertes Menschenbild aufweisen. Die anthroposophische Ernährung geht noch darüber hinaus, da sie die Bedeutung der Substanzen und ihre geistige Herkunft berücksichtigt. Diese Substanzen wurden erst durch die Naturwissenschaft bedeutsam. Hierzu finden sich Ausführungen in den Vorträgen Karl Königs vor allem in denen von 1953.

Die Ernährungsstudien, die Gerhard Schmidt und Udo Renzenbrink mit unterschiedlichen Lebensmitteln wie Fleisch- oder Getreidekost begonnen hatten, wurden erweitert durch eine Forschung, bei der nur die Ernährungsqualität der Kost variierte. In der Ernährungs-Qualitäts-Studie (2005) bekamen Nonnen eines Klosters eine Ernährung, die eine Zeit lang biologisch-dynamischer und eine weitere Zeit konventioneller Qualität war. Diese Studie wurde vom «Forschungsring für biologisch-dynamische Wirtschaftsweise» unter *Nikolai Fuchs* von *Karin Huber* durchgeführt.[1]

Der Arbeitskreis für Ernährungsforschung wird seit 1998 von *Petra Kühne* geleitet und verlegte seinen Sitz nach Bad Vilbel bei Frankfurt. Forschungsthemen sind die Ernährung durch die Sinne und ein Zugang dazu auch aus einem naturwissenschaftlichen Verständnis heraus sowie sensorische Wahrnehmungen von Lebensmittelqualitäten. Daneben wird eine Fortbildung für anthroposophische Ernährung angeboten.

Anforderungen an die Gemeinschaftsverpflegung in den anthroposophischen Einrichtungen ließen Fragen zur Ernährung und Lebensmittelqualität stellen: Warum *Demeter*- oder Bio-Lebensmittel? Wie ist es mit den Getreidegerichten? Wie ist es mit modernen Verpflegungssystemen? Hier sind Prozesse in Gang gekommen, die zeigen, dass eine Auseinandersetzung mit den Zeitfragen stattfindet, um das eigene Profil zu finden.

So zeigt sich ein gesellschaftliches Interesse an Ernährung, was der anthroposophischen Ernährung ermöglicht, ihre Ideen einzubringen. Dabei ist darzustellen, dass es sich nicht um eine «alternative Ernährung des frühen 20. Jahrhunderts» handelt, deren Wirksamkeit auch auf diese Zeit beschränkt ist, sondern um Ideen, die zu Lösungen für Ernährungsprobleme der Gegenwart und Zukunft beitragen können. So kommt die Veröffentlichung der Ernährungsvorträge Karl Königs zur rechten Zeit und kann neue Anregungen bringen.

Arbeitskreis für Ernährungsforschung e.V. *Petra Kühne*
Johanni 2010

Kosmische und irdische Ernährung – Eine aktuelle Fragestellung

von Anita Pedersen

Dieser Band *Irdische und kosmische Ernährung* ist gewissermaßen eine Zwillingsausgabe des Bandes über die Landwirtschaft, der gleichzeitig erscheint. Dass Karl König Vorträge über Ernährung gegeben hat, ist wenigen Menschen bekannt. Schon in den zwanziger Jahren hat er jedoch mit Rudolf Hauschka[1] und Eugen Kolisko[2] am Thema Ernährung gearbeitet. König spürte die Notwendigkeit, Ernährungsthemen mit dem Zugang der Anthroposophie aufzuwerfen, die bis heute noch zu erforschen sind.

Die Prager Vorträge

Auf der Flucht aus Schlesien 1936 verbrachte König einige Monate in Prag und gab dort einen Kurs für Ärzte und Lehrer. Das sind die vier Prager Vorträge, die Grundsätzliches über Ernährungsfragen beleuchten und auch viele praktische Hinweise enthalten. Im 1. Vortrag wird zunächst der Ernährungsvorgang als zentrales und wichtiges Geschehen behandelt.

> Das Gefühl für Speisen ist uns verloren gegangen. Ein Koch hat die Aufgabe, Liebe in die Speisen zu geben, die kann dann tatsächlich durch den Magen gehen und diese Speisen werden auch richtig verdaut werden.

Sekretion ist nach König «der Regen, der auf die Verdauungsorgane herab fällt». Appetit haben heißt, dass die Sekrete fließen. Es ist ihm wichtig, darauf hinzuweisen *wie* man isst und wie der Mensch mit dem Nerven-Sinnes-System, dem rhythmischen System und dem Stoffwechsel-Gliedmaßen-System im Zusammenhang mit der dreigliedrigen Pflanze steht. König entwirft ein großes Bild mit den Werkzeugen der Wesensgliederkunde: Es ist nicht genug, diesen Zusammenhang darzustellen, sondern König entwickelt in seiner dreigliedrigen Betrachtung eine ungeheure Differenzierung. So stellt er nicht nur die Früchte als den Stoffwechsel- und Gliedmaßenbereich anregend vor, sondern unterteilt sie wiederum.

> Steinobst ... hat harte Kerne, diese wirken hauptsächlich auf die obere Organisation des Blutes ... Kernobstfrüchte, wie Äpfel, Birnen, mit ihrer harmonischen Ausbildung wirken auf die mittlere Organisation, Beeren auf die untere Organisation, wo die Kerne, Steine, vollkommen aufgelöst werden und das Fleisch die Hauptsache ist. (2. Prager Vortrag).

Es geht nicht nur um Fleischnahrung oder Vegetarisches, wie die Überschrift dieses Vortrages vermuten lassen könnte, sondern wie bei den Früchten werden verschiedene Nahrungsmittel noch einmal sehr differenziert angeschaut in ihrer Wirkung auf den Menschen. Auch Fleisch unterliegt Königs bildhafter Betrachtungsweise, wenn er beispielsweise die Unterschiede in der Verdaulichkeit von Vogelfleisch neben Gans oder Pute stellt:

> Sie werden nun verstehen, warum Vogelfleisch bekömmlicher ist als Rindfleisch und warum Fleisch von der Gans, die sich nicht mehr erheben kann, schwerer verdaulich ist als von der Taube ... (2. Prager Vortrag).

Im 3. Prager Vortrag über Kinder- und Säuglingsernährung wird auch Zucker nochmals differenziert betrachtet:

- aus dem Wurzelbereich: Rübenzucker, wirkt auf Nerven-Sinnes-System
- aus dem Blattbereich: Rohrzucker wirkt auf rhythmisches System
- aus dem Fruchtbereich: Fruchtzucker wirkt auf Stoffwechsel-Gliedmaßen-System.

Wenn König hier die Karotte als zu stark inkarnierend für das Baby empfand, ist das ein Zeichen dafür, dass er dazu aufruft, differenziert hinzuschauen. Er berücksichtigt sehr stark die Kräfteverhältnisse und feinstofflichen Wirkungen der Nahrungsmittel. Daran schließt sich die Frage des Individuellen an, so dass man König hier nicht falsch verstehen sollte:

> Sie werden vielleicht aus dieser Art der Betrachtung ein wenig ein Bild bekommen, worauf es ankommt bei der Ernährung des Säuglings und des Kindes. Es handelt sich darum, dem Seelenleben es so leicht als möglich zu machen, in die Stoffeswelt einzugreifen. Es ist dies ein tragischer Prozess: das Seelenwesen kommt in die Erde, in die Schwere, kommt mit dem Tod, mit der Härte der Stoffe in die erste Berührung. Es darf nicht schockhaft, sondern so zart und liebevoll als nur möglich geschehen. Daher muss man ein Kind von der Muttermilch an die Frucht, die Blüte, das Blatt und dann an die Wurzelnahrung gewöhnen. Es hat sich wunderbar bewährt. Ich selbst habe einem 7 und 8 Monate alten Kind einen Saft von Rosenblättern gegeben und ein bisschen Holunderblütensaft dazu gegeben. Man zieht dieses Seelenwesen auf zarte Art hinunter. So etwas ist der Seele des Kindes, die da herunter steigt, gerecht ... (3. Prager Vortrag).

Differenzierung und Individualisierung drückt sich schon durch den Weg der Inkarnation aus. Die Art und Weise, wie sich ein Kind ankündigt und auch die Umstände der Geburt sind schon Zeichen individueller Prägung und Schicksalsauslebung eines Menschen. Dies gilt es zu erkennen und bis in die Ernährung hinein zu verfolgen. Entscheidend ist für König die individuelle Betrachtungsweise, der jeder Dogmatik entbehrt. Auch die Ernährung bei verschiedenen Temperamenten wird ausführlich bedacht. Für Karl König gehörte die Ernährung zu den wesentlichsten Aufgaben des Seins, weil wir den realsten Anteil an der Natur dadurch haben, dass wir pflanzliche, mineralische und tierische Bestandteile in uns aufnehmen, diese vollkommen in uns umwandeln und uns selbst wieder von der Natur her, über die Sinnesorgane vollkommen neu gestalten. Die Einfügung «über die Sinnesorgane» weist hier auf den Aspekt hin, den König – basierend auf Steiners Ausführungen – immer wieder neu und teilweise zunächst auch widersprüchlich erscheinend, in seinen Vorträgen betont: Er räumt auf mit der Ansicht, dass Essen «nur den Ofen heizt», bzw. nur als Energielieferant angesehen wird. Der Mensch muss als physisch-seelisch-geistiges Wesen gesehen werden. Essen ist ein ständiger Vergiftungsprozess, der durch die Arbeit unserer Verdauungsorgane allmählich aufgehoben wird. In anschaulicher Bildhaftigkeit vermittelt König beispielsweise, was Nahrungsmittel, was Heilmittel sind: Nahrungsmittel müssen vollständig zerstört und umgewandelt werden, während das Heilmittel nicht umgewandelt werden darf. Gewürze stehen als Übergang zwischen den beiden. Ergänzt wird dieser 4. Vortrag in Prag mit Beispielen aus der Praxis.

Nahrungsabbau und Aufbau eigener Substanz im Menschen

Es war König ein großes Anliegen, auf dem aktuellen Wissenschaftsstand seiner Zeit zu sein. Mit größtem Interesse verfolgte er neueste Forschungen und verlangte auch von seinen Mitarbeitern, dass diese das Interesse nicht nur teilten, sondern ebenfalls auf der Höhe der Zeit sein sollten – eine große Anforderung. Eine für dieses Thema zentrale Frage, die auch in der heutigen wissenschaftlichen Diskussion immer noch als Rätsel erforscht wird, ist die *Darmwand als Schwelle*. Damit ist der Punkt gemeint, an dem alle irdische Nahrung, von Verdauungsvorgängen eingespeichelt und in ihre kleinsten Bestandteile zerlegt, vom Körper aufgenommen wird. Wie geschieht das? Was passiert wirklich die Darmwand? König beschreibt 1936 (im 1. Prager Vortrag) und auch noch 1943 (2. Vortrag in Heathcot), dass die Darmwand undurchdringlich sei und die Zotten ihrer Natur nach eigentlich eher zur Abgabe von Substanz dienen

(Beispiel saugendes Kälbchen am Euter der Kuh), während er sich in den Vorträgen zur landwirtschaftlichen Tagung in Thornbury 1953, also zehn Jahre später, folgendermaßen äußert:

> Nun betrachten Sie die mineralisierte Speisebreisubstanz. Es besteht kein Zweifel, dass eine gewisse Menge Speisebrei – dieser mineralisierten Milch, verallgemeinerter Substanz – nun aufgenommen wird von all den Millionen von Zotten des Dünndarms und in die Lymphgefäße getragen wird, die die Eingeweide umgeben. Rudolf Steiner beschreibt dies wie folgt: mit unserer Verdauung bilden wir unser Blut. Wir bilden unser Blut, indem wir diesen mineralisierten Speisebrei Schritt für Schritt, Etappe für Etappe, vom physischen Zustand hinauf ins lebende Ätherische, dann in den empfindenden astralischen Zustand heben bis es im Menschen einen Zustand erreicht, wo es in der Lage ist, das selbstbewusste Ich zu tragen. Dies wird mittels unterschiedlicher Systeme erreicht, die wir in unserer Gesamtorganisation tragen. Achten Sie darauf, dass ich nicht sage Körper; der Körper ist nur der Abdruck der Organisation.
> Sobald die Zotten von dem mineralisierten Speisebrei durchzogen sind und die Lymphgefäße ihn aufgenommen haben, wird er aufwärts in den Bereich des Brustkorbes geführt. Dieser nimmt all die Lymphgefäße aus der gesamten unteren Region des Körpers auf, die Gliedmaßen einbegriffen; er trägt den Speisebrei aufwärts in eine besondere Vene, von wo er ins Herz geht. Vom Herzen wandert er aufwärts in unser Lungensystem, wo er durch das rhythmische System die belebenden Eigenschaften des Sauerstoffs erhält. Auf diesem Wege wird der physische Speisebrei in den Bereich der lebenden Substanz hinaufgehoben.

Weiterhin wird beschrieben, wie das geschieht, unter Einbeziehung verschiedener Organsysteme und unseres Wesensgliedergefüges.

Der Vorgang der Resorption wird bezeichnet als «Aufnahme von Nährstoffen ... aus dem Magen-Darm-Trakt in die Blut- oder Lymphbahn, im weiteren Sinne auch die Aufnahme von Stoffen über Haut, Schleimhaut oder Lunge.»[3] Im Jahre 1958, in Botton, Nordengland, weist König in den Vorträgen *Die meteorologischen Organe des Menschen und der Erde* auch auf die Möglichkeit der Persorption hin:

> Von Durchtritt von Stoffen durch die Darmwand gibt es verschiedene Aussagen. Versuche mit radioaktiv markierten Substanzen mit einem «harmlosen» Kohlenstoff-Isotop sind am Menschen gemacht und zeigen diese Elemente dann in verschiedensten Organen. Auch von Schadstoffen wie DDT kennt man den Durchtritt (Persorption), bei Kleinkindern ist diese Rate noch höher als bei Erwachsenen.

Manche Aussagen klingen für unsere Ohren zunächst sehr absolut. Dies ordne ich eher Königs cholerischem Temperament zu, denn später relativiert bzw. erklärt er mitunter seine Aussagen (Resorption der Nahrungsstoffe durch oder an der Darmwand). Hier im kleinen, ihm gut bekannten Kreis ist dies auch Stil seiner Vorträge. Wenn er etwas für die Veröffentlichung umarbeitete, verlor sich diese Unmittelbarkeit und die Menschen begeisternde Wirkung seiner zwar cholerischen, jedoch recht lebendigen und mit viel Humor gewürzten Begabung der Darstellung.

Auch ist zu verfolgen, wie König sich im Laufe der Jahre weiterentwickelt und vieles unter erweiterten Aspekten neu zur Diskussion stellt. So reflektiert er die eigene Haltung und Begeisterung aus den zwanziger und dreißiger Jahren auf der landwirtschaftlichen Tagung in Thornbury, wie er selbst und alle anderen (damit meint er wohl die anwesenden Ärzte und Landwirte) *dachten, wir bräuchten nur um die Ecke zu schauen und diese Probleme* (er meint die dreigliedrige Natur des Menschen, die irdischen und kosmischen Ernährungsströme, das Unzutreffende der motorischen Nerven, usw.) *wären auf einfache Weise gelöst. Wir waren uns zu sicher und wegen dieser Selbstsicherheit wurden die Probleme nicht ernsthaft genug betrachtet.*

Karl König als Bildgestalter

Zum kosmischen Ernährungsstrom schreibt König auf einer Vortragsreise durch Deutschland 1954 in sein Tagebuch:

> Ich erkenne, dass die Verdauung ein umgekehrter Embryonalprozess ist, der vom Besonderen des einzelnen Nahrungsmittels zum Allgemeinen des Chymus[4] und Chylus[5] hinführt. Dadurch erscheint der Chymus als Milch und der Chylus als Keim. Dieser Keim wird durch den kosmischen Ernährungsstrom «befruchtet». An dem Befruchtungsprozess aber bildet sich die den Menschenleib immer wieder erneuernde Substanz.

Die Muttermilch wird von König als «gute Mumie» bezeichnet (3. Prager Vortrag über Kinder- und Säuglingsernährung), die ein Gespräch führt mit dem Seelengeistwesen des Kindes, um es auf die Erde zu locken.

Die Aktualität von Königs Ansätzen

Aktuell ist König zum Beispiel besonders mit dem Thema seines 2. Vortrages in Prag *Fleisch oder vegetarische Kost?* Seit den achtziger Jahren hat sich die Ernährungswissenschaft zunehmend mit ernährungsabhängigen Krankheiten befasst und erkannt, dass hoher Fleischkonsum, wie er in unseren zivilisierten Ländern betrieben wird, nicht gesundheitsfördernd ist. Auswirkungen des Vegetarismus werden heutzutage aktuell untersucht und diskutiert (es gibt verschiedene, sogenannte Vegetarierstudien[6]). Das Ganze erfährt noch eine neue Dimension im Zeitalter der

Globalisierung, wo immer mehr Menschen deutlich wird, dass die Zukunft der Menschheit nicht in der Intensivierung der fleischlichen Nahrung liegen kann, dass Eiweiß- und Fettüberernährung sowie überhöhter Süßigkeitenkonsum zu zivilisatorischen Symptomen der Fehlernährung wie Diabetes, Gicht, Arteriosklerose und Herzinfarkt führen und andererseits der Hunger in der Welt trotz aller Entwicklungshilfe und technischer Verbesserungen nicht ab- sondern eher zunimmt. Dabei ist hervorzuheben, dass König keinen allgemein gültigen Standpunkt vertritt:

> Es sollte in der Ernährung keine Sektiererei geben, keinen alleingültigen Standpunkt, sondern nur die Erkenntnis.

Neuere Forschungen vom *Bauchhirn* bestätigen Königs Ausführungen über eine Verbindung von Darm und Gehirn (*Über das Zusammenwirken von Darm und Gehirn* – Für die Landwirtschaftliche Gruppe, 9. Oktober 1964) und belegen wiederum die Aktualität seiner Ausführungen ebenso wie die heutige, psychosomatische Forschung, die den Zusammenhang zwischen Seele und Nahrungsaufnahme bezeugt.

Wenn «alles, sei es Blatt, Blüte, Wurzel, sei es Fleisch oder sonst etwas, ... erklingt, ertönt, innerlich leuchtet», denke ich an die heutige *Biophotonenforschung.* Hiermit wird dargestellt, wie alles Lebendige, also auch unsere Nahrungspflanzen, feinste Lichtemissionen (Lichtquanten, Biophotonen) aussendet, die heutzutage auch quantifizierbar sind.[7]

Zusammenfassend ist zu sagen, dass Königs Ansätze heute nichts an Aktualität eingebüßt haben, im Gegenteil, vielleicht können wir heute erst umso mehr Verständnis dafür entwickeln. König möchte deutlich machen, dass Ernährung ein überaus wichtiger Faktor ist für die menschliche Inkarnation und seine Verbindung mit der Erde. Von seinen Zuhörern verlangte er viel: Sie sollten – wie er – auf dem Stand der neuesten wissenschaftlichen Erkenntnisse sein. (König verfügte hierzu über eine breit gefächerte Bibliothek, die Anatomie, Psychologie und viele andere Fachgebiete umfasste. Er hatte sogar angefangen, selbst ein Lehrbuch über Anatomie zu schreiben, das allerdings nicht vollendet wurde.). Gleichzeitig setzte er voraus, dass die Vorträge Steiners, auf denen seine Forschung fußte, den Zuhörern nicht nur bekannt waren, sondern dass sie diese innerlich bewegen konnten und über sie verfügten. Für Königs Ansatz einzigartig ist die ungeheure Bildhaftigkeit seiner Darstellungen, die Gründlichkeit seiner Recherchen und der liebevolle Ernst, mit dem er das eine mit dem anderen verknüpfte. Wir finden Wissen, Forscherdrang, belebt mit Phantasie und genauer Beobachtungsgabe, gepaart mit meditativ errungener Vorstellungskraft und phänomenologischen Beschreibungen. König bewegt die Themen «Erde und Mensch» ineinandergreifend und mit großen Bögen werfend vom kosmischen Reigen des Tierkreises, der Embryologie und der Situation in der Landwirtschaft bis zum aktuellen Stand der (Ernährungs-)Wissenschaft seiner (und unserer) Zeit. König gibt keine Antworten, sondern beleuchtet Fragen auf verschiedenen Ebenen. Er wird von Beobachtungsgabe und Forscherdrang geleitet und gibt uns erweiterte Blickwinkel auf vielerlei Fragen, um letztendlich aus Erkenntnis handeln zu können.

Dieses Buch stellt weitgehend unbekannte Vorträge in die Öffentlichkeit. Es ist eine Ergänzung und Bereicherung zu Rudolf Steiners Ausführungen über Medizin, Landwirtschaft und Ernährung und lädt dazu ein, sich diesem großen Zusammenhang der verschiedenen Themen zu nähern. Schließlich hat Rudolf Steiner auf dem Weg zu den Vorträgen des Landwirtschaftlichen Kurses auf die Frage von Ehrenfried Pfeiffer – «Wie kommt es, dass trotz ihrer zahlreichen Anweisungen der geistige Impuls, der innere Schulungsweg, in den einzelnen Menschen so wenig wirksam wird und die Betreffenden trotz ihrer Bemühungen so wenig Manifestation des geistigen Erlebens aufweisen können?... dass trotz theoretischer Einsicht der Wille zur Tat, zur erfolgreichen Durchführung der geistigen Impulse so schwach ist?» – nicht umsonst, ernsthaft und für sein Gegenüber völlig überraschend, geantwortet: «Dies ist eine Ernährungsfrage.»[8]

Föhrenbühl *Anita Pedersen*
Johanni 2010

Zeit-Krankheiten

Oeffentliche Tagung

von Sonntag, den 27. November
bis Dienstag, den 29. November 1932

veranstaltet von der

Allgemeinen Sozialen Hilfe E.V.

unter Mitwirkung der

Medizinischen Sektion
am Goetheanum, Dornach/Schweiz

Berlin, Brüdervereinshaus
W 62, Kurfürsten-Straße 115-116

Sonntag, den 27. November

11^{30} Dr. W. J. Stein

Das Heilen in den verſchiedenen Zeitepochen

Montag, den 28. November

4^{00} Eröffnung der Ausstellung

5^{00} Referate zur Ausstellung

Die Bedeutung der künstlerischen Betätigung als Heilmittel

Dr. med. G. Bockholt
Dr. med. G. Stavenhagen
Hermann Kirchner

pünktlich 6^{30} Dr. med. K. König

Krankheiten unserer Zeit in ihrer geistigen Gestalt

pünktlich 8^{30} Dr. med. G. Suchantke

Ist der Krebs eine heilbare Zeitkrankheit?

Dienstag, den 29. November

4⁰⁰ **Ausstellung**

5⁰⁰ **Dr. R. Hauschka**
Referat zur Ausstellung:
Zeitgemäße Ernährung

pünktlich 6³⁰ **Dr. med. K. König**
Krankheit und Selbsterkenntnis

pünktlich 8³⁰ **Dr. W. J. Stein**
Das Problem des Todes

Die Ausstellung zeigt wissenschaftliche Versuche über Fragen der Ernährung und verschiedene Diätformen. Ferner wird an Hand von Malereien und Plastiken auf neue Wege einer künstlerischen Therapie hingewiesen.

Eintrittskarten:

	Hint.Pl. RM	Vord. Pl. RM	Studierende geg. Gutsch. RM
Einzelvortrag	0.75	1.50	0.30
Gesamttagungskarten	3.75	5.50	1.–

Erwerbslose freiwilliger Beitrag

Vorverkauf:

Bote u. Bock, Wertheim, Bücherstube für freies Geistesleben, Potsdamerstr. 112 b, sowie an der Kasse

Auskunft

durch die

Allgemeine Soziale Hilfe E. V.

Berlin W 62, Schillstr. 11 a III

Fernsprecher: B 5 Barbarossa 5182

Buchdruckerei Neugebauer, S 42, Gitschiner Str. 64 — F 1 0152.

Vortrag, 22. April 1933, Prag. (On Nutrition and Healing)

I.

1.) Empfindung der frühlingshaften Natur gegenüber. Erste Blätter, Gräser, Tau. Heilende Kräfte.

2.) Die Erde wurde im Herbst ernährt mit den fallenden Samen. Sie hat im Winter die Samen verwandelt & erwacht heilend im Frühling.

3.) Der Mensch empfindet eine innerliche Befreiung.

II.

1.) Welche Unterschiede bestehen zwischen Ernährung & Heilung, essen von Nahrung & Medikamenten. ~~Oft~~ ist bei Krankheit die Ernährung gestört.

2.) Dreigliederung des Menschen
Haupt → innere Krankheitsursachen
Mitte → Heilung
Stoffwechsel → äußere Krankheitsursachen.

3.) Nahrung → Verdauung
Atmung → Herzschlag & Blutumlauf
Wahrnehmung → Erkennen in Begriffen.

III.

1) Der Prozeß der Ernährung. Alles muß zerschlagen werden. Nun muß der Mensch alles aufbauen.

2.) Die Bewertung der Nahrungsmittel. Nicht Stoffe sondern Kräfte

Fruchtzucker	Rindfleisch	Wurzel	Salz
Rohrzucker			
Rübenzucker	Vogelfleisch	Blüte & Frucht	Zucker

3.) Gewürze, Vitamine, Duftstoffe.

Notizen Karl Königs für einen Vortrag am 22. April 1933 in Prag über Ernährung und Heilung. (Am 1. April begann der «Boykott» jüdischer Geschäfte und am 22. April wurde die «Verordnung über die Zulassung von Ärzten» erlassen. Juden durften nur noch in Ausnahmefällen praktizieren.)

IV.

1.) Ernährung zerschlägt alles

2.) Heilung erhält alles. Heilmittel gehen in den Körper nicht um verwandelt zu werden, sondern um zu verwandeln,

3.) Lindenblüten
Enzianwurzeln Melissenblätter, Schlehdornfrucht

4.) Allopathie u. Homöopathie

V.

1.) Die Verwandlung von Nahrungskraft in Heilkraft.

2.) Wir verwandeln die Stoffe, um richtig atmen u. klar erkennen zu können

3.) Das Abendmahl:
Ernährung wird Heilung
Ein Wesen nimmt die Welt in sich
als seinen Spiegel, das ist Heilung.

4.) Auch deine Träne ward zum Segenstaue
Du weinest, siehe, es lacht die Aue.

ankheit u. Heilung
nährung u. Heilung
ie Krankheiten unserer
eit in ihrer geistigen Gestalt
u. sozialen Bedeutung.

Auch ein Tischgebet.

Es schwimmen die Fische in des Meeres Grund.
Es leuchtet ihr Wesen im Spiel der Wellen.
Und wandelt die Wärme im Lichte des Äthers.

So wandelt sich Nahrung im Menschen-Innern.
So leuchtet Substanz auf durch Menschenkraft.
So wiegt sich der Mensch im Arme der Gottheit.

—

beendet
20. IX. 1943

Aus einem Notizbuch Karl Königs.

Kosmische und irdische Ernährung

Vorträge für Ärzte und Erzieher in Prag 1936

von Karl König

Ernährung im Allgemeinen

Vortrag I

April 1936

Verehrte Anwesende!

Die Einladung, die mir zuteil geworden ist, Vorträge über Ernährung zu halten, hat mich sehr gefreut, besonders deshalb, weil es mir nach meiner Bekanntschaft mit den tschechischen und speziell Prager Verhältnissen als eine Notwendigkeit erscheint, in diesem Rahmen etwas Wesentliches über die Ernährung zu sagen.[1]

Wenn man hier in Prag herumgeht, ist eigentlich in jedem Haus ein Selcherladen[2] oder eine Konditorei, – das ist nicht nur ein erhebender Anblick, denn wenn man in der Sprechstunde eines Arztes sitzt und die Patienten sehen kann, ist es ein wirklich trauriger Eindruck, den man bekommt, wenn man als Arzt sieht, in welch verheerender Weise die Ernährung auf die physische, seelische und geistige Organisation des Menschen wirkt. Denn es ist die Ernährung nicht nur etwas, was mit physischen Dingen hier auf Erden zu tun hat. Ich hoffe, wenn nichts anderes bei dem Kurs herauskommt, wenigstens zu erreichen, dass wir die Ernährung von einem umfassenden Niveau aus ansehen. Wir müssen lernen, wie die Ernährung zu den wesentlichsten Dingen des Seins gehört, und dass man, ob man Ideologe oder Idealist ist, nicht herab schauen soll auf die Menschen, die Wert legen auf die Ernährung. Damit soll auch nicht gesagt sein, dass die Ernährung im Mittelpunkt des ganzen Daseins stehen soll. Wir müssen erkennend einzudringen versuchen in das ganze Problem des Essens, Verdauens, des ganzen Stoffwechsels, der ganzen Nahrungsaufnahme. Denn wir stehen dadurch, dass wir uns ernähren, mitten drin in der ganzen Natur und wir haben den realsten Anteil an der Natur dadurch, dass wir pflanzliche, mineralische und tierische Bestandteile in unsere ganze Organisation aufnehmen, in dieser Organisation vollkommen umwandeln und uns selbst wieder von der Natur her aufbauend gestalten.

Die Ernährung ist ein völkerspezifisches Problem. Die einzelnen Völker können einfach an ihrer Ernährung erkannt werden.[3] Reist man zum Beispiel durch Frankreich, Italien, England, Deutschland, Österreich oder irgendeinen anderen Staat, überall findet man den ganzen Volkscharakter in der Ernährung ausgedrückt, und die Ernährung ist bestimmend für das ganze Volk. Ob wir Nudeln oder Knödel essen, das Essen wirkt bestimmend auf unsere ganze Organisation, und man wird ein anderer Mensch, wenn man in England lebt und die für uns merkwürdigen Speisen essen muss, geschmackloses, rohes Zeug, oder ob man in Paris lebt und da in einer unerhört zarten, durchgeistigten Art zubereitete Speisen vorgesetzt bekommt – sieben bis acht einzeln nacheinander. Denn die Franzosen wissen aus alter Überlieferung heraus noch manches und wissen instinktiv meisterhaft mit Gewürzen umzugehen, doch Neues bringen sie nicht mehr – oder ob man hier lebt und essen soll. Damit soll nichts gegen Prag gesagt sein, sondern man sieht, wie in jedem Land sich die Tradition in der Nahrungsaufnahme erhalten hat und weiterwirkt, trotzdem sich das Wesen der Menschen in den letzten zwanzig bis dreißig Jahren verändert hat. Dadurch gibt es die reformatorischen Bewegungen, die die Menschen von der Ernährung her umwandeln wollen. Es gibt Nur-Rohköstler, Nur-Vegetarier etc., Menschen, die sagen: nur wenn man auch Fleisch isst, bleibt man gesund oder: wenn du Fleisch isst, wirst du krank. Alle also ganz sektiererisch, wie die einzelnen Lehrgruppen sind. Wir werden keinen ganz bestimmten Standpunkt vertreten: nur dies oder das ist zu essen! Die ganze Menschheit ist so umfassend, dass es nicht nur eine einfache Entscheidung zwischen Fleisch und Rohkost etc. ist. Die Einzelheiten sind zu *erkennen*, und wir müssen aus dem Erkennen heraus dazu erziehen, was wir als einzelne Menschen zu essen brauchen, was die Mütter ihren Kindern und ihren Männern[4] zu essen geben sollen.

Es ist nicht so unrecht, dass die Liebe durch den Magen geht. Es kommt darauf an, dass die Frau nicht nur kocht, das ist das Allerwenigste, sondern dass sie es in einer bestimmten Art und Weise erlernt. Es ist so, dass heute – ich sage das aus Erfahrung heraus – die Frauen nicht mehr richtig kochen können. Dieses Gefühl für die Speisen ist verloren gegangen, und nicht deshalb, weil es etwas Spezielles für Frauen ist, sondern weil es im Grunde genommen der ganzen Menschheit verloren gegangen ist: das Gefühl für die geistigen Dinge im physischen Sein. Wir wissen nicht mehr, was pflanzliche, was mineralische Substanz, was Blüte, Blatt und Wurzel ist, was für Weltenkräfte wirken und weben. Wir haben verlernt, mit den Speisen umzugehen. Wir wissen nicht mehr, wie die verschiedenen Gewürze zubereitet und an die verschiedenen Speisen herangebracht werden müssen. Man soll nicht etwa ein Feinschmecker werden, das ist damit nicht gemeint, sondern man soll ein Verständnis gewinnen wie heilig der Prozess der Nahrungszubereitung, des Ernährens und des Essens ist. Es verbergen sich die größten religiösen Bilder in dem «Zu-Tische-Sitzen» und es sind nicht nur hygienische Maßnahmen allein, sondern kultische Gebräuche, die Sie in allen Religionen beim Essen finden. Sei es die buddhistische, hebräische oder die christliche Religion. Sie sind auch hygienische aber vor allem Heiligungsmaßnahmen für den Akt des «Zu-Tische-Sitzens».

Wer kocht, hat auch die Aufgabe wirklich zu lernen, Liebe in die Speisen zu geben; die kann dann auch tatsächlich durch den Magen gehen und diese Speisen werden dann richtig verdaut werden.

Ich möchte nicht über das Essen sprechen, sondern als Einleitung über den Gesamtkomplex der Ernährung. Wer über das Essen spricht, muss über die einzelnen Nahrungsmittel sprechen. Heute will ich nur über den Prozess der Ernährung und des Stoffwechsels etwas sagen, weil darüber die lächerlichsten und falschesten Ansichten herrschen.

Man weiß nicht, was sich vollzieht, wenn man Speisen aufnimmt. Was sagt man in der Wissenschaft? Das Essen ist nichts anderes als Heizung des menschlichen Ofens. Da wird Kohle hineingestopft und diese wird verbrannt – also die Nahrungsmittel – und daraus entwickelt sich Energie und die speist unsere Organe, Muskeln – und daraus leben wir. Wir müssen essen, damit wir leben. Aber wenn wir so essen würden, könnten wir nicht leben, sondern müssten verhungern. Es ist ausgeschlossen, die Vorstellung zu behalten, dass unser Organismus aus einzelnen Teilen der Nahrungsmittel aufgebaut wird – das ist absolut falsch! Was wir an einzelnen Substanzen aufnehmen, das wird umgearbeitet und geht als Nahrungsbestandteil in unseren Organismus, geht in die Lunge, Leber und so weiter über und gibt unter anderem die Kräfte des Denkens. Wir müssen ein umfassendes Bild finden für diesen Vorgang, wenn wir zu Tisch sitzen, essen, Speisen aufnehmen und die Natur in uns eingeht und von uns verwandelt wird und wieder aufgebaut wird. Das, was da vorliegt, kann man nur verstehen, wenn man den Menschen als Ganzes nimmt, nicht nur nach seiner physischen Leibesorganisation, sondern den ganzen Menschen wertet, wie er als physisch-seelisch-geistiges Wesen vorhanden ist.

Was müssen wir als das Wesentlichste ansehen, wenn wir essen? Das Essen ist ein ständiger Vergiftungsprozess, und erst durch die ganze Tätigkeit unserer Verdauungsorgane wird dieser Vergiftungsprozess allmählich aufgehoben. Denken Sie sich folgendes Experiment: Milch muss man nicht trinken, sondern kann sie auch jenseits des Darms einspritzen. Wenn Milch in den Organismus injiziert wird, sodass sie nicht den ganzen Verdauungsprozess durchmacht, sondern direkt eindringt, vergiftet sie den Organismus und zwingt ihn zu einer Abwehrreaktion. Deshalb spritzt man Milch bei verschiedenen Krankheiten ein, dadurch entsteht Fieber und die Milch wird durch den Fieberprozess wieder abgebaut.[5] Wenn Sie Milch trinken, bekommen sie natürlich kein Fieber, weil beim Durchgehen durch den ganzen Verdauungsorganismus die Stoffe der Milch zerstört und aufgelöst werden, sodass der Vergiftungsprozess aufgehalten wird und wir ernährt werden. Wenn die Milch jenseits des Darms eindringt, werden wir vergiftet. Und dass es mit der Ernährung nicht so ist, dass die einzelnen Stoffe unseren Leib aufbauen und ernähren, das hat die Wissenschaft auch erfahren müssen in der Erforschung der Nahrungssubstanzen unter dem Begriff der «Vitamine». Man hat vor etwa zwanzig Jahren gesagt: Milch ist gut! Die einzelnen Nahrungsstoffe müssen auch gut sein, und wir werden versuchen, Ratten und Mäuse so zu füttern, dass sie nicht Milch, sondern dass sie im Stufengehalt soviel einzelne Nahrungsstoffe bekommen, wie die Milch enthält. Man hat die gleichen Fette, Eiweiße und Kohlenhydrate genommen und mit diesen auseinandergelegten Substanzen Mäuse gefüttert. Die mit Milch gefütterten Mäuse haben lustig gelebt, aber die mit den einzelnen Substanzen gefütterten sind elend in kürzester Zeit zugrunde gegangen. Damals konnte man noch nicht den Unterschied machen, dass so etwas wie Milch, der physiologische Begriff der Milch, etwas ist wie eine Ganzheit, und wenn man diese Ganzheit zerschlägt, etwas ganz anderes herauskommt. So sagte man Folgendes: Es ist also noch ein Stoff in dieser Milch, den wir noch nicht isoliert haben; den müssen wir finden um zu verstehen, warum die einen Mäuse zugrunde gehen und die anderen weiterleben. Da ist eine ganze Wissenschaft entstanden, – die Lehre von den Vitaminen –. Man hat die verschiedensten Substanzen gefunden, doch wird es wahrscheinlich nie gelingen, die Vitamine substanziell herzustellen, weil es sich bei den Vitaminen nicht um einen Stoff, sondern um eine Kraft handelt.[6] Wir wissen heute aus der Wissenschaft heraus, dass nicht nur die Stoffe ernähren, sondern dass noch etwas anderes nötig ist, und das sind die Kräfte. Welche Kräfte, das werden wir später hören.

Durch die Ernährung stehen wir in wesentlichem Zusammenhang mit der Umwelt. Da wir das ganze Ernährungsproblem umfassend betrachten wollen, so müssen wir auch den Zusammenhang mit der ganzen Umwelt mitanschauen.

Das Bild des menschlichen Hauptes zeigt einen dreifachen Zusammenhang mit der Umwelt zum Beispiel in folgender Art:

- Die Stirn: Sie hängt zusammen mit dem, was die Sinne uns zuführen – Licht, Klang etc.
- Die Nase: Mit allem, was mit der Atmung zu tun hat.
- Der Mund: Mit dem, was durch die Ernährung in uns hineingeht.

Diese drei Stufen des menschlich-weltlichen Zusammenhanges müssen Sie einmal anschauen, wie sie in den Sinnen, in der Atmung und in der Ernährung leben. Der ganze Sinnesprozess spielt sich in der Gegend des Hauptes ab; der Atmungsprozess im mittleren System – Lunge, Herz – und der ganze Ernährungsprozess noch weiter unten, wo Stoffwechsel- und Gliedmaßentätigkeit sich vollzieht. Wir können den Menschen als dreigliedriges Wesen einfach dadurch verstehen, dass wir diese drei Zusammenhänge durch die fünf Sinne des Hauptes, durch die Atmung und die Ernährung anschauen. Studieren wir den Atmungsprozess, dann weiß jeder, dass dieser unmittelbar nicht *nur* aus Aufnehmen besteht, sondern auch den Gegenstoß entwickelt. Wir atmen nicht nur ein, sondern auch aus. Es ist das ganze rhythmische Geschehen, das unser Sein von der Geburt bis zum Tode durchzieht. Einatmen – ausatmen, einatmen – ausatmen usw. Nun, beim Sinnes- und beim Ernährungsprozess kennt man nur die eine Seite des Vorganges, aber die Gegenseite ist unbekannt. Wir nehmen die Vorstellungen, formen Begriffe und formen Bilder. Die Umwelt strömt bei den Sinnen ein, aber was strömt zurück? Bei der Ernährung nehmen wir die Stoffe auf, wir atmen sozusagen ein, aber was strömt zurück? Erst wenn wir erfahren werden, was da wirklich als Gegenstoß zur Nahrungsaufnahme auch in uns zurückströmt, wenn wir auch die Ausatmung der Ernährung verstehen werden, verstehen wir den ganzen Ernährungsprozess.

Ich fasse das Ganze als einen Kurs auf; Sie können dazwischen reden und fragen.[7]

Wir wollen nun versuchen, den ganzen Ernährungsprozess zu verstehen, nicht nur als eine Aufnahme von Substanzen, sondern dass wir die Frage klar haben: Wir haben den dreistufigen Zusammenhang des Menschen mit seiner Umwelt. Das Einatmen der Welt und das Ausatmen des Seinigen: der wunderbare Wechsel mit der Welt. Der Mensch nimmt den Sauerstoff auf und gibt die Kohlensäure ab, nimmt die verschiedenen Stoffe aus der Luftorganisation auf und gibt verschiedene wieder ab. Auch wenn wir Licht, Klang, Geruch, Geschmack ansehen, ist nicht nur der eine Strom des Aufnehmens da, sondern auch der Gegenstrom. Sinnestätigkeit ist nicht nur Aufnehmen, sondern auch Abgeben. Das Auge nimmt nicht nur Licht von der Sonne, sondern gibt auch Licht in die Umwelt ab, und das Ohr gibt Klang an die Umwelt ab. Wir finden z.B. bei Plato, der noch die Weisheit der alten Mysterien kannte, wie wirklich der ganze Sinnesprozess, besonders auch ein «Ausatmen» beinhaltet, nicht nur ein Aufnehmen von Substanzen im umfassenden Sinn. Er wusste wie der Mensch gleichzeitig hinausdringt, durch das Ohr klingend, und dadurch eingreift in die Umwelt. Goethe sagte auch vom Auge – das aus dem Licht, am Licht für das Licht geschaffen ist – dass es im Grunde sonnenhaft ist, das heißt; ein inneres Leuchten hat. Dieses Prinzip finden wir – wenn auch «heruntergezerrt», in physischer Weise – wenn man bei den verschiedenen Tieren schaut; Katzen und andere Raubtiere haben zum Beispiel bestimmte Substanzen, die Licht ausströmen, das wir sehen. Dieses Licht, das auch Menschen ausströmen, können wir nicht sehen, den Klang können wir nicht hören; er ist aber vorhanden. Auch hier ist ein Ausatmungsprozess zum Einatmungsprozess.

Wo finden wir nun diese Ausatmung des Nahrungsablaufes?

Wir essen nicht nur, sondern wir geben auch in bestimmter Weise einen Gegenstrom in die Welt ab. Und wo ist er zu finden? Dass wir das heute besprechen können, das kommt daher, dass Dr. Rudolf Steiner die ganz wesentliche Erkenntnis über das gesamte Gebiet aus der Geisteswissenschaft, aus der Anthroposophie gegeben hat und diese hat hineinleuchten lassen. Ich möchte nur zu zeigen versuchen, was die neue wissenschaftliche Forschung zutage gefördert hat, um dann etwas mit Ihnen zu entwickeln, damit wir den Gegenstrom finden, damit wir verstehen können, was Nahrungsaufnahme ist.

Vor etwa dreißig Jahren hat ein russischer Physiologe, Pawlow, Versuche gemacht, Verdauungsversuche, die merkwürdige Ergebnisse hatten, die einzig dastehen, die aber nicht verwendet werden konnten, weil man nicht wusste, in welcher Art und Weise man sie verwenden kann. Er hat gezeigt: Wenn wir Nahrung aufnehmen, dann wird sie im Munde in Speichelsekret eingehüllt, kommt in den Magen, der sein Sekret abgibt, wie auch die Galle, die Leber, der Darm usw. Kurz, im ganzen Verdauungstrakt fließen die Substanzen; sie hüllen, wässern und speicheln ein, und nicht nur das, sondern die Nahrung wird dadurch zerstört. In dem Momente, wo die Nahrungsaufnahme beginnt, über Mund, Speiseröhre, Magen, Darm, beginnt es in unserem Inneren zu regnen. Und es ist ein wunderbarer und unglaublicher Regen, der auf die ganze Nahrungsaufnahme herunterfällt. Und Pawlow hat sich interessiert, auf welche Art es regnet. Er hat zu seinen Versuchen Hunde verwendet. Man kann darüber denken, wie man will, ich will hier nur die Ergebnisse mitteilen. Pawlow hat also Hunden die Speiseröhre durchgeschnitten, vernäht, sodass die Nahrung im Rücken wieder herausgelaufen ist. Folgendes hat sich gezeigt: In dem Moment, wo die Nahrung im Mund aufgenommen ist, geben nicht nur die Speicheldrüsen ihr Sekret auf die Nahrung ab, sondern der ganze Magen und Darmtrakt beginnt zu regnen. Man sieht, dass nicht erst im Magen die Magensekretion und im Darm die Darmsekretion einsetzt, sondern im Moment, wo die Nahrung aufgenommen ist, beginnt der unglaubliche Prozess, über den wir vor allem sprechen müssen, der Prozess des Sekretabgebens. Pawlow war ein Mann mit vielen Einfällen. Er hält diesem Hund eine Katze vor; der Hund wurde zornig und in diesem Moment des Zornes hörte die Sekretion des Magens und des Darms auf. Alles blieb stehen; der Hund hat nichts mehr verdaut. Es ist wesentlich zu wissen, dass durch einen psychischen Schock alles still gelegt werden kann, und das ist auch beim Menschen so, dass er vor Zorn nichts essen kann und nachher einen richtigen großen Hunger hat. Das ist ein allgemeines Experiment der menschlichen Natur. Man kann aber deshalb nichts essen, weil Zorn, Ärger, Schrecken den Abfluss der Sekrete verhindern. Pawlow hat noch Folgendes gezeigt: Er hat einem Hund – er war ein guter Operateur – die Magenwand aufgeschnitten und an die Haut vernäht, sodass er durch ein Loch Nahrung direkt in den Magen einführen konnte. Er konnte dem Hund Brot, Fleisch, Hundekuchen etc. in den Magen legen. Alles blieb aber dort liegen, weil der Hund nicht davon wusste, dass etwas in den Magen hineingekommen ist. Es waren nur Steine. Und nicht ein Tropfen Sekret! Wie kommt das?

Pawlow hat Hunde dressiert, indem er bei Nahrungsaufnahme einen bestimmten Trompetenton erklingen ließ. Dann hat er nichts mehr zu fressen gegeben und nur die Trompete erklingen lassen. In diesem Momente ist schon der Speichel, Magen- und Darmsaft geflossen; das heißt, dass das Fließen der Verdauungssäfte nicht von der physischen Nahrung abhängt, sondern von dem psychischen Zustand. Jeder weiß, dass das Wasser im Munde zusammenlaufen kann, wenn man etwas Appetitliches sieht. Der psychische Eindruck der Nahrung bewirkt es, dass die Speichelsekrete etc. zu fließen beginnen und man kann vor einer noch so reich besetzten Tafel sitzen, ohne Appetit zu haben. Appetit zu haben ist nichts anderes, als dass die Sekrete fließen. Und das Fließen der Verdauungssäfte hängt mit dem seelischen Zustand des Menschen oder des Tieres zusammen. Sie können noch so viel Nahrungsstoffe in den Magen bringen oder Sie können noch so wenig essen, wie Sie wollen, wenn Sie Lust haben. Es kommt nicht so sehr darauf an, *was* man isst, sondern – in einem ungeheuren Maße – *wie* man isst. Das lässt sich leicht sagen, aber schwer durchführen und noch schwerer verstehen. Sehen Sie, verehrte Anwesende, dass die Menschen früher nicht, wie wir es heute tun, in irgend ein Speisehaus gelaufen sind, stehend etwas gegessen und weitergelaufen sind, sondern dass sie rhythmische Mahlzeiten zu sich genommen haben, dass sich die Menschen zu Tische gesetzt, gemeinsam ein Gebet gesprochen haben und danach gemeinsam zu essen begonnen haben; das war nicht nur eine hygienische Maßnahme. Da waren die Zubereitung und das Essen selbst noch ein heiliger Prozess, und es hat damals nicht so viele Stoffwechsel- und Darmkrankheiten gegeben wie heute. Es kommt nicht so sehr darauf an, *was* man isst, als *wie* man isst, und man könnte unendlich viele Krankheiten vermeiden, wenn man wieder lernen würde, in der richtigen Art und Weise zu essen und all die Verdauungsvorgänge zu verstehen. Man will heutzutage nicht so viel Zeit verlieren, aber man verliert viel mehr dadurch, dass man zum Arzt gehen muss; dadurch, dass man in Hast und Eile und in völligem Sich-Nicht-Besinnen isst. Wir können nicht mehr schmecken, was süß, was herb und bitter und salzig ist. Dass wir das richtig empfinden, dass wir mit vollem Bewusstsein dabei sind und wissen, dass wir mit dem bitteren Geschmack eine bestimmte Weltenkraft und eine andere durch Saures und wieder eine andere durch Süßes aufnehmen, das ist uns nicht mehr klar. Wer weiß heute, dass der ganze Blüten- und Fruchtprozess in der Pflanze mit Zucker und der Wurzelprozess mit dem Herben, Salzigen zu tun hat? Was es mit Herbem und Saurem wesentlich zu tun hat? Heute isst man das alles ohne zu denken, dass Weltenkräfte uns zum Bewusstsein kommen könnten. Wir leben darüber hinweg durch die Hast des Tages und durch das Abstrakte, und genau so leben wir über das Essen hinweg – wir schmecken nicht mehr, was dadurch offenbart wird. Dieses Schmecken in sein Bewusstsein zu bekommen, ist eine wesentliche Aufgabe des Essen-Lernens, das damit beginnen könnte, sich richtig zu Tisch zu setzen, Ruhe zu haben; einen Spruch, dem heutigen Bewusstsein entsprechend, zu sagen und sich wirklich darauf zu besinnen, was geschieht, wenn durch die Nahrungssubstanz Weltenkräfte in uns hineinkommen. Dann könnte das Essen beginnen, indem man zu spüren beginnt, was bitter, salzig, sauer – was sonst überhaupt an Geschmack Bildendem in den einzelnen Speisen vorhanden ist. Die Speisen kommen zunächst in den Mund und das Erste ist das Einspeicheln. An sich ist dies schon ein wunderbarer Prozess. Es ist ein vollkommen unterschiedlicher, ob wir Fleisch, Gemüse oder Brot essen. Der Speichel ist vollkommen anders zusammengesetzt, je nach der Art des Aufgenommenen. Das ist wesentlich. Wieso kommt es aber, dass der Speichel jeweils ein anderer ist, je nach der Art des Aufgenommenen? Wieso weiß die Speicheldrüse, wie viel sie abgeben soll? Wir haben drei Speicheldrüsen[8] und die sind so, dass die eine ein mehr salziges, die nächste ein laugiges und die dritte ein mehr säurehaftes Sekret abgibt und dadurch ein Verschiedenes zustande kommt. Wenn wir Fleisch essen, ist das Sekret ein ganz anderes, als wenn wir Brot essen. Woher kommt das?

Eigentlich ist dies die erste fundamentale Frage, die wir uns klar machen sollen, wenn wir die Verdauungsfrage verstehen wollen. Weil die Nahrung verschieden ist, ist der Speichel ein anderer. Dabei müsste man fragen: Können die Speicheldrüsen denken? Denn nur aus dem Denken heraus können sie ihre Sekrete so präzise zusammenordnen, dass sie richtig auf die aufgenommenen Stoffe wirken. Vielleicht können sie denken, die Speicheldrüsen! Jedenfalls können sie nicht nur, wie man meint, sezernieren, sondern sogar *rational* sezernieren: Das heißt, dass sie nicht nur Drüsen, sondern auch *Sinnesorgane* sind. Jede Drüse in uns ist nur nebenbei Drüse und ist im Hauptteil ihres Daseins ein Sinnesorgan. Diese drei Speicheldrüsen um den Mund- und Rachenraum, die ihre Sekrete an die aufgenommenen Speisen geben, können dies nur dadurch so schön richtig und exakt tun, weil sie eine Sinnesempfindung von dem aufgenommenen Nahrungsmittel haben und kraft dieser Sinnesempfindung – das hat nichts mit Nerven zu tun – vernehmen sie sozusagen den Klang, das innere Wort der aufgenommenen Speise. Denn alles, sei es Blatt, Blüte, Wurzel, sei es Fleisch oder sonst etwas, erklingt, ertönt, leuchtet innerlich; und genau so auch unsere Speicheldrüsen, die es erfassen und aus diesem Erfassen im Gegenspiel ihre Sekrete abgeben können. Dann geht die Nahrung weiter durch den Mundraum, durch die Speiseröhre. Kohlenhydrate werden im Mundraum schon abgebaut und dann, wenn sie in den Magen gekommen sind, dann kommt noch ein Stoff hinzu. Was im Magen als

Sekret abgegeben wird, geht nicht nur auf das Zersetzen der Kohlenhydrate, sondern auch der Eiweißstoffe, der pflanzlichen und tierischen Stoffe. Aber es ist im Magen wie im Munde, dass das Magensekret vollkommen anders zusammengesetzt ist, je nach der Pflanze, Blüte, Wurzel; die Mengen von Salz, Säure, Pepsin usw., sind verschieden, weil auch im Magen die Speisen noch leuchten können, erklingen können, und somit die Drüsen dann schauen und hören und aus diesem Zusammenspiel des Leuchtens, Sehens, Tönens und Hörens die richtigen Sekrete abgeben. Diese tun weiter das, was wir das Zerschlagen der Speisen nennen, das Entgiften. Die Speisen bleiben nicht Fremdkörper, wenn wir sie aufnehmen: Es bleibt kein Kohl, wenn wir ihn gegessen haben. Auch wenn der Wolf ein Lamm frisst, bleibt er ein Wolf und wird kein Lamm. Kohl und Kraut werden entgiftet, als Ganzheit zerstört; die Milch wird zerstört, das Fleisch als Ganzheit zerstört und aufgelöst in seine einzelnen Bestandteile dadurch, dass das Erklingen und das Leuchtespiel mit den Drüsen beginnt und sie diese Sekrete absondern. Wenn ein Mensch magenkrank ist, so nicht deshalb, weil er falsche Speisen isst, sondern er gibt eine unrichtige Art der Magensäfte ab, weil das Sinnesorgan gestört ist. Es gibt Magenkrankheiten, bei denen der Mensch das gleiche Sekret bei Fleisch, Gemüse und anderer Nahrung abgibt und dadurch wird die Nahrung schlecht zerstört. Nicht der Abgabeprozess, sondern der Sinnesprozess ist gestört. Der Magen ist gar kein Sack, wie man immer meint, sondern ein unglaublich kompliziertes Wesen, das in uns lebt. Verliert dieses Wesen sein richtiges Hören und Sehen der Nahrung, ist es wie ein Blinder oder Tauber, der herumstolpert. Er wird sich nicht auskennen und wird etwas in sich liegen haben, womit er nicht fertig wird. Das ist dann der Magenkatarrh.[9] – Nun betrachten wir den weiteren Weg der Nahrung:

im Munde werden die Kohlenhydrate schon verdaut, dann
im Magen die Eiweißstoffe und
im Dünndarm die Fettsubstanzen.

Diese drei Stufen der Verdauung werden morgen und am dritten Tag unserer Betrachtungen eine wesentliche Rolle spielen.

Es ist nichts Willkürliches, dass man zuerst die Kohlenhydrate, dann die Eiweißstoffe und dann die Fette verdaut, sondern es ist ein stufenhafter Weg, dass wir über die Kohlenhydrate und Eiweißstoffe zu den Fetten kommen. Wenn auch die Fette verdaut sind, dann ist der Nahrungsbrei zum Chylus geworden, eine in sich homogene Flüssigkeit, die im Dünndarm vorhanden ist. Und nun beginnt ein schwieriges Kapitel. Sehen Sie, man hat mit unglaublicher Mühe und vielem Fleiß tausend Experimente gemacht, um zu untersuchen, was in diesem Chylus im Dünndarm geschieht. Ich muss ehrlich sagen, dass auch die Wissenschaft bis heute erklären muss, dass sie nichts oder sehr wenig darüber weiß, in welcher Art und Weise die aufgelösten, verdauten Speisen aus dem Darm ins Blut kommen. Es ist eine schwierige Frage.

Hier sehen Sie die Darmwand, ringsum die Lymphgefäße, die übergehen in die Blutgefäße.* Man glaubt, dass der Brei durch die Darmwand hindurchgeht und die Lymphe und das Blut aufbaut. Untersucht man das, dann findet man Fett-Tröpfchen, die vielleicht zusammenhängen mit den hier verdauten Fetten; man findet überhaupt keine oder minimale Mengen Eiweißstoffe und nichts an Kohlenhydraten. [10] Also:

Kohlenhydrate ...... nichts
Eiweißstoffe .... etwas
Fette .... eine Menge

Was ist aus all dem geworden? – Diese Darmwand ist in Wirklichkeit eine Wand, und wenn man damit nicht ernst macht, dass durch eine Wand kein Chylus hindurchgeht – wenn man nicht damit ernst machen wird – wird man auch nicht verstehen können, was mit unserer Nahrung

* Karl König zeichnete auf die Tafel – leider sind die Zeichnungen bei den Mitschriften nicht aufgenommen worden.

und Ernährung geschieht. Es ist heute ein materialistischer Unsinn – verzeihen Sie, dass ich das so sage, aber es ist so – zu glauben, dass durch die Darmwand hindurch irgendwelche Speisen gehen. Es ist eine Wand und was drin ist, wird allmählich abgegeben im Stuhl. Aber es wird nur das Allermindeste hindurchwandern durch diese Wand. Wir müssen uns klar darüber sein – es ist eine mächtige Wand und wenn wir sie studieren, besteht sie aus einer Organisation; sie besteht aus lauter kleinen Zotten, die unendlich klein und fein sind. Man glaubt, dass sie die Nahrungsstoffe zerschlagen und aufnehmen. Nun sind überall in der Natur Zotten nicht dazu da, um aufzunehmen, sondern um abzugeben. Denken Sie an das Kuheuter. Es ist nicht etwa so, dass ein Kälbchen daranhängt, damit das Kuheuter etwas vom Kälbchen bekommt, sondern umgekehrt. Das Kälbchen sind in diesem Falle die Nahrungsstoffe, und diese saugen sozusagen an diesen Darmzotten und sie saugen die Verdauungssekrete heraus, wie das Kälbchen die Milch aus dem Euter. Und es ist nicht der Fall, dass Nahrungsstoffe jenseits des Darms hindurchdringen, sondern dass hier wirklich eine Wand ist. Bis hierher geht die Ernährung und jenseits der Verdauung der Darmwand beginnt der eigentliche Stoffwechsel. Aber Ernährung und Stoffwechsel; Verdauung und Stoffwechsel sind ganz verschieden. Wir müssen woanders beginnen, wenn wir den Stoffwechsel verstehen wollen.

Ich komme nun von einer ganz anderen Seite. Man hat sich in den letzten Jahrzehnten lange überlegt, wie es kommt, dass manche Tiere, die sehr dumm sind, ein unglaublich kompliziertes Gehirn haben und andere Tiere, die sehr klug sind – auch der Mensch – ein gar nicht kompliziertes Gehirn haben. Das komplizierteste Gehirn hat der Delphin. Er ist doch kein so gescheites Tier; er hat noch keine Geistesblitze von sich gegeben. Da ist man auf etwas Merkwürdiges gekommen in der Wissenschaft: Die Tiere, die die meisten Gehirnwindungen haben, haben auch die meisten Darmwindungen und man kam darauf, dass da ein ganz bestimmter Zusammenhang besteht. Man ist darauf gekommen, dass eine enge Beziehung besteht zwischen Hirn und Darm bei Tier und

Mensch.[11] Erst jene Tiere bekommen in der Anlage ein Großhirn, die auch einen Dickdarm besitzen. Kein Tier, das einen Dickdarm hat, hat kein Großhirn. Das soll nicht etwa heißen, weil der Dickdarm da ist, deshalb bekommt es das Großhirn, sondern dass eine Parallelität besteht, wo nicht das Großhirn zuerst, sondern beide zugleich kommen, und das müssen wir anschauen. Was bedeutet es? Es ist weder für die Tiere noch für den Menschen so, wie Möbius sagt, der behauptet hat, dass Frauen dümmer sind, weil sie ein kleineres Hirn haben als der Mann![12] Denn das Hirn der Frau ist um 200 bis 300 Gramm leichter als das des Mannes und deshalb spricht er vom physiologischen Schwachsinn. Im Tierreich und beim Menschen zeigt es sich, dass diese Dinge in engem Zusammenhang stehen mit der Darmentwicklung.

Nun gibt es merkwürdige Käuze in der Wissenschaft. Es ist etwa vierzig Jahre her als – zur gleichen Zeit, wo Möbius das geschrieben hat – der bedeutende Forscher Metschnikow[13] dafür eingetreten ist, dass man dem Menschen den Dickdarm herausnehmen soll; nur deshalb, weil er doch zu nichts da sei. Aber jeder Teil im gesamtmenschlichen Organismus hat doch seine Funktion, und diese wäre zerstört worden. Ich erinnere nur daran, weil man in Amerika begonnen hatte, allen Säuglingen den Blinddarm wegzunehmen, weil er zu nichts da sei und nur Entzündungen macht. Die meisten armen Kinder sind ein Jahr darauf gestorben. Eine Blinddarmentzündung ist eine Angina im Bauch, aber der Blinddarm ist so nötig, wie die Mandeln nötig sind im Hals. Das sei nur im Anschluss an das missglückte Experiment gesagt worden.[14]

Was bedeutet es nun, dass unser Gehirn in irgendeinem Zusammenhang steht mit der Darmentwicklung? Wir können es nur verstehen, wenn wir den Gegenprozess zur Ernährung suchen. Wir haben gefunden, dass die Ernährung nicht nur von den Nahrungsstoffen abhängt, sondern die Versuche von Pawlow haben gezeigt, dass die Ernährung eng zusammenhängt mit dem Seelenwesen – wie der Mensch drin steht im Leben; freudig, traurig, leidvoll oder sonst in seiner Art. Das Fließen der Sekrete ist viel mehr ein psychischer als ein physischer

Prozess. Die Nahrung hat im ganzen Mund, Magen und Darm aufgelöst und zerstört zu werden, steht dann an der Darmwand und kann nicht weiter.

Die Zeit, in der wir leben, hat noch ein wesentliches Experiment zutage gefördert, das nicht an Hochschulen, aber in der Einsamkeit gemacht wurde. Ich meine das Experiment der Therese von Konnersreuth.[15] Nicht über ihre Schauungen will ich sprechen – das steht anderen zu – sondern nur über das, dass diese Frau nachweisbar jahrelang ohne Nahrung auskommen konnte, und dass bis jetzt, ob man wollte oder nicht, auch nicht das mindeste Verständnis zu bekommen ist, wie es möglich ist, ohne Nahrung zu leben. Sie lebt unter Aufsicht von Ärzten, Pfarrern und dem Vater. Die Ärzte kontrollieren sie durch Jahre hindurch; sie nimmt nichts zu sich, außer wenn sie einmal in der Woche das Sakrament in der Kirche empfängt. Man kann ja darüber lachen – ich stehe nicht an, ihre ganzen Eingebungen als wahr anzuerkennen, darüber habe ich kein Urteil. Für mich als Arzt ist es wesentlich, dass man so ein Experiment der Natur und des Menschen anschauen muss, der wirklich jahrelang ohne Nahrung lebt und doch existiert. Das hat mit den Hungerkünstlern nichts gemein. Mir wäre es wesentlich, dass man dafür ein richtiges Verständnis bekomme. Es ist gewiss, dass ein Mensch jahrelang ohne Nahrung aufzunehmen leben kann, sogar normale Absonderungsprozesse hat, obwohl dieser Mensch nichts aufnimmt.[16] Was ist das?

Unsere ganze Gehirnorganisation hängt mit der ganzen Darmorganisation zusammen und genau so, wie unser Gehirn im Aufbau anatomisch mit dem Darm zusammenhängt, so der ganze Stoffwechselprozess unseres Darms mit einem übersinnlichen Prozess, der sich durch das Gehirn, die Sinne vollzieht. Dr. Steiner hat bei der Ernährung darauf aufmerksam gemacht, nicht nur den physischen Ernährungsstrom, der in uns hineingeht, anzuschauen, sondern auch auf einen zweiten Strom hinzuschauen; auf den *kosmischen Ernährungsstrom.*[17] Dieser kosmische Ernährungsstrom ist ein Strom, der nicht über den Mund, Magen, Darm in uns eingeht, wie der sonstige Ernährungsstrom, sondern der der *Gegenstrom* gegen den physischen Ernährungsstrom ist. Er kommt durch die Sinne, das Gehirn in unseren Organismus hinein. Wir nehmen nicht nur das Licht von der Sonne in Farbvorstellungen wahr, nicht nur den Klang im Ton, sondern mit Licht und Klang und allem anderen kommt kosmische Substanz in uns hinein, und wir nehmen sie in uns auf und das, was diese Sekrete sind, die ich den «Regen» nannte, das ist im Grunde nichts anderes, als der Abfall des kosmischen Ernährungsstromes. Wenn wir einen seelischen Eindruck über das Essen gewinnen, dann beginnt dieser kosmische Ernährungsstrom zu fließen und das sehen wir an den Strömen der Verdauungssekrete im Speichel, im Magen und Darm. Da strömt der ganze kosmische Ernährungsstrom in uns hinein durch die Sinnesorgane durch das Gehirn. Wir sind nicht nur durch die Nahrungsaufnahme, sondern durch Licht und Klang eingebunden in einen Ernährungsvorgang. Dr. Steiner sagt: Wenn man den ganzen Verdauungs- und Stoffwechselprozess studiert, findet man, dass nur eine einzige Substanz in unserem Organismus aufgebaut wird von physischen Nahrungsstoffen, und das ist die graue Rinde unseres Gehirns; alles andere aber wird aus diesen kosmischen Substanzen aufgebaut. Wir brauchen die Ernährung im Grunde genommen dazu, dass sie in einer richtigen Art und Weise diesen kosmischen Ernährungsstrom zum Fließen anregt. Die Nahrung selbst ist notwendig – Therese von Konnersreuth kann es aus ihrer absonderlichen Organisation heraus durch die Oblate, die sie einmal wöchentlich nimmt, aber wir müssen deshalb essen. Und die Art des Essens; ob Blüte, Blätter, Wurzel oder sonst etwas; die Art der einzelnen Speisen, alle regen auf verschiedene Art die kosmischen Ströme an. Die Substanzen machen Halt an der Darmwand, es kommen nur die letzten Schlacken hinüber in die Lymphe. Die Schlacken sind ein Chaos geworden, wie die befruchtete Eizelle beim Menschen es geworden ist; und wie der Mensch nur dadurch sich bilden kann, dass das Seelenwesen hereindringt und das Übersinnliche an die zerschlagene Gestalt heranbringt. So ist es. Das Chaos der

Substanzen geht also in die Lymphe. Dadurch entsteht die ganze Gestalt des kosmischen Stromes und baut den ganzen Menschen auf. Wir müssen den ganzen Ernährungsstrom verfolgen bis zur Darmwand und sehen, was daraus hervorgeht an chaotischer Substanz. Dadurch, dass diese hindurchtritt, kommen die kosmischen Ströme an sie heran im Fließen und bilden aus ihr heraus den neuen physischen Menschen.

Dieser kosmische Ernährungsstrom, der aus seiner übersinnlichen Substanzialität im Durchdringen des Leibes herunterdringt und die physischen Stoffe, wie sie in Leber, Lunge, Knochen, Muskeln usw. zu finden sind, baut den ganzen Organismus auf. Und das Letzte an Fett und Eiweiß, was in die Lymphe kommt, das steigt mit dem Blute hinauf und lagert sich ab im Gehirn. Das ist das Materiellste und Physischste, was wir in uns tragen. Denn die graue Gehirnrinde ist wirklich aus dem materiellen Stoff aufgebaut; alles andere aber aus dem kosmischen Ernährungsstrom. Und vielleicht kann man auch dadurch verstehen, was man voneinander oft nicht verstehen kann; dass manche Menschen sehr mager sind, viel essen und nicht zunehmen, und dass andere sehr dick sind, wenig essen, sich furchtbar zurückhalten und trotzdem alles ansetzen! Vielleicht wird man das verstehen können, wenn man weiß, dass wir dick werden durch den kosmischen Ernährungsstrom, je nach dem er richtig oder falsch fließt. Es ist deshalb kein Vorzug, dick oder mager zu sein, auch wenn es kosmisch ist. Dr. Steiner hat das Fett der Schweine ein kosmisches Fett genannt, weil es nicht aus der Nahrungssubstanz kommt.[18] Auch wir tragen kein irdisches, sondern kosmisches Fett an uns, brauchen aber nicht stolz darauf zu sein. Jedenfalls kommt alle Substanz nicht aus dem Physischen, sondern aus dem Kosmischen. Sie kommt aus diesem Ernährungsstrom, der aus dem Übersinnlichen heruntergeht; genau so, wie dieser übersinnliche Strom physisch wird, genau so werden die physischen Substanzen übersinnlich. Was zerstört, zerschlagen wird – an Substanz geht nichts verloren; sie wandelt sich um und wird übersinnliche Substanz, wie die übersinnliche Substanz des Kosmischen sinnlich wird.

Jetzt haben wir das Atmen der Ernährung gefunden: Das Einatmen der Substanz und das Abgeben ins Übersinnliche. Der übersinnliche Strom, der durch Gehirn und Sinnesorgane physisch wird, zu physischer Substanz wird; und der physische Strom, der ins Übersinnliche geht. Betrachtet man beides, dann lernt man verstehen, was es heißt: Essen und das Gebet sprechen vor dem Essen. Das ist was Angelus Silesius aus dem Evangelium heraus sagte:

Das Brot ernährt uns nicht, was uns im Brote speist
Ist Gottes ewiges Wort, ist Leben und ist Geist.[19]

Wir können es ganz real nehmen. Es ist wirklich nicht das Brot, sondern es ist das Licht und Leben der ganzen Welt, die im kosmischen Ernährungsstrom in uns einziehen. Und wir können Träger dieses kosmischen Stromes werden dadurch, dass wir physische Nahrung aufnehmen in uns. Es handelt sich um eine strahlende kosmische Ernährung und das Aufnehmen des physischen Brotes. Verstehen Sie nun, verehrte Anwesende, dass es billig und wesentlich ist, nicht hastig und unrichtig zu essen; warum es wesentlich ist, das Essen nicht als materielle Angelegenheit anzusehen – die es ganz und gar nicht ist – sondern als eine der geistigsten, die wir überhaupt im Leben vollziehen. Es ist wesentlich, wenn wir wissen, worum es sich handelt.

Dies ist nur eine Einleitung; über Speisen werden wir im Folgenden sprechen.

Vegetarische oder Fleischkost?

Vortrag II

April 1936

Sehr verehrte Anwesende!

Als wir gestern zusammen waren, haben wir versucht, gemeinsam das Grundlegende des ganzen Ernährungsprozesses, wie er sich innerhalb der menschlichen Wesenheit abspielt, zu verstehen. Wir haben das Hauptgewicht dieses Verstehens darauf aufgebaut, dass wir davon sprachen, dass es sich beim Ernährungsprozess nicht allein um diesen einen Prozess handelt, den wir wissenschaftlich beschreiben können und den wir bis in die Einzelheiten kennen und studieren: die Aufnahme der einzelnen Nahrungsstoffe in den Mund, die Speiseröhre, den Magen- und Darmtrakt; das Abbauen, Zerschlagen der Fleisch-, Pflanzen- und mineralischen Stoffe bis zu den Einzelbestandteilen der Nahrung. Betrachtet man allein diesen Einzelstrom, der hineingeht von der Außen- in die Innenwelt durch den Mund und den ganzen Magen- und Darmtrakt, so können wir die ganze Ernährung nicht verstehen. Wir müssen zu einem Vergleich mit dem ganzen Atmungsprozess kommen, bei dem wir anschauen können, dass es nicht nur einen Ein- sondern auch einen Ausatmungsprozess gibt. Wir müssen den Ausatmungsprozess anschauen und wissen, dass es genauso gilt, den *Gegenprozess* der physischen Ernährung zu finden; und wir haben ihn gefunden in den mancherlei Betrachtungen, die wir anstellten. Wir haben ihn gefunden in dem, was wir beschrieben haben als den *kosmischen Ernährungsstrom*. Und wir konnten zeigen, wie er *sichtbar wird* in unserem Organismus in dem, was als der Regen der Verdauungssäfte strömt im Innern des Mundes, Magens und Darms, wie dieser ganze Regenstrom niederfällt auf die Nahrung, wenn wir essen; selbst wenn wir einen ähnlichen Anreiz haben, oder Hunger oder seelische Ereignisse haben, die mit der Nahrungsaufnahme zusammenhängen. Dieser Regenstrom der Verdauungssekrete ist ein Zeichen dafür, dass der kosmische Ernährungsstrom fließt; er fließt hinein in die menschliche Organisation und bildet aus ihr all das auf, was physische Substanz unseres Leibes wird. Und wir kommen zu dem merkwürdigen Resultat der Angabe Rudolf Steiners, dass unser ganzer Organismus nicht aufgebaut wird von dem, was wir essen; nämlich aus dem physischen Ernährungsstrom, sondern dass im Grunde der ganze Organismus – Knochen, Muskeln, Nerven – stofflich substanziell aufgebaut wird aus Kräften des kosmischen Ernährungsstromes und einzig im Haupt die graue Hirnsubstanz von physischen Ernährungssubstanzen aufgebaut wird.[1]

Nun sehen Sie, dass wir uns klar machen müssen, was hinter der Darmwand geschieht, wenn die einzelnen Nahrungsstoffe wirklich zerkleinert sind. Wir fragen uns nun, was geschieht mit diesen einzelnen zu Ende gekommenen Substanzen, die im Darm aufgeschlossen worden sind in die einzelnen Elemente, in ganz unkomplizierte Zusammensetzungen von Kohlensäure, Sauerstoff, Schwefelwasserstoff, vielleicht auch Phosphor? Und wir fanden gestern ein Bild, das darauf hinweisen kann, was unser Organismus beim Einziehen der kosmischen Ernährungsströme tut mit den abgebauten, zerschlagenen Substanzen. Wir konnten darauf hinweisen, wie es gerade dann, wenn ein Befruchtungsakt in Mensch oder Tier die befruchtete Eizelle zu chaotischer Substanz gemacht hat, wie es dann nicht darauf ankommt, dass eine embryonale Tier- oder Menschengestalt entsteht – nicht darauf kommt es an, sondern im Grunde darauf, dass das Seelenwesen des sich inkarnierenden

Menschen, das Geistwesen herunterströmt und diese aufgeschlossene chaotische Materie bindet und plastiziert. Genau so ein Chaos ist aller Nahrungsstoff, der im Chylus[2] dem Blute zugeführt wird. Und der kosmische Strom ist nichts anderes als das Geistwesen, das niederströmt und diese einzelnen chaotischen Nahrungssubstanzen zusammenbaut zur ganzen menschlichen Substanz. Man kann nur andeutungsweise über diese Dinge sprechen, denn wenn man bis ins Einzelne gehen wollte, müsste man viele Monate über diese Dinge sprechen. Ich kann Ihnen also wirklich nur Andeutungen machen.

Wir haben vier Organe in unserem Leib – sinnlich und übersinnlich – die wie vier Wächter oder Durchgangspforten hinschauen auf diese Substanzströme und durch diese vier Organe wird der kosmische Strom gelenkt, damit er diese chaotische Materie aufnimmt und unter Menschen-Einfluss gestaltet. Es sind: Herz, Lunge, Leber und Niere. Sie haben eine wesentlichere Aufgabe, als die, die wir oberflächlich sehen. Es ist zum Beispiel gar nicht die wesentlichste Aufgabe der Lunge, den Luftstrom einzuführen in den Organismus, oder der Niere, den Harn abzusondern, und der Leber, die Galle abzugeben, sondern diese Organe haben eine viel weitere, umfassendere Aufgabe im ganzen Haushalt unseres Organismus. Gestern sprachen wir von der Speicheldrüse und den anderen Drüsen, die Sekrete abgeben, durchaus so, dass wir sie als Sinnesorgane anschauten, die aufnehmen nicht den physischen, sondern den kosmischen Strom. Je nach dieser Aufnahme bereiten sie «alchemistisch» den ganzen Menschen. Schauen Sie doch Lunge, Leber, Niere und Herz an, und betrachten Sie diese Organe eingehender! Man kann nur beschreiben und nicht erklären, dass diese vier Organe zusammenhängen mit den vier Urkräften des Lebendigen: Erde, Luft, Wasser und Feuer – das, was die *Alchemisten*[3] die vier Elemente nannten. Sie leben und weben in diesen kosmischen Urkräften und bilden und wirken hinein und bauen den Organismus auf.

Erde hängt zusammen mit allen Tendenzen, die die *Lunge* in unserem Organismus hat; *Wasser* mit der Funktion der *Leber, Luft* mit der Tätigkeit der *Niere* und *Feuer* webt und lebt in unserem *Herzen.*[4] Genau so, wie diese vier Organe zusammenspielen, genau so fügen sie zusammen Erde, Wasser, Luft und Feuer und bilden und gestalten aus der kosmischen die menschliche Organisation. Dies nur noch als Bild, damit wir zusammenschauen können, was gestern gesagt wurde und heute noch auszuführen ist. Wir müssen heute nicht nur auf den Menschen hinschauen, um die Ernährungsvorgänge zu suchen, sondern auf die ganze Natur, die die Ernährung darbringt; auf die Tiere, Pflanzen und Mineralien. Das wird in der Wissenschaft nicht wirklich gepflegt. Da spricht man von Eiweißstoffen, Kohlenhydraten, Fetten, sogenannten mineralischen Nahrungssubstanzen und Vitaminen. Eine solche Betrachtungsart ist auch in gewisser Art und Weise wichtig. Wir müssen wissen, was und wie viel in den einzelnen Nahrungsmitteln enthalten ist, aber diese Betrachtungsart ist nicht eine umfassende. Wir müssen noch weitergehen und können uns nicht auf den Standpunkt stellen, wie der moderne Ernährungsphysiologe und Pathologe, der in der Einleitung der modernen Ernährungstherapie schreibt: Da wir die Nahrung sowohl aus den Pflanzen, wie aus der Tierwelt beziehen können, so ist es theoretisch vorerst gleichgültig, woher wir die Nahrungsmittel nehmen, weil der Körper sie in arteigener und wesensgleicher Weise umfasst.

Diese Betrachtungsart ist eine quantitative und dringt bis ins soziale Leben hinein. In London und New York werden in den Restaurants Speisekarten aufgelegt, die neben jeder Speise den Kalorienwert verzeichnet haben. Die Menschen sitzen dort und rechnen aus, wie viel sie zu essen haben und danach bestellen sie die Speisen. Wie das schmeckt und wie die Speisen aussehen, die ganz in diesem Sinne bereitet werden, kann man ja besonders in England sehen. Darauf kommt es nicht an. Es ist eine einseitige Art der Betrachtung: Ob pflanzliches oder tierisches Eiweiß – Eiweiß ist Eiweiß, Kohlenhydrate sind Kohlenhydrate und Fett ist Fett. Das ist eine absolut quantitative Betrachtung. Wir wollen nun versuchen, aus dieser herauszukommen und hineinzugehen in eine qualitative Betrachtung der einzelnen Nahrungsmittel.

Man geht immer mehr darauf aus, Qualität zu studieren; man geht allmählich darauf hin, das ganze Tier, den ganzen Menschen anzuschauen und nicht in seine einzelnen Teile zu zerlegen und zu messen. Aber man muss wirklich Einsicht haben, um das vertreten zu können, um eine wirkliche Qualitätsbetrachtung der Ernährung zu gestalten. Denn sehen Sie, es ist nicht gleichgültig, ob Sie Eiweiß in Form eines Stückes Kalbfleisch oder in der Form einer Kartoffel, oder Kohlenhydrate in Form von Kartoffeln oder in Form von Brot zu sich nehmen. Ein einfaches Experiment wird es Ihnen zeigen: Essen Sie einmal Brot in gehäuften Mengen und am nächsten Tag ebensolche Mengen von Kartoffeln. Was merken Sie? Viel Brot macht einen dicken Bauch. Isst man viele Kartoffeln, wird man für den Moment der Verdauung dumm. Haben Sie viele Kartoffeln gegessen, so können Sie sich nicht hinsetzen und z.B. einen notwendigen Brief schreiben, oder etwas rechnen oder durchdenken. Man wird schwer und hat das Bedürfnis sich hinzulegen. Woher kommt das?

Die Kohlenhydrate und die Stärke in der Kartoffel und die Kohlenhydrate im Brot sind chemisch gar nicht so sehr verschieden von einander; aber die Kartoffel und das Brot, zwischen ihnen bestehen zwei ganz wesentliche Unterschiede in der Substanz, im ganzen Geschehen der Natur. Und jetzt lachen Sie nicht, wenn ich sage, dass wir das Brot mit unserem Darm verdauen und mit den vier Drüsen, mit Leber, Herz, Lunge und Niere, dass wir die Kartoffel aber mit einem ganz anderen Organ verdauen und zwar mit dem Mittelhirn.[5] Das versteht man erst bei qualitativer Betrachtung der einzelnen Nahrungsmittel. Es kommt gar nicht darauf an, wenn man sagt: «Kohlenhydrate sind Kohlenhydrate», aber es kommt darauf an zu verstehen, wie die eine Nahrungssubstanz und wie die andere auf den Menschen wirkt. Das kann man erst verstehen, wenn man anschauen kann das richtige Darinnen-Stehen der menschlichen Wesenheit in der Natur. Ob Sie Fleisch-, Pflanzen- oder Mineralkost essen, das ist ein großer Unterschied, weil einfach die Pflanzen, Tiere und Minerale ganz verschiedene Affinitäten, Beziehungen zu den einzelnen Gliedern unserer Organisation haben.

Wir können sagen: Da stehen die Mineralien, höher die Pflanzen und noch höher die Tiere. (An dieser Stelle gab es wohl auch eine Tafelzeichnung.) Es wäre falsch, den Menschen noch höherzustellen, denn er umfasst alles. Aber wenn der Mensch aufnimmt die erste, zweite, dritte Substanz des Naturreiches, dann nimmt er Wesensstufen des Kosmos auf. Wenn man Pflanzen isst, dann regen sie nicht die gleichen Glieder in unserer Organisation an, wie die tierischen Nahrungsmittel. Es ist ein Naturverlauf. Die Pflanzen haben umfassende Fähigkeiten; sie können aus einzelnen niederen Substanzen die allerhöchsten aufbauen. Sie wissen, dass Pflanzen, einfach aus Kohlensäure Stärke aufbauen können und andere verschiedene hochwertige Substanzen, die in unserem Organismus sind und verbinden es mit dem Sonnenlicht durch das Chlorophyll – das ist das Blattgrün.

Also, mineralische Stoffe, die niedriger sind, werden von den Pflanzen aufgenommen – und diese wiederum von den Tieren; und wir haben, wenn wir die Pflanze anschauen, in ihr ein verwandeltes und erhöhtes Mineralreich und im Tier ein erhöhtes und verwandeltes Pflanzenreich; und wir müssen sagen: Essen wir die Pflanze als Mensch, dann müssen wir sozusagen die Pflanze erst zum Tier machen und dann aus dem Tier zum Menschen. Aber wenn wir das Tierische essen, dann müssen wir nicht den doppelten Weg in unserer Verdauung und Ernährung durchmachen und verwandeln es einfach zum Menschen. Während wir das Mineral ins Pflanzen-, Tier- und Menschenreich also beim Ernähren vom Mineralischen im Grunde genommen selbst alle Verwandlungsstufen durchführen müssen.

Mineral ins Pflanzliche, Tierische und Menschliche
Pflanze ins Tierische und Menschliche
Tier ins Menschliche

Nun könnte man glauben, es sei am einfachsten, Fleisch zu essen, da man somit am wenigsten zu tun habe, aber es ist nicht so. Wenn Sie

Menschen anschauen, die viel Fleisch essen, dann merken Sie, dass sie ein Zuviel in ihrer Leibesorganisation haben – Ablagerungen – und zu wenig in ihrer Seelenorganisation – Geisteswachheit und Aufmerksamkeit. Woher kommt das? Einfach daher, weil die inneren seelischen Kräfte eines solchen Menschen, der viel Fleisch isst, viel zu wenig in Anspruch genommen werden vom Verdauungsprozess – sie machen nur eine Stufe durch: das Tierische zum Menschlichen. Nehme ich aber Pflanzenkost zu mir, dann muss ich die Verwandlung vom Pflanzlichen ins Tierische und vom Tierischen ins Menschliche durchführen; ich mache eine doppelte Stufenreihe durch und bringe Kräfte zur Anwendung, die sonst liegen bleiben. Aber die Kräfte bleiben nicht untätig, sondern ziehen hinein in die Organisation das, was als Ablagerungskrankheiten erscheint. Dann hört man Laien von zu viel Harnsäure reden, weil sie von diesen komplizierten Prozessen in populären Schriften lesen. Zunächst geht es aber um ein einfaches Prinzip: Esse ich Pflanzen, habe ich einen doppelten Stufenprozess durchzumachen; esse ich Tierisches, dann habe ich nur den einfachen Stufenprozess. Es wäre allerdings falsch, deswegen nur Pflanzen zu essen, weil ich viele Kräfte anwenden kann. *Es sollte in der Ernährung keine Sektiererei geben, keinen allein gültigen Standpunkt,* sondern nur die *Erkenntnis.* Man muss sie pflegen und allmählich lernen: Habe ich so viele Kräfte frei, dass ich Pflanzennahrung aufnehmen und durchgehend verdauen kann, oder bin ich so müde und geschwächt, dass ich nicht die Kraft habe, Pflanzennahrung zu verdauen. Sehen Sie, Menschen, die sehr wenig geistige Arbeit zu verrichten haben, aber viel körperliche Arbeit tun, für sie ist es falsch, nur von Pflanzenkost zu leben.[6] Es tritt etwas Merkwürdiges ein. Sie bekommen merkwürdige Zustände der Apathie und werden müde, denn sie werden von der Ernährung so in Anspruch genommen, von dem Durcharbeiten der Pflanzenkost neben allen anderen körperlichen Arbeiten, dass sie keine Kräfte entbehren können, um wach in der Welt zu stehen. Rudolf Steiner sagte: Wer nicht viel geistige Arbeit leistet, soll sich hüten, vegetarisch zu leben.[7] Diese Menschen würden allmählich eine Erweichung des Gehirnes bekommen, wenn sie allein von Pflanzenkost leben und nicht genug geistig arbeiten.[8] Jeder weiß, wie leicht und beflügelt man sich nach vegetarischer Kost fühlen kann im Gegensatz zur Fleischkost. Ist man geistig auch tätig, trifft es nie ein, dass man nach Pflanzenkost in Schwere und Dumpfheit verfällt, sodass man sich hinlegen muss.

Ein Mensch, der Fleischnahrung absetzt und Pflanzennahrung nimmt, hat in den ersten Wochen Störungen zu fühlen; er wird sich müde und abgeschlagen fühlen. Hat er aber diese Kräfte aufgerufen und wach gemacht im Organismus, dass sie wirken können, dann ist es ein gutes Stück mit diesem Menschen vorwärts gegangen. Man muss als anständiger Mensch nicht unbedingt Pflanzenkost essen, das ist vollständig falsch. Dass man getötete Tiere isst usw. ist eine biblische Auslegung. Der Mensch steht *inmitten der Natur* und muss verantworten können, alles in sich aufzunehmen. Trotzdem bin ich der Überzeugung, dass die zeitgemäße Kost nicht mehr Fleischkost ist, sondern es sollte dem Arzt vorbehalten sein, Fleisch anzuordnen, sonst können alle Leute, wenn sie nicht schwer und schwerst arbeiten, mit einer richtigen Zubereitung von Pflanzenkost auskommen.

Was heute als Vegetarismus vorhanden ist, ist nicht einmal so weit, dass man weiß, wie die einzelnen vegetarischen Dinge zuzubereiten sind. Dann ist es zwar nicht Fleischspeise, aber ist doch wie eine Fleischspeise. Aber ein vegetarisches Essen muss vollkommen anders zubereitet sein als gemischte Kost. Wenn man nicht gelernt hat, mit den einzelnen Küchenkräutern, Gewürzen und Zutaten umzugehen und nicht weiß, wie sie zusammen zu komponieren sind, dann hat es keinen Sinn, vegetarisch zu kochen – und noch weniger, vegetarisch zu essen. Dann hat man nicht genug, alles schmeckt fad, und dann ist es so, dass man sich sagt: Ach, ich möchte lieber kein guter Mensch sein und Fleisch essen. Man fühlt sich nicht richtig wohl in seiner Haut, weil der, der es zubereitet hat, es nicht versteht, vegetarisch zu kochen. Das ist etwas völlig anderes als gewöhnlich zu kochen.

Gehen Sie einmal durch die Küchen in Paris, und lassen Sie sich irgendwelche Speise vorsetzen. Sie werden merken, wie die Franzosen alles konserviert haben aus alten Erfahrungsresultaten, die zwar nichts Neues bringen, die einzelnen Speisen aber einzeln servieren, hintereinander. Das Fleisch zuerst, eine Mahlzeit; nachher ein anderes Gericht, und wie das, was serviert wird, in ganz besonderer Art zubereitet ist. Es wird niemals einem Franzosen einfallen, ein Wurzelgemüse, z.B. Karotten oder Schwarzwurzeln, mit Sellerie zu geben, oder als Zusatz Enzianwurzel zu verwenden, weil er weiß, dass dadurch das Wurzelige verstärkt wird, sondern er muss es aufheben. Er wird zu einer Wurzelspeise ein Anisgewürz dazugeben, weil das ein Same ist, und weil die Wurzel und der Same etwas bilden wie eine ganze Pflanze. Das hat der Franzose in seinem Gefühl und wir müssen es uns aus der *Erkenntnis* wieder schaffen. Vegetarisch leben kann man erst, wenn das Denken wieder lebendig geworden ist. Wenn man Hausfrauen sieht, die sich begegnen, wissen sie nie, was sie kochen sollen, weil man heute alle Phantasie des Kochens verloren hat. Ich könnte mir nichts Schöneres vorstellen, als aus der Überschau der Natur phantasievoll zu kochen – die wunderbarsten Gerichte – und die Menschen könnten daran gesund werden. Die Frauen dürften nicht verzweifelt auf dem Markt stehen und nicht wissen, was sie kochen sollen: Es gibt hunderte Dinge zu kochen an Gemüse und Zusätzen und alles mögliche, die so wunderbar sind, dass wir keine Vorstellung haben, wie schön die einzelnen Dinge gerichtet sein könnten – ohne die Menschen zu verführen, Feinschmecker zu werden, sondern ihnen eine ihnen gerechte und gemäße Nahrung zu geben. Das will ich nur zwischendurch gesagt haben.

Wir wollen nun fragen: Wir stehen als Menschen da, haben öfter von der Dreigliedrigkeit gesprochen. In der Stoffwechselorganisation leben wir mit dem Willen, im mittleren System mit dem rhythmischen Gefühl und in der Hauptesorganisation mit dem Denken; und wir wollen fragen: Wenn wir eine Tier-, Pflanzen-, Mineralsubstanz in uns hineinnehmen, geht die dann gleichmäßig in den Kopf, die mittlere und die Stoffwechselorganisation, oder ist es nicht so, dass Mineral, Pflanze und Tier in ganz verschiedene Regionen der menschlichen Wesenheit hineingehen?

Alles, was tierische Nahrung ist, hat im Grunde genommen nur Anteil am Auf- und Abbau im Stoffwechsel-Gliedmaßen-System. Alles Fleisch und tierisches Fett geht nirgends hin als ins festflüssige Wallen und Weben unserer unteren Organisation. Gliedmaßen- und Stoffwechselorganisation werden angeregt durch das, was als tierische Nahrung eingeht, sei es Schweinefleisch, Rindfleisch, Taube oder Huhn. Alles was tierisch ist, geht nirgends weiter hin als eben in die untere Stoffwechselorganisation, ins Festflüssige, und geht gar nicht weiter in die Organisation hinauf. Erst wenn Sie Pflanzen dazu nehmen, wenn Sie Gemüse, Salat, Früchte, Wurzeln essen lernen, wenn Sie aus dem ganzen Bereich der Natur ihre Nahrung nehmen, kommen Sie ein Stockwerk höher. Denn überall, wo man Pflanzen einführt in den menschlichen Organismus, werden diese nicht nur im Festen und Flüssigen verdaut. Die Pflanze greift in der mittleren Organisation ein. Sie können sich denken, wenn Sie eine Pflanze anschauen, wie sie drin steht im Licht- und Lufthaften und aufnimmt das irdische Wesen und in diesem wunderbaren Gegenspiel, das in den Pflanzen geheimnisvoll waltet, das aus diesem Lichtdurchglänzten, Luft und Wasser durchzogenen sich Ihre Leibesorganisation bildet. Die Pflanze ist nichts anderes für die Natur als das, was Lunge und Herz für unsere eigene Organisation sind. Von unten strömt das Blut und von oben die Atmung in der mittleren Organisation zusammen; in diesem Luft- und Wasserhaften, in diesem Zusammenspiel des Blutkreislaufes, in Herz und Atmung, in der Lunge, in der mittleren rhythmischen Organisation wirkt das, was Pflanzennahrung aufnimmt. Sie werden merken, dass Sie bei Pflanzennahrung anders atmen werden, als wenn Sie Fleisch oder tierisches Fett zu sich nehmen – da werden Sie schwer; es wird alles ins zersetzende Dunkel hineingezogen.[9] Wenn Sie Pflanzennahrung dazugeben, werden die höheren Kräfte angeregt; und zwar nicht nur, was fließt und Leben hat, sondern was als Atmung in uns wirkt. Damit meine ich also nicht nur die Luft; so wie die Außenluft durchdrungen ist von Licht, so ist die Innenluft durchdrungen von Seelischem. All dies wird aufgeweckt und angefeuert durch das, was wir als Pflanzenkost hineinnehmen. Sie lebt in allen Rhythmen unseres Organismus. Das Tierische lebt im dumpfen, wässerigen, erdhaften Stoffwechsel da unten, aber im luftigen, lebendigen Zusammenspiel des Oben und Unten, in diesem seelisch durchwirkten Luftraum unseres Leibes nehmen wir die Pflanze auf, bringen wir die Umwelt, die Pflanze mit unserer eigenen Wesenheit zusammen und regen in bestimmter Art den kosmischen Strom an.

Diese mineralischen Substanzen gehen hinauf in die Hauptesorganisation. Es gibt auch eine besondere Drüse in unserem Haupt, das ist die Zirbeldrüse. Sie lagert von der Geburt bis zum Tod bestimmte Kalksalze ab. Dies ist nur die Herauskristallisation von all dem, was wir aufnehmen. Die Mineralien werden also hinaufgeführt und lagern sich ab. Wie wesentlich solch ein Prozess ist, werden Sie verstehen, wenn ich Ihnen sage, dass diese Kalkablagerungen nur bei Menschen mit normalem Wachbewusstsein da sind, dass Menschen mit bestimmten Behinderungen solche Kalkablagerungen nicht haben.[10] So haben alle Menschen mit verändertem, träumendem Bewusstsein auch eine veränderte Kalkbildung. Wir sehen also, wie erleuchtend auf unser Wesen die Aufnahme mineralischer Substanzen wirkt. Wir brauchen sie für unser Haupt, wie das Pflanzliche für die rhythmische Organisation. Weil wir das ja bewusst gestalten können, kommt es darauf an zu unterscheiden, welcher Art Ernährung wir zu uns nehmen.

Es besteht von Alters her ein Gegensatz zwischen rotem und weißem Fleisch. Rotes ist Rindfleisch und weißes ist Kalbfleisch, Geflügel. Dieser Unterschied reicht aber nicht aus, will man rational erkennen. Wenn Sie eine Kuh anschauen, oder einen Ochsen oder ein Huhn oder eine Taube oder eine Gans, haben Sie ganz Verschiedenes vor sich. Was meine ich damit? Eine Kuh oder ein Ochse ist ein durchaus erdverbundenes Tier und wenn Sie eine Kuh untersuchen, dann hat sie hauptsächlich ausgebildet den Darm und Magen der Wiederkäuer. Das ist unglaublich plastisch und mächtig ausgebildet. Alles, was Rindvieh ist, ist nichts anderes als Verdauungsorganisation, und da hängt der Kopf noch daran.* Und

* Es könnte sein, dass König zeichnete; wahrscheinlicher ist aber – und typisch bei Tierdarstellungen – dass er durch Bewegung und Geste die Tiergestalten zum Ausdruck brachte.

die Vögel sind gerade das Gegenteil. Die können nicht verdauen. Sie sind die Tiere, die keinen Dickdarm haben, deshalb können sie Verdauungsprodukte nicht festhalten. Das kommt daher, weil sie die Endprodukte gar nicht zusammen halten können; sie verdauen gar nicht. Sie entwickeln aber Federn und können dadurch fliegen und schweben. Ein Tier, das im Luftraum lebt, und ein Tier, das im Erdenraum lebt – da ist ein mächtiger Unterschied – und deshalb ist das Fleisch eines Vogels etwas ganz Anderes als das einer Kuh. Ich habe gesagt; alles was das Tierische aufnimmt, wirkt ganz und gar auf die untere Organisation. Aber es gibt Differenzierungen. Wenn Sie Rindfleisch essen oder wenn Sie Geflügel essen, so ist schon Geflügel leichter verdaulich, weil der ganze Stoffwechsel sehr verfeinert ist: Die Muskelfaser bei Geflügel ist hundert Mal so zart wie die einer Kuh, nicht nur kleiner, sondern zarter, weil der ganze Stoffwechsel feiner und zierlicher ist. Es ist auch nicht egal, ob man Taube, Ente oder Gans isst. Taube ist verdaulicher als Ente und Kalbfleisch ist verdaulicher als Rindfleisch. Alles, was fliegt, ist leichter, erhobener, hauptmäßiger. *Der Vogel ist nichts anderes als ein freigewordenes menschliches Haupt.* Nehmen Sie Ihr Haupt, das an Ihrem Organismus angewachsen ist; nehmen Sie die übersinnliche Organisation des Hauptes ab und es wird als Vogel entschweben. Das ist in vielen Märchen gesagt und es ist richtig. Es ist ein an die übrige Menschenorganisation gebundener Vogel. Deshalb hat man Homer und Plato dargestellt mit ihrem Genius als Adler oder Geier auf der Schulter oder dem Haupt. Was Plato den *Daimonion* nennt, ist ein wirklicher Vogel, ist ein Haupteswesen, wie die Kuh ein Stoffwechselwesen ist. Sie werden nun verstehen, warum Vogelfleisch bekömmlicher ist als Rindfleisch und warum Fleisch von der Gans, die sich nicht mehr erheben kann, schwerer verdaulich ist als von der Taube.

Nun zu der Pflanze: Es gibt viele Unterschiede, wie man sie einzeln zu kochen und zu genießen hat. Auch die Pflanze ist nicht dieses einheitliche Wesen, das auf die mittlere Organisation wirkt, wie ich es zunächst beschrieben habe, sondern es ist in sich differenziert. Schauen Sie zum

Beispiel ein Samenkorn an und verfolgen Sie es in die Erde hinein, was daraus wird. Zuerst wirken zweierlei Kräfte, die aus dem Samenkorn in übersinnlicher Art herausschießen und sinnliche Kräfte bilden:

- Die erste geht in die Erde und bildet die Wurzel
- Die zweite geht aufwärts und bildet die erste Anlage des Stängels.

Der Trieb nach oben durchbricht den Samen nach oben und der Wurzeltrieb durchbricht nach unten. Wenn dann die Bestockung eintritt, die einzelnen Blätter, der Stängel aufwächst, neue Blätter entstehen, wird die Pflanze immer unirdischer. Besonders im Moment, wo die Knospe ansetzt, kommt sie aus dem Irdischen heraus; sie hält die rhythmische Entfaltung der Blätter zunächst an; die Blüte wird gebildet und strahlt; diese Blüten sind viel unirdischer, viel weniger fest, viel verströmender als Blätter und Wurzel. Was heißt es, die Blüte zu erreichen? Das heißt, dass sie Stoffe aus sich heraus entströmen lässt, weil sie in ihrer Farbe und Gestalt so zart sind, dass sie sich fast auflöst. Die Pflanze wird nach oben zu immer zarter und feiner, verwehender. Es ist etwas ganz anderes, ob man Blüte isst oder Wurzelstock, der in die Erde versenkt sein muss. Die Wurzel ist reich an bitteren mineralischen Extrakten, wie zum Beispiel Enzianwurzel. Da weiß man, was man im Mund hat, so stark ist es. Wurzelsuppen haben einen kräftigen Geschmack, besonders wenn man Schwarzwurzel, Erdrüben[11] und überhaupt nur Rübenhaftes hinein geschnitten hat. Sie werden merken, wie solchen Suppen viele Menschen widerstehen aus bestimmten Gründen, denn sie sind so herb. Ja, es ist manchmal so, dass man sie nicht schlucken kann. Es gibt Kinder, die sich gegen manche Wurzeln wehren. Denken Sie also an scharfe, herbe harte Wurzeln und im Gegensatz dazu an Blüten, nicht hart und fest, so dass es einem verfliegen möchte. Die Blüte geht ins Süße, ins Versprühende, Farbenfrohe hinein. Erst, wenn die Pflanze durch Blatt und Blüte zu Ende gekommen ist, so bildet sie aus dem Samen noch einmal die Frucht. Die ist die ganze Pflanze noch einmal, in einzelner Gestalt wiederholt. Fährt man z.B. so durch eine Gegend, dann soll man sich die Landschaft einmal anschauen, wie z.B. Apfelbäume wachsen oder Birnbäume, Birken oder Eichen. Man wird merken, dass die Bäume in ihrer Gesamtform die Fruchtform wiederholen. Der Apfel sieht genau so aus wie der ganze Apfelbaum, und die Birne sieht genau so aus wie der ganze Birnbaum in der Form und die Eiche ist in ihrer Gestalt ähnlich der Eichelfrucht. Man muss die Welt wieder anschauen können und ein Bewusstsein bekommen für die einzelnen Dinge. Die Frucht ist die noch einmal wiederholte Pflanze.

Nun fragen wir: Wohin wirken die Wurzel, die Blätter, die Blüte und die Frucht? Was ist, wenn Sie Salat oder Wurzelsuppe essen? Blätter wirken auf das rhythmische System, sie sind das, was der Mitte der Pflanze an sich am nächsten kommt, und deshalb sagt Goethe: «Am Blatt sieht man die Metamorphose.» *Das Blatt ist die Pflanze der Pflanzen.* Das wirkt im Salat. Die Wurzel ist das Erdige, Feste, Hartmineralische und wirkt auf den Kopf. Wenn Sie sie essen, wirkt sie verhärtend, stärkend auf das Kopforgan. Blüten wirken auf den Stoffwechsel. Warum trinken Sie Lindenblütentee und nicht Enzianwurzel? Weil die Blüten den ganzen Stoffwechsel anregen, Holunderblütentee und andere; es ist ganz gleich, alle regen unten an, befeuern den ganzen Stoffwechsel und verursachen bei Fieber einen Schweißausbruch.

Nun eine Frage: Was macht man bei Magenschmerzen? Man nimmt ein paar Tropfen Enzianwurzel. Bei einem verdorbenen Magen überwiegt die Stoffwechseltätigkeit über die Drüsentätigkeit und wenn die Sinnestätigkeit im Magen heruntergedrückt ist, dann nimmt man Enzianwurzel. Ist man dagegen aufgeregt, dann nimmt man Baldrian, weil die Nerven ihre Strahlen der Klangwirksamkeit nach unten entfalten sollen. Man nimmt also Lindenblütentee nicht zum Beruhigen, sondern um zu befeuern. Kamille wirkt auf den Bauch; gibt man es Kindern, so kann es aber krampferregend wirken. Kamillen sind also für Kinder nur als Umschlag auf den Bauch zu verwenden. Dies nur zwischendurch bemerkt.

Man darf die Dinge keinesfalls abstrakt nehmen, sodass man sagt; Wurzel nur auf den Kopf wirkend usw. Es gibt viele Variationen und die muss man studieren. Nun gibt es eine einzelne Gruppe von Pflanzen, die Kreuzblütler; sie erhalten alle Arten von Abstufungen von der Blüte bis zur Wurzel und immer ein bissel das Gleiche und immer ein bissel anders. Zum Beispiel das, was Blumenkohl, Rosenkohl, Grünkohl, Wirsing, Weißkraut, Kohlrabi und Kohlrübe ist, ist das Gleiche, nur hindurch metamorphosiert durch die ganze Pflanze. Vom Blumenkohl ist aber doch schon zu sagen, dass er nicht wirklich eine Blume ist aber fast schon blumig ist als Metamorphose des Kohlblattes und daher am stärksten auf die Verdauung wirkt. Und so geht es weiter durch die Kohlpflanzen bis zur Kohlrübe, die Wurzel ist. Aus dem Ganzen lässt sich ein unglaubliches Menü zusammenstellen. Der Rosenkohl ist Knospe; aber wenn die Blüte gerade ins Blatt übergeht, ist es Rotkraut; die Stängelverdickung ist Kohlrabi und dann geht es ganz hinunter zur Kohlrübe. Aber schauen Sie Gemüse an, und Sie werden wissen, ob der eine Mensch gerne ein bissel mehr Karfiol[12] oder Kohlrüben isst. Meist essen alle Karfiol viel lieber, weil er auf den Bauch wirkt, Kohlrübe auf den Kopf. Deshalb wird Kohlrübe und Kohlrabi für manche gut sein, das richtige Kraut für andere. Kohlrabi wächst über der Erde und Kohlrüben, Wrucken[13] in der Erde. Wirsing ist aufgelockert und ist der mit den zerfransten Blättern. Wir sehen, wie in einer einzigen Pflanze die Metamorphose aus der Blüte durch den ganzen Stängel geht bis zum Kohlrabi und zur Kohlrübe und wie man das anwenden kann.

Blattgemüse gibt es unendlich viele, z.B. Spinat, Salat, Vogerlsalat, Rapunzel[14], Endiviensalat, Sauerampfer, Brennnessel, Löwenzahnblätter. Man muss eine Suppe zubereiten aus den ersten Löwenzahnblättern, dann wird man wissen, was für eine schöne und anregende Nahrung das ist. Bertram[15] ist auch eine wichtige Blattpflanze.

Wurzelgemüse: Karotten, rote Rüben, Sellerie, Petersilie. Spargel ist eine Knospe und zur Blattknospe noch nicht entwickelt, hat etwas wesentlich Wurzeliges, hingeneigt auf die Nieren; er regt die Nierenfunktion an und ist ein Helfer bei Ablagerungen des Stoffwechselsystems. Nur bei Neigung zu Nierensteinen ist Vorsicht geboten.

Zwiebel, Lauchgemüse wachsen alle an und teilweise unter der Erde, sind verdickte Wurzelstangen besonderer Art. Was ist Lauch? Warum riecht er so stark? Weil im Grunde genommen die Blütentendenz hinuntergetragen, in der Wurzel zu scharfem Aroma wird. Kartoffel wächst ganz unter der Erde, ist aber auch keine wirkliche Wurzel. Wenn wir uns so die Wurzeln, Blätter und Blüten anschauen, dann liegt etwas Wesentliches vor, dass die Wurzel auf die Hauptesorganisation, die Blätter auf die mittlere Organisation – im Bereich des Rhythmischen – und die Blüte auf die untere Organisation wirken. Sie werden verstehen, dass die Wurzel nicht nur auf das Haupt, sondern auch auf die Knochen und die Blüten nicht nur auf die untere Organisation, sondern auch auf die Nerven wirken; vor allem die Kamillenblüte wirkt auf die Nerven des Bauches.

Nun kommen wir zu den Früchten. Der Mensch, als System betrachtet, ist in den harten Knochen, in den roten lebendigen Muskeln, im Stoffwechsel durchdrungen von den Nerven und hat als vierte Organisation das Blut. Die Früchte sind das, was durchaus auf das Blut wirkt. Und wie der ganze Mensch im Blut sich wiederholt, so die ganze Pflanze in der Frucht; im Fruchtfleisch, das in verschiedenster Form Kerne enthält. Schauen Sie die Frucht an, und schauen Sie das Herz mit den umgebenden Blutgefäßen an. So wirken die Früchte auf uns. Wie das Herz, so der Kern mit dem umgebenden Fruchtfleisch.

Man muss nun gut unterscheiden, wie Steinobst wirkt, nämlich ganz anders als Kern- und Beerenobst. Himbeeren, Stachelbeeren Heidelbeeren, dann die Südfrüchte; Bananen, Orangen, die hinüberführen zum sogenannten Kernobst, wie Apfel, Birne, und darüber dann zum Steinobst, wie Pflaume, Marille, Ringlotte[16], Kirsche, Pfirsich. Das Steinobst ist wieder eine ganze Reihe mit den harten Kernen. Gerade diese wirken hauptsächlich auf die obere Organisation unseres Blutes. Kernobstfrüchte, wie Äpfel, Birnen, mit ihrer harmonischen Ausbildung wirken auf die mittlere Organisation, Beeren auf die untere Organisation, wo die Kerne, Steine, vollkommen aufgelöst werden und das Fleisch die Hauptsache ist. Denken

Sie an die Stachelbeere oder an die Ribisel[17], die Heidelbeere. Man merkt, wie das Steinige aufgehoben ist. Kernobst ist mehr zusammenfließend, Steinobst aber ganz zusammengebacken zu einem Kern. Sie wissen auch, dass der Kern des Steinobstes giftig ist, er enthält Zyansäure. Sie ist zwar organisch gebunden, doch man muss vorsichtig sein. Die Kerne schmecken auch in einer bestimmten Art und Weise. Man kann also die Früchte in einer dreifachen Art anschauen. Nun ein Menü:

Steinobst als Nachtisch
Blattgemüse als Mittelgericht
Wurzel der unteren Region als Vorspeise,
z. B. Rettich, Radieschen.

Das ist ganz etwas anderes als Baldrianwurzel; es sitzt oben. Warum isst man in München zum Bier Rettich? Damit die Münchner mehr Bier trinken können, weil die Verdauung durch Rettich angeregt wird. Der Rettich wirkt auf die untere Organisation. Der Rettich ist wie ein Münchner. Damit soll aber nichts gegen die Münchner gesagt sein. Ich wollte nur zeigen, in welcher Art und Weise man Pflanzen anschauen kann. Blüten, Blätter, Frucht und Wurzelhaftes. Sehen Sie, das muss man sich durch den Kopf gehen lassen, wenn man ein Menü zusammen stellt; nicht lauter obere Pflanzen, sondern wirklich den ganzen Menschen bei der Zusammenstellung beurteilen und berücksichtigen.

Jetzt kommt es darauf an, zu sehen: Was ist Rohkost und was bedeutet das Kochen? Warum wird verschiedenes gekocht? Warum hat man Früchte lieber roh, wenn sie reif sind, und warum Wurzeln meist nicht roh und warum dünstet man das Blatt? Man kann es verstehen, wenn Sie sich vorstellen, dass die Wurzel das Mineralhaltigste ist, das Blatt das Mittlere und die Blüte und die Frucht von der Sonne durchgekocht sind. Das braucht den Kochprozess in der Küche nicht mehr. Die Wurzel, die in der dunklen Erde verhaftet war, müssen wir lange kochen. Das Blatt kann man nicht lange kochen, denn es zerfällt. Wir müssen also nur dünsten und die Frucht können wir gerne roh essen. Selbstverständlich ist nichts gegen Rohkost einzuwenden. Wenn wir roh rote Rüben und rohe Blätter essen, bewirken sie im Organismus etwas Bestimmtes. Rohkost wird als Heilmittel gegeben, wenn man alle Kräfte anregen muss. Was ein Organismus alles zu tun hat! Eine Wurzel – und dazu noch eine ungekochte Wurzelpflanze – zu verdauen, das bedeutet, viele Wege durchgehen müssen; das ist nicht wie bei einer Banane, die von der Sonne durchgekocht ist. Eine Wurzel lebt in der dunklen Erde und muss gekocht werden. Wenn man das therapeutisch einem Menschen tagelang zu essen gibt, wird er ein paar Kilogramm Fett verlieren. Es ist nicht für jeden. Aber die Rohkost ist in bestimmter Art anregend auf die ganze Bildung der Nahrungskräfte in unserem Organismus und wir rufen unsere Kräfte stark auf, wenn wir rohe Wurzeln essen.

Es kann sich aber normalerweise nicht darum handeln, dass man nur Rohkost essen soll: Bestimmte Menschen müssen Fleisch essen, bestimmte Menschen Pflanzen, andere gemischte Kost, andere Rohkost. Jeder muss lernen, in welcher Art und Weise er und seine Familienangehörigen essen sollen. Man wird einen dicken Menschen anders ernähren als einen mageren, einen wachen anders als einen träumenden Menschen, und das wird morgen eine ganz große Rolle spielen bei der klinischen und bei der Säuglingsernährung. Da es nötig ist, dass nicht nur von den Nahrungsmitteln und von dem allgemein Menschlichen gesprochen wird, sondern auch über die Situation von einzelnen Menschen; ob sie Melancholiker, Phlegmatiker, Choleriker oder Sanguiniker sind, ob die Kinder groß- oder kleinköpfig sind; so wollen wir die Frage aufwerfen:

Können wir durch das Essen auf die Kinder therapeutisch einwirken?

Kinder- und Säuglingsernährung

Vortrag III

April 1936

Sehr verehrte Anwesende!

Wir wollen versuchen, einiges Grundlegendes zu sagen über die Ernährung des Kindes und des Säuglings. Ich darf aber vielleicht gleich jetzt erinnern, dass morgen keine Zusammenkunft und Arbeitsgemeinschaft stattfindet, sondern erst übermorgen.

Nun haben wir gestern versucht, uns einigermaßen klar zu werden, welche Bedeutung einerseits Fleischkost, andererseits vegetarische Kost hat und haben versucht, umfassend einiges auszusagen über das Wesen der einzelnen Nahrungsmittel, die wir zu uns nehmen; über das Wesen der Wurzel, der Frucht, des Blattes und der Blüte; über die verschiedenen Arten des Fleisches und konnten wenigstens in einem großen Rahmen und Überblick anschauen, wie im Grunde genommen Nahrung beurteilt werden muss. Dass man nicht einfach den Kalorienwert der Kohlenhydrate, Eiweiß und Fett errechnen kann, sondern dass man qualitative Nahrungsbetrachtung betreiben soll und wirklich einzugehen versuchen auf die einzelnen Pflanzen, welche man isst, in welcher Weise sie gestaltet sind, und in welcher Art und Weise jeder als Mensch im Zusammenhang mit der Natur steht, von der wir die Nahrungsmittel bekommen.

Was wir heute besprechen möchten, ist im Grunde genommen ein trauriges Kapitel der heutigen Menschheitsgeschichte, weil ich den Eindruck habe, dass auf keinem Gebiet so viel gesündigt wird als auf dem Gebiet der Kinder- und Säuglingsernährung.

Es ist selbstverständlich, dass die Mutter stolz ist, wenn ihr Kind dick ist und dass sie traurig ist, wenn es mager ist.[1] Überall erlebt man es – nicht nur hier und in Deutschland – wo man mit Müttern zu sprechen hat, wie vollkommen verkehrte Ansichten im Grunde genommen das sind: ein Kind muss viel essen, muss dick werden, ein Kind nimmt man erst richtig vollwertig, wenn es eine genügende Pausbäckigkeit und genügend Fett hat. An einem Säugling hat man erst Freude, wenn überall diese Falten da sind, die man gesund nennt.

Sehr verehrte Anwesende, das ist vollkommen falsch! Man darf die Gesundheit eines Kindes nicht nach seiner Dicke einschätzen. Es hat ungeheuer Überhand genommen, was man an Papperlarten[2] an ein Kind verfüttert. Es ist ja unglaublich, dass der Arzt rät, einem neun bis zehn monatigen Kind Fleisch und Knochensuppe zu geben. Das Kind wird dick und der Arzt hat geholfen. Drei-, vier-, fünfmonatige Kinder bekommen Rotwein zu trinken, damit sie rote Backen bekommen. Das kommt bestimmt heute auch noch vor. Wenn sie dann groß werden, 25, 26, 27 Jahre alt, dann sind es Menschen geworden, die so herumzappeln in der Welt, dass sie sich gar nicht zusammennehmen können. Gehen Sie nur hinaus in die Gasthausgärten und schauen Sie zu, wie die kleinen Kinder mit den Erwachsenen zusammen Bier und Wein trinken.[3] Man ahnt im Grunde überhaupt nicht, wie viel Fehler für das gesamte Leben eines Kindes begangen werden durch falsche Ernährung. Wie verkehrt in den ersten zarten Lebensmonaten Säuglinge gefüttert werden, einfach dadurch, dass man keine Ahnung hat und keinen Einblick, was einem Säugling, einem so unendlich zarten Wesen zukommt. Sehen Sie, bei uns in Schlesien, da ist es gang und gäbe, dass bei Arbeitern und Bauern zwölf-, dreizehn-, vierzehnmonatige Kinder mit den Eltern bei Tisch sitzen und selbstverständlich Würstel mitessen, wie auch alles andere. Aber ob die Arbeitermutter dem Kind Würstel zu essen gibt oder der Arzt Fleischsuppe verordnet, es ist nicht viel anders. Man soll sich das nur einmal durch den Kopf gehen lassen.

Ich will versuchen, im Grunde das zu umreißen, damit man eine Vorstellung bekommen kann, was geschehen muss, wenn eine Art der Säuglingsernährung erkannt werden sollte, wie sie aus der Geisteswissenschaft herauswachsen kann.

Es ist seit Ende des Krieges doch schon Gott sei Dank so, dass man die Muttermilch in den ersten Lebensmonaten als die wesentliche Ernährung ansieht. Es kommt aber auch da zu unglaublichen Übertreibungen. So habe ich unlängst ein Kind von neun Jahren gesehen, das 120 Pfund – also 60 kg – wiegt und nur dadurch, weil die Mutter es nicht unterlassen konnte, es bis zum fünfzehnten Monat zu stillen. Man kann in die Versuchung kommen, so lange zu stillen, denn der Mutter tut es gut, aber für das Kind ist es schlecht. Ein Säugling hat so lange gestillt zu werden, bis der Anhauch der ersten Zähne durchkommt. Das wird ungefähr mit fünf bis sechs Monaten sein. Bis dahin hat ein Kind richtig gestillt zu werden. Da stimmt die Tabelle, die das sagt, fünf- bis sechsmal am Tage. Die Nacht soll möglichst ruhig sein, und wenn der Säugling auch in den ersten Wochen es noch nicht schafft, jedes Kind gewöhnt sich daran, von etwa 10 Uhr abends bis 6 Uhr früh durchzuschlafen. Man gibt die Nahrung in steigender Menge, das kommt jedoch auf die Mutter und das Kind an; da gibt es keine Normen, aber etwa in dieser Reihenfolge bis zum fünften, sechsten Monat. Es ist selbstverständlich, dass es auch Kinder gibt, die z.B. Beikost schon im vierten Monat haben müssen.[4] Wenn ein Kind z.B. sehr viel Stuhlverstopfung hat im dritten, vierten, fünften Monat, dann ist es ein Zeichen, dass Beikost gegeben werden muss.

Was heißt das denn; ein Kind hat Stuhlverstopfung? (Ich spreche jetzt nur vom ersten Lebensjahr). Es heißt, dass dieses Wesen – Sie wissen wie ein Säugling ist; dass es ein unendlich zartes Wesen ist, das mit seinem seelischen und geistigen Dasein noch nicht heranreicht auf die Erde – dass so ein Wesen im Grunde genommen gar nichts zu tun haben möchte mit seiner Leiblichkeit und so mit der unteren Organisation sich nicht verbinden möchte. So lässt es das liegen und bekommt Stuhlverstopfung. Wenn man dann ein bisschen Fruchtsaft, Mandarinensaft, Orangensaft – mit dem Teelöffel – einflößt, mit etwas Malz und Zucker, dann gibt es sich.[5] Bei Zucker will ich gleich bemerken, dass ein Kind von eineinhalb bis zwei Jahren keinen Rübenzucker bekommen soll. Es gibt drei Zuckerarten: Von den gestrigen Darstellungen her verstehen wir, um welche es sich handelt: Rübenzucker ist Wurzel, Rohrzucker ist Blattzucker und Fruchtzucker ist wirklich aus dem Überirdischen herausgenommen. Und so ein Säugling, wenn er Zucker bekommen muss, so nichts anderes als feinen, zarten Rohrzucker, weil er der harmonischste und natürlichste ist. Nun, wenn Sie einen halben bis einen Teelöffel Fruchtsaft mit Rohrzucker geben, dann werden Sie merken, wie allmählich so eine Stuhlverstopfung, so ein Garnicht-Berühren-Wollen der Erde ganz aufhört.

Nun ist die Frage: Was gibt man zuerst als Beikost? Das wird man nur verstehen, wenn man versucht, sich hineinzuleben in das, was Milch ist. Die Muttermilch ist im Grunde genommen eines der wunderbarsten Produkte, die es gibt. Sie brauchen nur zu denken, wie es ist, dass sofort nach der Geburt die Muttermilch herauszuspritzen beginnt und eine Zusammensetzung hat, die so harmonisch ist, wie es in der ganzen Natur nichts mehr gibt. Es ist ein Verteiltsein der einzelnen Eiweiß-Metall-Mineral-Fettstoffe in einer Zusammensetzung, wie es keine andere Milch überhaupt hat. Und wenn man die Kuhmilch noch so zubereitet als 1/2, 1/3 Mischung; oder wenn man eine andere Milch nimmt: Es kann kein einziges Produkt der Natur und des Menschen das ersetzen, was die Muttermilch ist. Ein Mann wie Paracelsus, der noch alte Einsichten hatte, sprach davon, dass die Muttermilch enthält in sich «die gute Mumie». Es ist für ihn noch ein übersinnliches Wesen, das von der Mutter durch die Milch mitgeht. Und Sie dürfen glauben, dass durch die Muttermilch viel in das Kind hineinfließt. Sie stellen sich diese Milch richtig vor, wenn Sie sagen: Es ist die erste zarte Anlockung der Erde an das übersinnliche Wesen. Diese Muttermilch führt ein Gespräch mit diesem Seelengeistwesen des Kindes und sie spricht: Komm doch herunter in den Leib, verbinde dich mit der Erde! Das ist die gute Mumie, die ständig zu dem Kind spricht. Es ist klar, dass von der Mutter Schönes und weniger Schönes in das Kind übergeht, aber wesentlich ist, dass sie direkt zugeführt wird. Und sie ist dieser zarte Anstoß, um das auf die Erde zu locken, was noch ganz das Geistig-Seelische atmet aber, was auch die Leibesorganisation umgibt.

Dass ein Säugling beginnt, das Köpfchen zu heben, sich allmählich aufzurichten, mit den Augen zu fixieren oder versucht, Dinge und Gegenstände zu ergreifen, das gehört zu den wunderbarsten Prozessen, die man überhaupt als Mensch anschauen kann. Gehen Sie nicht daran vorbei, einen Säugling in all diesen Prozessen zu beobachten. Wer ihn richtig beobachtet, der erlebt nicht nur die grandiosesten Dinge des Menschen- und Erdendaseins, sondern kann, wie ein Kind die Gegenstände zu erfassen beginnt, wie es das Köpfchen hebt, sich aufrichtet, sich aufsetzt, kann daran ermessen, in welcher Art und Weise sich der Mensch ins Leben hineinstellen wird oder nicht. Und daraus kann man helfend führen. Denn es ist sehr wichtig, ob ein Kind sich mit einem Ruck aufsetzt und sitzt oder ob es zart den Kopf hebt und allmählich aufsitzt oder ob aus dem Sitzling ein Kriechling oder sofort ein Läufling wird. Das ist ein unglaublicher Unterschied. Wenn Kinder laufen lernen, so gibt es solche, die sofort auf den Fersen laufen und solche, die auf den Zehenspitzen laufen. Das ist nichts Willkürliches, sondern unendlich wesentlich für den ganzen Menschen. Ein kleines Kind, das auf Zehenspitzen läuft, wird zarter die Welt ergreifen als eines, das auf die Fersen auftritt. Man muss das anschauen, um Ehrfurcht zu bekommen vor dem Menschenwesen, das durch das Kind hinein will in die Erdenwelt. Dies nur nebenbei, doch ist es wesentlich für die Frage der Ernährung.

Im sechsten Monat sollte man also beginnen, Kindern – je nachdem, wie schnell sie sich entwickeln, ob sie sitzen, ob der erste Zahn im Unterkiefer oder Oberkiefer, da muss man zart beobachten und aus mütterlicher Intuition formen – Beikost zu geben. Die Milch ist eigentlich ein Produkt unendlich zarten Substanzgeschehens. Dr. Steiner hat darauf hingewiesen, dass das, was der Milch am nächsten kommt, die Frucht ist, die von der Sonne durchwärmt wurde.[6] Und es kommt wirklich darauf an. Denn wenn hier in dieser Region – wir sprechen bildlich – man so vorgeht, dass man das Kind gleich in die Erde hineinstellen will, und man ihm deswegen Karottensaft beigibt, so kann das vollkommen falsch sein. Einem Kind nach der Milch gleich als erste Beikost Karotten zu geben, zieht eben das geistig-seelische Wesen zur Erde.[7] Man muss nur die Pflanzen anschauen, die Blätter, die Blüten, die Frucht; die Frucht ist der Milch am nächsten. Es ist bei vielen Kindern richtig, geht man von der Milch zuerst zur Frucht über und von dort zur Blüte und allmählich zum Blattgemüse und erst zum Schluss, wenn es alles ertragen kann, zur Wurzelnahrung über. Und dazu gibt man etwas, was die Samen sind, etwas Mehl. Man kann ein Mehlpapperl, Grießpapperl, ein bisschen Reis anfangen zu geben, aber das ist der Weg, den man durchzugehen hat und es wird sich immer in irgendeiner Art gut erweisen. Man kann nicht nur einen mit Milch zubereiteten Grießbrei geben, sondern man kann schon Phantasie entwickeln; Orangensaft hineingeben, in Sago[8] etwas Spinat. Übrigens ist es gar nicht gut, bald mit Spinat zu füttern. Man sollte sehr vorsichtig sein, weil er eisenhaltig ist; also *allein* nicht geben, aber dazu, dann gewöhnt man das Kind daran. Es ist das Allerzarteste, einen Säugling in seiner Verdauung richtig zu verstehen und alles richtig durchzuführen. Sie führen nicht die Leiblichkeit, sondern Sie versuchen, innerhalb der Verdauung das Geistwesen aus dem Bereich des Märchens, aus dem übersinnlichen Bereich, herunterzuholen auf die Erde.

In dem Moment, wo das Kind steht, die ersten Schritte macht, können Sie dazu übergehen – jetzt staunen Sie – Fett zu verabreichen. Niemals früher Butter geben als bis es sich hingestellt hat auf die Erde, weil Fett unendlich schwer zu verdauen ist. Irrsinn ist es, Fleischsuppe und ebenso Eier zu geben. Da möchte ich gleich sagen, damit wir das nicht vergessen, was Eier machen. Eier sind etwas, was eigentlich nur für große Kinder, also mehr für Erwachsene sind. Kleine Kinder sollten Eier nur auf ärztliche Anordnung bekommen. Was ist denn ein Ei. Wenn man sagt, vegetarisch leben, so heißt es, man isst viel Eier. Eier haben damit nichts zu tun. Ein Ei hat draußen die harte Eischale, dann das Eiweiß und Dotter. Was zeigt das eigentlich? Die Schale gibt man dem Kind nicht zu essen, trotzdem man Eier nicht verwenden sollte, ohne die Schale in der Röhre zu trocknen, denn sie ist das beste Kalkpräparat. Wenn Kinder Würmer haben im fünften und sechsten Jahr, stößt man Eierschalen, vermengt sie mit Mohrrübe und gibt sie den Kindern; sie verlieren ihre Würmer. Also die harte Schale ist das, was die ganzen Erdkräfte aus dem Ei herauszieht. Das wird abgesetzt. Sowie bei uns die Schädelschale, darin das aufnahmefähige Gehirn. In der harten Eischale bleiben das Eiweiß und das Dotter und die sind bar aller Erdenkräfte. Man könnte es so umschreibend sagen: Eidotter und Eiweiß sind bar aller Verfestigungskräfte, aller Wurzelkräfte. Und wenn Sie einem Kind Eier geben, dann tun Sie das Gegenteil von dem, was das Kind tut. Das Kind versucht allmählich herunterzusteigen, zuerst im Haupt, dann im mittleren System, um dann das Untere zu ergreifen. Bekommt das Kind Eier, so macht man es wie mit einem Ball. Das Geistige wird in leichter Art herausgestoßen, es wird exkarniert. Der Nährwert ist das Mindeste, das Wesentliche ist, es lockert die übersinnliche Organisation und stößt sie zurück. Es ist manchmal möglich, schmalen Kindern, intellektuellen, die gerne mit Maschinen zu tun haben, ein Ei zu geben, weil sie sonst zu schnell herunterkommen, aber hüten Sie sich, Eier in dem Maße zu geben, wie man es gewohnt ist.

Wenn sich das Kind richtig aufstellt in die Erdenkräfte, dann kann man vielleicht etwas Butter, etwas Öl geben und es an die verschiedensten Kombinationen von Speisen, an Wurzel, Blatt und Fruchtnahrung gewöhnen. Es gibt eine reiche Auswahl von gekochten und gedünsteten Speisen, aber hüten Sie Ihr Kind vor fettgebackenen Speisen bis zum siebten Jahr. Alles Fettgebackene gehört zu den schwerstverdaulichsten Nahrungsmitteln, weil man an die untere Organisation Anforderungen stellt, die sie noch nicht erfüllen kann. Ein Kind lebt im Haupt. Es hat die ganze Organisation noch als Hauptesorganisation in sich, und die Stoffwechselkräfte kann man nur allmählich langsam und zart in Anspruch nehmen, damit sie sich richtig hinstellen können in die Erdenwelt. Es ist auch keine Rede davon, dass ein Kind, wenn es nicht krank ist, in einer bestimmten Art und Weise vor dem vierzehnten Jahr Fleisch essen soll. Es ist eigentlich vollkommen falsch, einem gesunden Kind vor dem vierzehnten Jahre Fleisch zu geben.

Bleiben wir aber zunächst noch bei den kleinen Kindern. Bis zum dritten Jahr also bekommen sie gemischte (pflanzliche) Kost. Hat ein Kind das dritten Jahr erreicht und hat es sein Erinnerungsvermögen, d.h., wenn es sich seiner eigenen Welt- und Seelenerlebnisse zu erinnern vermag, dann erst kann man es zu Tische setzen lassen und essen lassen, was man als Erwachsener auch isst. Doch ist unbedingt Alkohol, Bier, Fleisch, Fettgebackenes und Schwämme[9] nicht zu geben. Schwämme sind nämlich Pflanzen, die bar aller Lichtkräfte sind. Sie sind zur Erde gesunken. Man muss sie nur einmal studieren, wie sie einerseits ins Giftige, andererseits in eine sexuelle Funktion hineingehen. Also Schwämme nicht vor dem vierzehnten Jahr geben, sie wirken nicht gut vor dieser Zeit.

Sie werden vielleicht aus dieser Art der Betrachtung ein wenig ein Bild bekommen, worauf es ankommt bei der Ernährung des Säuglings und des Kindes. Es handelt sich darum, dem Seelenleben es so leicht als möglich zu machen, in die Stoffeswelt einzugreifen. Es ist dies ein tragischer Prozess: das Seelenwesen kommt in die Erde, in die Schwere, kommt mit dem Tod, mit der Härte der Stoffe in die erste Berührung. Es darf nicht schockhaft, sondern so zart und liebevoll als nur möglich geschehen. Daher muss man ein Kind von der Muttermilch an die Frucht, die Blüte, das Blatt und dann an die Wurzelnahrung gewöhnen. Es hat sich wunderbar bewährt. Ich selbst habe einem sieben und acht Monate alten Kind einen Saft von Rosenblättern gegeben und ein bisschen Holunderblütensaft dazugegeben. Man zieht dieses Seelenwesen auf zarte Art hinunter. So etwas ist der Seele des Kindes, die da heruntersteigt, gerecht.

Nun verfolgen wir die Kinder bis zu ihrem siebten Lebensjahr. Da gibt es einige Merkwürdigkeiten bei allen Kindern und studiert man sie, so gibt es zwei Arten von Kindern. Wir wollen das nur im groben Umriss im schematischen Bild besprechen und zu zeichnen versuchen, damit die mütterliche Phantasie allerhand mitschaffen kann.[10]

Also eine Art Kinder sieht so aus: Kleiner Kopf, dunkle Haare, sind sehr wach und haben Interesse für die Welt, können mit drei und vier Jahren, ohne dass man es sie gelehrt hat, zählen, beginnen sich zu interessieren, wie die einzelnen Buchstaben heißen usw., sind sehr darauf aus, ihr Spielzeug zu zerlegen, denn wie das funktioniert, das ist doch hochinteressant. Diese Kinder sind sehr zappelig, springen von einem Eindruck zum anderen. Das sind dann die Kinder, die unentwegt fragen: warum? Die schon mit zweieinhalb und drei Jahren anfangen zu fragen, warum ist der Spinat grün usw.

Die andere Art Kinder sieht etwa so aus: Die haben die großen Köpfe, sind meist blond, still, fragen sehr wenig, lassen sich gar nicht stören in ihrer Ruhe und haben im Grunde genommen eine unerhörte Phantasie. Sie können sich stundenlang etwas erzählen und sich mit einem Strumpf beschäftigen. Sie sehen in dem Strumpf eine ganze Märchenwelt. Und daher ist es auch viel besser, ganz einfaches Spielzeug zu geben, nicht so hartes wie man es heute hat. Es ist einfach eine Dummheit, eine bemalte Puppe mit natürlichen Haaren und Augen dem Kind zu geben, damit es besser Schlafen kann. Es bleibt doch für die Phantasie nichts mehr übrig. Geben Sie dem Kind ein Holz mit einem alten Fetzen, denn an dem Holz wird die Phantasie zu spielen beginnen. Die blonden Kinder, die so zurückhaltend sind, entwickeln also eine große Phantasie. Warum ist eigentlich der Kopf so groß? Weil sie noch nicht von ihrem Embryonalstadium zur Erde gefunden haben. Der Embryo ist im fünften und sechsten Monat nur ein Kopf und etwas dran, und das ist minimal und erst im Laufe der Entwicklung kommt es so, dass der Kopf an Größe nicht verliert, aber der übrige Organismus zunimmt. Dadurch erscheint er dann relativ kleiner. Die großen Köpfe haben mehr den Bezug zum Vorgeburtlichen, die kleinen Köpfe mehr zum Erdhaften. Die großen Köpfe mehr zur Verflüchtigung, deshalb auch oft blond, die kleinen mehr zur Verfestigung. Jeder blonde Mensch hat sehr viel Schwefel in seinem Organismus. Das macht phantastisch oder im Extrem sogar lügenhaft. Die Kleinköpfigen haben viel Eisen im Organismus; das verhärtet, macht melancholisch, erdverwandt.[11]

Was bekommen die Kinder zu essen? Die Großköpfigen Wurzelnahrung, damit bekommt man Mineralisierungstendenzen: beispielsweise Karotten, rote Rüben, Schwarzwurzel. Und die mineralischen Bestandteile formen an der Hauptesorganisation; das heißt; sie schließen diese Hauptesbildung ab, machen sie härter, erdzugewandter, während jede Blütennahrung den Stoffwechsel aufpulvert. Die kleinen zappeligen Kinder leiden an Stoffwechselstörungen, Durchfällen, machen nachts das Bett nass, können ihre untere Organisation nicht im Zaum halten. Dort muss man anfeuern, dass sie Lebenskräfte bekommen. Die Großköpfigen muss man zusammenpressen, dass sie geformter werden, schärfer werden; das ist nötig. Man sieht die Kleinköpfigen mit dem schmalen Pferdekopf und die Großköpfigen mit dem breit zusammengedrückten Kopf mit gerader Stirne. Die kleinköpfigen Kinder müssen Sie nicht nur hüten vor Wurzelnahrung, sondern auch vor Wurzelgedanken. Man soll mit ihnen nicht über Lebensangelegenheiten wie mit einem Erwachsenen sprechen, sondern man muss sie hinführen in eine Märchenwelt und muss sowohl für den Geist als für den Körper die richtige Nahrung geben. Das gehört zur richtigen Diät, dass man ihnen Märchen erzählt und Früchte gibt. Dem anderen, dem großköpfigen Kind kann man schon etwas sagen von der Erde und dazu Wurzeln geben. In so einer Art und Weise Prophylakt zu sein, ist die Hauptaufgabe des Elternhauses: Zu spüren, wo muss ich anpacken, dass das Kind nicht krank wird, dass das Kleinköpfige nicht Durchfälle und das Großköpfige nicht Drüsenerkrankungen, Angina bekommt? Das Kleinköpfige neigt mehr zu Blinddarmgeschichten. Nährt man richtig, so beugt man vor.

Noch eines für das Kind bis zum siebten Jahr. Geben sie nicht die beliebten Getränke. Keinen schwarzen Tee, es ist schlecht. Höchstens Malzkaffee und bitte nur auf ärztlichen Rat Kakao. Der macht die Kinder so schwer und hart und so tief in die Erde hineinversunken, dass es schrecklich ist. Sie müssen sich nur vorstellen, um zu verstehen – und wir wollen es lieber jetzt gleich besprechen – eine Kakaogesellschaft, eine Kaffeegesellschaft und eine Teegesellschaft. Dann werden Sie merken, worum es sich handelt. Kakao oder Schokolade wird meist zum Geburtstag getrunken. Man sitzt da und merkt, wie man mit jedem Schluck ein Stockwerk tiefer in den Stoffwechsel hinuntersinkt und endlich sitzt man unter lauter Kakaobäuchen. Die Menschen werden so schwer, dass sie sich nicht mehr daraus erheben können. Kakao macht schwer, dass die Menschen in ihrem Stoffwechsel soviel zu tun haben, dass sie zu einem Gespräch nicht mehr fähig sind. Da ist Tee etwas ganz anderes. Zur Zeit, als es noch wirkliche Diplomaten gegeben hat, war es ein Diplomatengetränk. Wenn sie zusammengesessen sind und sich über ihre diplomatischen Angelegenheiten unterhielten – und das musste kunstgerecht und lebendig sein – tranken sie Tee. Denn Tee macht phantasievoll, hebt ein wenig von den Erdendingen ab. Als Erwachsener darf man das, aber als Kind nicht. Und nun kommt der Kaffee. Denken Sie an ein Kaffeekränzchen, an die Kaffeeschwester. Dort sind Leute, die sich bemühen müssen, etwas Logisches zu sagen. Logisch über den Mitmenschen, Tatsachen an Tatsachen zu reihen. Der Kaffee macht einen wach. Es stimmt, man kann auch andere Dinge logisch aneinander reihen. Aber das tut der Kaffee, dass er die physische Organisation heruntersetzt und das Denken freier macht. Deshalb gibt es viele Menschen, die gerne Kaffee trinken und man versteht es, wenn man ein Bewusstsein davon hat. Aber einem Kind kann man das absolut nicht zumuten und kann es nur dann tun, wenn man weiß, um was es sich handelt. Hüten Sie Kinder also bis zum siebten Jahr vor Fett, Fleisch, Eiern, oft auch vor Tomaten und Gurken, aber nicht so ausschließlich, und vor Alkohol, Tee, Kaffee und Kakao.

Wenn das Kind dann in die Schule geht, ins siebte Jahr kommt und die zweiten Zähne kommen, dann beginnt eine neue Phase in der Entwicklung. Das erste Jahrsiebent ist die Zeit der Nachahmung. Vor dem siebten Jahr erziehen zu wollen, ist ein Unsinn. Da alles, was Mutter und Vater tun, vom Kind nachgeahmt wird, bis ins Denken, Fühlen und Sprechen, ahmen die Kinder nach, und wenn wir uns nicht als Erwachsene in der Umgebung des Kindes richtig benehmen, können wir nicht richtig erziehen. Erst wenn die zweiten Zähne kommen, treten Vorstellungen und Gedanken auf, das Kind lernt Rechnen, Lesen und Schreiben. Da beginnt ein neuer Prozess des Kindes zur Umwelt. Dr. Steiner hat es umfassend beschrieben und dieses zur sinnlich-physiologischen Grundlage der Waldorfschulpädagogik gemacht.[12] Das Kind also, das zur Schule gehen will, ist etwas anderes als vorher. Es ahmt auch nach, aber es beginnt die Dinge nicht nur durch Nachahmung aufzunehmen, sondern auch durch Autorität. Zwischen dem siebten und vierzehnten Jahr muss das Kind im Grunde genommen die Autorität des Lehrers oder der Eltern anerkennen, und es ist genau so ein Jammer, falsch zu ernähren als auch so zu führen, dass es keine Autorität dem Erwachsenen gegenüber empfindet. Solche Kinder werden immer im Moralischen einen Knacks haben, wenn sie das nicht umwandeln können. Das Kind muss die Möglichkeit haben, zwischen dem siebten und vierzehnten Jahr hinaufzuschauen zu dem Lehrer, zu den Eltern, das ist unbedingt notwendig, weil es anders lebt. Bis zum siebten Jahre lebt es nur in seiner Hauptesorganisation. Nach dem siebten Jahre steigt es hinunter und durchdringt mit dem Seelengeistwesen die mittlere Organisation, die Atmungs- und Pulsationsprozesse. Sie merken es, wenn man einem kleinen Kind und einem Schulkind Märchen erzählt. Kleine Kinder hören zu, machen die Augen auf. Nach dem siebten Jahr beginnt das Seelenleben mitzuerleben. Bei packenden Stellen können die Kinder ganz blass werden usw. und es kommt nur auf Sie als Lehrer an, wie man erzählt. Es darf nicht langweilig sein. Und da merkt man, wie die mittlere Organisation mit ihrem Atem und Herzschlag mitgeht. Sie haben es im Grunde genommen zwischen sieben und vierzehn Jahren mit einem Wesen der mittleren Organisation zu tun und die Nahrung für das Kind in diesem Alter ist die Pflanze in jeglicher Form. In Form von Samen, in gebackenem Grieß oder Mehl, alle Früchte, Wurzeln, Blätter und die meisten Blüten, die wir als Nahrung geben können. Gesunde Kinder brauchen nichts anderes als Pflanzenkost. Gewiss so variiert, dass es schön und richtig ist, aber nichts anderes. Bei genügender Phantasie kann man vollkommen auf Fleisch und Eier, die nicht aus dem Pflanzenreich kommen, verzichten. Das Kind kann etwas Butter und Milch haben, aber viel besser ist es, wenn all die Speisen in Öl gebacken werden.

Das müssten Sie einmal anschauen, wie dieses Kind zwischen dem siebten und vierzehnten Jahr als mittlere Organisation lebt. Und das können Sie von dem gestern Gesagten her verstehen, dass es durchaus mit Pflanzen ernährt werden muss.

Bei Kindern im Schulalter tritt ein wesentliches Moment ihres Daseins heraus, und das ist das Temperament. Es zeigt sich, ob es ein melancholisches, cholerisches, sanguinisches oder phlegmatisches Temperament hat. Das tritt dann einfach zu Tage, was bei kleineren Kindern mehr oder weniger nur als Groß- oder Kleinköpfigkeit sich zeigt. Es tritt bei Schulkindern wirklich zu Tage, und nun sehen Sie, die Temperamente hängen wesentlich mit dem zusammen, was unsere ganze Leiblichkeit ist. In der Art und Weise, wie wir unsere Lebenskräfte in unseren Organismus mitbekommen haben, in der gleichen Art und Weise haben wir unsere Temperamente. Das bringen wir mit, und wir wissen alle, wie schwer es ist, sein Temperament im Laufe eines Lebens umzuändern, sein Phlegma aufzugeben oder das Cholerische einzudämmen. Es ist schwer, das zu tun, weil es etwas durch und durch Eingeborenes ist; etwas, was wir mitbekommen haben und mitgestaltet haben aus unserem früheren Leben tritt zu Tage und kommt heraus etwa zwischen dem siebten und vierzehnten Jahr. Es wird gut sein, die Temperamente ein wenig auszugleichen durch die Art und Weise der Ernährung. Sie können jedes Kind dadurch beeinflussen, aber nehmen Sie das nicht hart und scharf. Man hat immer vier Temperamente zusammen, aber eines überwiegt. Man kann ein Kind gemischt ernähren, aber einmal am Tage eine Mahlzeit in Beziehung zum Temperamente des Kindes geben.

Nun, was heißt das: phlegmatisch, cholerisch, melancholisch und sanguinisch? Wie würden Sie ein melancholisches Kind beschreiben? Was ist an Kräften in diesem Organismus zu stärken oder wie die anderen? Ein melancholisches Kind ist meist klein, dünn, mager, ist nicht locker genug, es wird hart sein, viel Knochen haben und sich nicht wohlfühlen in der Welt; wird immer unzufrieden sein. Es ist wirklich das Erdige viel zu stark. Es ist so, dass man spürt, dass die physische Leiblichkeit das Übergewicht hat über alle anderen Wesensglieder, über das Ich und so weiter. Solche Kinder können sich nicht einordnen, weil das Irdische viel zu stark ist und das kommt daher, dass das Übersinnliche kaum durch die Leibesorganisation eine Beziehung zur Welt findet. Es muss sich abwenden von der Welt, weil der Leib zu hart ist, weil die Augen, Ohren usw. hart sind, weil es von seiner Leibesorganisation zurückgestoßen wird und keine Beziehung bekommt zur Erde und Welt.

Wie sieht ein phlegmatisches Kind aus? Es wird immer blass sein und dick. Diese Drüsenkinder sind schlaff, weil man sie nicht zur Aufmerksamkeit erziehen kann, weil sie einfach abfällt. Die Stoffwechselorganisation ist es; das Wässerige. Es fließt alles, es staut sich überall, aber so, dass das Wasser nicht angetrieben ist. Ich meine es wirklich so, dass es zu wenig angetrieben wird von dem Wind des Seelischen; dass der Wind und die ganze Luft nicht spielt. Das Wasser fließt träge dahin, wie wenn es bald zum Stehen kommt und das Kind tritt überhaupt nicht mit seinem übersinnlichen Wesen in seine Wasserprozesse ein; man muss es oft und am besten durch die Ernährung dazu bringen, Anteil zu haben, zornig zu werden und sein Wasser in Fluss zu bringen.

So ein Kind bekommt bittere Kräuter, Saures, Gewürze, keinen Pfeffer, kein Paprika, aber Anis, Kümmel, Petersilie, Majoran, Kerbel, Zitrone. So ein Kind wird auch viel Schnupfen haben. Es bekommt Rohkost, weil es dadurch angeregt wird, bekommt aber keine Milch, keine Knödel, keine Mehlspeise, keine Kartoffeln, nicht viel Flüssiges. Trockene Rohkost für phlegmatische Kinder und ganz anregende farbige Ernährung: Rote Rüben, Radieschen, scharfe Gewürze, grünen Salat zubereitet mit ein bisschen Zitrone. Es werden solche Kinder diese Speisen wegstellen, aber allmählich kommen sie schon dazu, sich damit zu ernähren. Viel lieber wird es natürlich Knödel und Würstel essen, weil es damit wenig zu tun hat, aber wenn man es anregt und ihm Appetit darauf macht, dann merkt man, wie man durch die Kost heilend und umgestaltend eingreifen kann.

Ein melancholisches Kind bekommt viel Süßes, Blütenhaftes. Es muss locker gemacht werden in der niederen Organisation. Es wird Befeuerungsprozesse durchmachen müssen. Es bekommt Südfrüchte, es bekommt Sonne zu essen bei den Südfrüchten. Ernähren Sie nur einen Melancholiker mit vielen Südfrüchten und Sie werden merken, wie er beginnt, wärmer und aufgeschlossener zu werden. Wir sprechen hier nur vom Kind, denn beim Erwachsenen ist es vollkommen anders. Der Erwachsene ist frei als Seelenwesen, das haben die Kinder nicht und wir müssen für sie sorgen.

Wie sieht nun ein cholerisches Kind aus? Der Kopf steckt zwischen den Schultern, es hat keine mittlere Organisation und es platzt dann auseinander. Solche Kinder haben einen nicht ganz richtig funktionierenden Wärmeorganismus. Der ist viel zu stark für die anderen Wesensglieder. Das Ich wirkt explosiv über das Seelisch-Lebendige und Physische. Was bekommen solche Kinder zu essen? Sie sind disharmonisch und man muss daher die mittlere Organisation anregen. Blattgemüse, Spinat, Spargel, Gurken, Kürbis. Jede fade Kost ist falsch und dann noch etwas: Kernobst, Äpfel, Birnen. Salz wird nicht gut sein. Säfte, Milch.

Nun haben wir:

Das Erdige beim Melancholiker,
das Wässerige beim Phlegmatiker,
das Feurige beim Choleriker.

Und der Sanguiniker, der Zappelige, der von einer Sache zur anderen geht, der lernen muss, spielen muss, laufen muss, ja die ganze Welt ist in ihm drin; es ist also der Luftorganismus viel zu stark entwickelt. Es ist der Astralleib ohne Führung durch die Ich-Organisation, deshalb wankt er hin und her und läuft von einem Eindruck zum anderen. Was bekommt so ein Kind zu essen? Man muss das Kind zur Aufmerksamkeit, zur Wärme erziehen. Es bekommt Mehlspeisen, Knödel, Nudeln, Schwarzbrot, Erdnüsse, hartes Schwarzbrot, damit es sich am Kau-Akt konzentriert. Es bekommt schwere Sachen zu essen, tüchtige Mehlspeisen und immer auch mehr Süßes als Gewürztes, Salziges und Saures. So ein Kind kann ohne weiteres Schwämme[13] essen, weil es ohnedies viel zu viel Licht hat und hineinsinken darf in die Ruhe. Es kann schwere Sachen essen, die ihm nichts machen. Im Allgemeinen kann man einem gesunden sanguinischen Kind Prager Hausmannskost ohne Fleisch und Kraut geben, das wird gut wirken. Schauen Sie nun die Temperamente an; Frau Mittak hat uns einige Temperaments-Menüs hergestellt.

Erzieht man Schulkinder, muss man aufpassen und es ist wichtig, die Ernährung ins Auge zu fassen. Es wird Kinder geben, die plötzlich während der Schulzeit schmal werden und aufschießen, ganz schnell wachsen und andere, die klein, dick und rund bleiben. Untersucht man es, hängt es nicht nur von der Konstitution des Kindes ab, sondern des Lehrers. Ich meine natürlich nicht, dass, wenn der Lehrer schmal ist, so auch das Kind, sondern Sie werden merken; wenn der Lehrer große Anforderungen an das Gedächtnis des Kindes stellt, das Kind zart und schmal wird und schnell wächst. Sie müssen eingreifen, weil Sie als Eltern das sehen können. An kleine und dicke Kinder werden vom Lehrer manchmal doch zu wenig Anforderungen an das Gedächtnis und zu viel an die Phantasietätigkeit gestellt. Beides kann man in gewisser

Art und Weise seelisch ausgleichen, indem man das Gedächtnis des schmalen Kindes entlastet und das des kleinen, dicken Kindes belastet. Es kann eine wirkliche Therapie sein; wenn man allzu dicke und runde Kinder mit Gedächtnisstoff belastet, regt man die Wachstumskräfte in ihnen an. Womöglich sollte man einen bestimmten Gedächtnisstoff für Kinder heranziehen. Und lange, schmale Kinder wird man von der Gedächtnisarbeit wegnehmen und hinführen zur künstlerischen Betätigung, zum Malen mit flüssigen Farben. Man wird ihre Phantasie anregen, dann werden sie rote Backen bekommen. Man kann das alles mit dem Essen unterstützen und es ist klar, wie man das macht. Dem langen, schmalen Kind gibt man Früchte und etwas als Hauptnahrung wie warme Obstsuppen, weil man von innen her die Wärmeprozesse anregen muss. Es kommt darauf an, zu fühlen, ob man einem Kind mehr warme oder kalte Speisen gibt. Lang aufgeschossene Kinder bekommen jedenfalls viel warme Speisen, zur Erwärmung von Innen her. Dem kleinen phantasievollen Kind gibt man eher kühle Speisen, nicht vielleicht Eis, aber Salat mit Zitrone und Wurzelspeisen, aber so, dass es durch die Speise erkühlt wird, zugezogen wird. Man muss es führen und auch eingliedern können. Es ist auch gescheiter, der Erwachsene richtet sich nach dem Kind als umgekehrt. Wir werden dabei besser fahren und die Kinder auch. Wir werden lernen, wenn wir auf die Ernährung des Kindes hinschauen, unsere eigenen Bedürfnisse zurückzustellen und das wirkt auch moralbildend in einer gewissen Art. Es ist nicht das Mindeste, wenn das Kind merkt, dass der Vater mit ihm isst und nicht es mit dem Vater.

Wir wollen Freitagabend noch einmal zusammenkommen und über die Diät bei bestimmten Krankheiten sprechen, aber nur im Überblick.

Krankenkost und Diät

Vortrag IV

April 1936

Sehr verehrte Anwesende!

Wir kommen heute zu den letzten Ausführungen in unserem Kurs, in welchem ja eigentlich vorgesehen ist, noch etwas zu sagen über Diät bei bestimmten Krankheiten und über Diätkost und Krankenkost im Allgemeinen. Nun möchte ich gleich im Voraus sagen, Sie dürfen sich nicht vorstellen, dass ich Ihnen heute Rezepte geben werde für einzelne Krankheiten und für die Ernährung, die eingeleitet werden soll. Sie verstehen, dass dies durchaus und absolut Sache des Arztes ist und ganz und gar nicht Sache des Laien. Die Sache des Laien ist es, in der Krankheit und nachher die entsprechende Kost zu verabreichen, und ich möchte versuchen, bildlich über diese Dinge zu sprechen, um Ihnen etwas Allgemeines zu geben, einen Rahmen, in welchem Sie die einzelnen Dinge, die Ihnen im Leben entgegentreten werden, einordnen können. Es handelt sich bei diesem ganzen Kurs und Buch, das daraus erscheinen wird darum, ein gewisses Schema zu geben. Man kann nur Grundleitlinien geben, und es kommt auf den Verstand und das Herz des Hörers bzw. des Lesers an, diese Leitlinien schematisch zu erfüllen oder mit Leben zu begaben. Also; glauben Sie nicht, heute Rezepte zu bekommen, das kann nicht im Gange dieses Kurses liegen, das ist Sache des Arztes und ganz allein in der Domäne des Arztes gelegen. Ich müsste über die Krankheiten sprechen, wenn ich etwas über die Ernährung sagen sollte, und über die Krankheiten zu sprechen, ist nicht meine Absicht und ginge auch weit über diesen Rahmen hinaus.

Nun haben wir gesehen, in welcher Art und Weise wir die Ernährung betrachten müssen. Wir müssen sie so anschauen, wie wir das im ersten Vortrag zu zeigen versuchten. Jeder Ernährungsvorgang ist ein Vergiftungsprozess im menschlichen Organismus, und alles, was unser Stoffwechsel und unsere Verdauung tun, ist das Entgegengesetzte; eine Entgiftung. Das Wesen jedes Ernährungsvorgangs ist, dass wir in jedem Ernährungsakte immer wieder aufgerufen werden, unsere eigenen menschlichen Kräfte, nicht nur unsere physischen, sondern auch unsere seelischen und geistigen Kräfte, anzuspannen um entgegenzuwirken der Kraft und Substanz und Gestalt des Nahrungsmittels. Nicht, dass irgendwelche passive Darm- und Magensäfte diese Nahrungsmittel zerstören: Wir selbst als schaffende Menschen, seelisch-geistiger Natur, die wir im Organismus wirken, packen in jedem einzelnen Stoffwechselvorgang und Verdauungsprozess zu und müssen die Außenwelt, die mit der Nahrung in uns eingeht, überwinden und daran unsere Kräfte messen und stählen.

Sehen Sie, verehrte Anwesende, Sie werden ein Verständnis für die Krankenkost haben, wenn wir uns gemeinsam überlegen, in welcher Beziehung ein Nahrungsmittel zu einem Heilmittel steht.

Es ist so, dass während der Krankheit der Mensch sich in einem bestimmten Zustand befindet, in welchem er Heilmittel zugeführt bekommt. Ich meine nicht irgendwelche Heilmittel, die man sonst in einer Art und Weise gibt, zum Beispiel, um Fieber wegzubekommen oder Symptome niederzukämpfen, sondern wirkliche Heilmittel, die aus der anthroposophisch-medizinischen Erkenntnis kommen. Wir können uns fragen: Was ist der Unterschied zwischen einem Heilmittel und einem Nahrungsmittel? Ich glaube schon einmal vor zwei oder drei Jahren in diesem Rahmen darüber gesprochen zu haben,[1] will es aber kurz wiederholen, damit wir uns klar sind, worum es sich handelt.

Was ist es für ein Unterschied – um etwas Konkretes zu nennen – ob wir einen Absud von Enzianwurzel trinken oder ein richtiges Nahrungsmittel, z.B. Kartoffel, zu uns nehmen. Ist da in Wahrheit ein Unterschied oder ist keiner? Sind Heilmittel Nahrungsmittel und Nahrungsmittel Heilmittel? Es ist wirklich eine Frage und Bitte, zu überlegen, in welcher Weise man abgrenzen kann das Dasein von Heilmitteln von dem Dasein von Nahrungsmitteln im Organismus; in welcher Weise man eingehen kann auf diesen immerhin fundamentalen Unterschied zwischen Nahrungs- und Heilmittel. Was ist, wenn wir einen Lindenblütentee trinken, und wenn wir meinethalben ein Stück Fleisch essen? Was macht ein Heilmittel im Organismus? Bei der Aufnahme von Nahrungsmitteln ist das Gleichgewicht gestört; das ist für Heil- und Nahrungsmittel gleich. Man stört mehr oder weniger bewusst den Gleichgewichtszustand, der vorhanden ist. Er ist ja bei Krankheit auch schon vorher in irgendeiner Weise gestört.

Das Heilmittel darf aber nicht umgewandelt werden! In dem Momente, wo ein Heilmittel zerstört wird, ist es nicht mehr wirksam. Das Heilmittel muss seine Fremdheit im Organismus behalten. Gerade dadurch gibt es seine eigenen Kräfte, stellt sie dem Organismus zur Verfügung. Das Heilmittel muss so konstruiert sein, darauf kommt es an bei der Zubereitung und Herstellung. Es muss so gestaltet werden in der Zubereitung und chemischen Herstellung; man nimmt bestimmte natürliche Umwandlungen vor, dass es dann seinen Bestand behält. Es ist erst ein wirksames Heilmittel, wenn es seinen Bestand im Organismus behält! Wenn z.B. Enzianwurzel nicht zerstört wird, sondern eine bestimmte Zeit bleibt. Diese Enzianwurzel muss ihre Kräfte einwirken lassen, sagen wir auf die gestörte Sinnesfunktion des Magens und erst, wenn die Enzianwurzel selbst eingewirkt hat und getan hat, was nötig ist, die Sinnesfunktion in ein gewisses Gleichgewicht gebracht hat, dann erst wird sie zerstört. Das Heilmittel muss eine Zeit lang im Organismus existent bleiben. Nahrungsmittel werden dagegen giftig, wie das bei Milch der Fall sein kann, wenn sie jenseits des Darms in den Organismus eindringt; dann ist sie ein Heilmittel oder ein Giftmittel; sie behält ihre eigene Existenz und es kommt zu Fieber und so weiter. *Der fundamentale Unterschied zwischen Heil- und Nahrungsmittel ist der, dass das Nahrungsmittel zerstört werden muss, das Heilmittel aber eine gewisse Zeit lang nicht zerstört werden darf.*

Nun gibt es bestimmte Stoffe, die den Übergang bilden zwischen Nahrungs- und Heilmittel. Was für Stoffe sind das? Das müssen Stoffe sein, die nicht ganz Nahrungsmittel sind, aber auch nicht Heilmittel, zum Beispiel Gewürze. Warum haben die Gewürze viel längere Zeit einen eigenen Geschmack? Weil sie länger ihre eigene Konstitution bewahren und dadurch einen Heilungsbeginn in dem Organismus freisetzen. Es gibt Gewürze, die ganz stark auf den Magen oder Darm wirken und andere, die auf die Funktion unseres Hauptes wirken. Man muss sie nicht immer essen, man kann sie ja auch manchmal rauchen. Es ist kein Heilmittel, es ist aber auch kein Nahrungsmittel in dem Sinne; das bezieht sich auf Kerbel, Majoran etc.

Die Kräuterkunde geht allmählich über in die Arzneimittellehre. Was haben die Menschen im 12. und 13. Jahrhundert in ihren Gärtchen angebaut? Gewürze. Erst gab es die Gewürzgärtlein und dann sind die Arzneigärtlein dazu gekommen. Erst hat man Petersilie angebaut und dann andere Kräuter. Der Gewürz- und Kräutergarten war auch immer getrennt von dem Gemüsegarten, weil man wusste; solche Stoffe sind etwas anderes, die ihre Existenz im Organismus zu bewahren haben als die anderen, die nur da sind, um zerstört zu werden. Nahrungsmittel sind im Grunde genommen natürliche Dinge, die dazu da sind, um von uns zerstört zu werden und dadurch in die Umwandlung hineinzugehen. Sie sind aus der ganzen lebendigen Natur heraus zu züchten und zu ziehen, um in den Organismus gebracht, physisch zerstört zu werden und Geistiges aufleuchten zu lassen. Physisch werden sie zertrümmert, damit sie aus dem Naturbereich, aus dem sie kommen, hinaufgehoben werden ins Übersinnliche, so wie das Übersinnliche in dem Gegenprozess verphysischt wird.

Nun, worauf kommt es denn an, wenn wir kranke Menschen zu pflegen haben? In der Darreichung von Kost können wir ja nur von der Pflege und nicht von der Heilung sprechen. Es kommt vor allem darauf an, die Medikamentenwirkung oder Wirkung des Heilmittels *durch die Nahrung nicht zu stören*. Wenn man akut Kranke zu ernähren hat – über chronische werde ich noch sprechen – seien es Kinder oder Erwachsene, sollte man sich immer wieder als Erstes vorbehalten: die Wirkung des Heilmittels nicht zu stören; den Ablauf des Krankheitsgeschehens nicht zu beeinflussen. Und wenn ich Ihnen etwas als Lehre sagen darf, dann ist es dies: Bei akuten Erkrankungen geben Sie lieber nichts zu essen, wenn Sie nicht wissen, was das Richtige wäre. Ein Kind oder ein Erwachsener kann ein bis zwei Tage fasten, und es wird der Krankheit viel besser tun, wenn der Patient nicht ein absolutes Bedürfnis für bestimmte Nahrungsmittel hat. In einem solchen Falle sollte man einen akut Kranken, auch wenn es ein kleines Kind ist, lieber hungern lassen. Es ist keine barbarische Methode, sondern eine richtige! Glauben Sie es mir, es hat keinen Sinn, einen Organismus, der so viel mit sich zu tun hat, das 39° oder 40° Fieber während des ganzen Tages zu erhalten, nun durch die Verdauung und Stoffwechsel zu über- oder belasten. Es ist ein Unsinn, das zu tun. Ich betone, dass ich nur von akut Kranken spreche. Hat man ein Kind mit einer Kinderkrankheit, lassen Sie es einen Tag fasten. Fasten heißt, keine feste Nahrung. Man darf keinen Fiebernden dursten lassen.

Was gibt man einem fiebernden Kind an Getränken? Zitrone, wenn es keinen kranken Hals hat – sonst schreit es! Ich würde mich hüten, irgendwie differente Säfte zu geben, vielmehr indifferente; vielleicht Orangensaft zum Beispiel; Milch ist zu schwer. Mandelmilch haben wir in der Säuglingsernährung vergessen zu besprechen – Eibischtee gibt man bei Husten. Aber das wunderbarste und billigste Mittel, das es überhaupt gibt ist Pfefferminztee! Es ist der billigste und kühlendste Tee. Ein solcher Tee aus Blättern ist das Beste bei Fieber, weil es kühlt und wenig Kräfte dem kindlichen, wie auch dem erwachsenen Organismus wegnimmt. Sie können auch Pfefferminztee mit Melisse und Zitrone mischen. Bei Fieber gibt man den Tee richtig abgestanden, etwas kühl.

Und wenn Kinder Hunger haben, was geben Sie einem fiebernden Kinde zu essen? Samen wirken auf die untere Organisation. Bei Durchfall einen geschabten rohen Apfel, fünf Mal einen Apfel täglich. Das ist das Beste. Sie staunen, weil es nicht das Entgegengesetzte ist, das meint man immer. Dann gibt man Zitronenaufläufe und alle Obstaufläufe, das was man in Deutschland Flammeri[2] nennt, die großartig sind, weil sie kühl sind. Dazu kann man eine Biskotte[3] oder ein Stück Zwieback geben, das ist genug. Geben Sie nicht mehr, das ist genug, außer der Arzt verlangt es, das ist dann etwas anderes. Aber vorsichtig sein! Ja nicht Fleischsuppen, ja keine Eier! Immer wieder über Eier sei gesagt, sie gehören nur in besonderen Fällen zur Diätkost. Sie gehören zu den schwerstverdaulichen Nahrungsmitteln. Man müsste einen Feldzug gegen die Eier unternehmen. Bei Fieber, bei akut kranken Kindern gibt man auch wenig Eier in Mehlspeisen und wenn, dann muss man sich vor Dotter hüten. Man kann Toast oder Zwieback geben. Geben Sie kein Fleisch! Nichts Fettgebackenes oder Derartiges und vor allem insgesamt wenig. Dann noch Eines: so vielgestaltig man als Gesunder essen soll, so einfach als Kranker; absolut nur einzelne Speisen geben zu einer Mahlzeit. Man kann zwei, drei Speisen geben, aber getrennt voneinander. Kinder sind sehr empfindlich, wenn sie Zusammengemischtes bekommen, wenn sie noch nicht ganz gesund sind. Sie können drei Teller geben, aber möglichst alle Speisen einzeln und einfach zubereitet. Bei Fieber gibt man mehr Kühles. Wenn Sie das so handhaben, dass der Nahrungsprozess im Hintergrund bleibt, das ist wichtig beim Kranken, und nur das geben, was notwendig ist; so wird es möglich sein, dass man dem Heilmittel dazu verhilft, dass es seine eigenen Kräfte entfalten kann. Es ist ja so, dass man durch die übertriebene Nahrung, die man Kranken gibt, jegliche Heilwirkung zerstört. Sie können sich auch denken, wie man als Arzt vorsichtig sein muss beim Geben eines richtigen und richtig dosierten Heilmittels.

Falsche Nahrung kann die Heilwirkung jedes Heilmittels zerstören, weil der Organismus sehr in Anspruch genommen wird, wo eigentlich die Kräfte ihre heilende Wirkung entfalten sollen. Also zurück zu der Ernährung während der akuten Krankheit: Dann, wenn der Mensch sich von der akuten Krankheit erholt hat und in den Zustand des Genesenden hineinkommt, kann einem der Anblick betroffen machen: Die ganze Familie steht um das Krankenbett herum und jeder bringt etwas mit, was der Kranke essen muss. Nun hat der Mensch oder das Kind wirklich in einer Art und Weise eine besondere Schicksalssituation durchgemacht – denn jede Krankheit ist das – und wenn das nun geschehen ist und er aufatmen kann, kommt man und will alle Kräfte, die aufgerufen worden sind, die zu ganz bestimmten Aufgaben aufgerufen worden sind, unter der Last der Nahrungszufuhr niederbeugen! Haben Sie schon ein genesendes Kind nach Scharlach oder Masern, nach Nieren- oder Lungenentzündung gesehen? Dann können Sie merken, wenn Sie aufmerksam sind, wie das Kind oder der Erwachsene ganz neue Züge seines Wesens entfalten kann, die man vorher nicht gekannt hat. Ein Kind nach Scharlach beginnt zum Beispiel bestimmte Figuren zu malen, nach Masern kann es plötzlich Plastilin oder Ton verlangen, weil jede Krankheit der Durchbruch einer neuen Seite unseres Wesens sein kann. Wenn man aber darin nur ein Objekt sieht zum Anstopfen, in dem Momente wird man die Kräfte, die frei werden, unterdrücken. Und es wird nicht dazu kommen können, dass der Mensch die Resultate, die er aus der Krankheit erworben hat – durch das Durchgehen durch das Krankheitsschicksal – zur Geltung bringen kann. Sie müssen einen Genesenden so auffassen wie ein Wesen, das anfängt, auf die Erde herunterzusteigen; mit der Leibesorganisation in Verbindung zu treten. Da ist es das Fälschlichste, wenn ein Mensch sich erholen soll, ihn mit allen möglichen Nahrungsmitteln vollzustopfen. Richtig ist, allen Verwandten zu verbieten, das geringste Essbare mitzubringen. Es ist wichtig, anzufangen mit einer bestimmten Kost, wobei es da auf die Art der Krankheit ankommt. Nach Fieber kann man zum Beispiel mit der Harmonie der Blattnahrung beginnen: Spinat, Salat, ein bisschen Früchte und Wurzel hinzumischen; ganz leichtes Brot kann man geben und so den Organismus daran gewöhnen, richtige Nahrungsmittel zu nehmen und starke Nahrungskräfte in Anwendung zu bringen. Das Resultat der Krankheit, ich meine das Schicksalsmäßige, das frei wird, das sind ganz neue Seelen- und Geisteskräfte, und sie gehen zugrunde, wenn man sofort wieder anfängt mit der gewöhnlichen Nahrung, oder mit der gewöhnlichen Krankendiät.

Was versteht man darunter? Was ist eine Krankendiät heute? Kalbfleisch, eingemachtes Huhn, Taube, Kartoffelbrei und dergleichen? Das ist völlig falsch, das ist Kost für alte Leute aber nicht für Genesende. Aber man meint immer, ein Genesender ist wie ein alter Mensch zu behandeln. Ein Genesender muss wie ein Kind, ein werdendes Kind behandelt werden, den man an die Erde heranführt – zunächst einzig und allein durch die Pflanzenkost.

Sehen Sie, sehr verehrte Anwesende, in der Wissenschaft wurden in den letzten Jahren bedeutende Entdeckungen gemacht: Ragnar Berg,[4] der in Dresden arbeitet, weist nach, wie einzig und allein bei der Pflanzenkost unser ganzer Organismus *basisch* reagiert. Es gehen diese Schlagworte hin und her; Fleisch übersäuert den Organismus. Was heißt das? Das Versauern unseres Organismus heißt nur das, dass durch sauere Reaktionen im Harn unser ganzer Organismus schwer und dunkel wird. Ragnar Berg hat die Atmung, das Blut und die Körpersäfte bei allen möglichen Erkrankungen untersucht und fand, dass das Blut, das sauer reagiert, dicker ist als das, was basisch reagiert; dass der Harn ein anderer ist und dass die Atmung leichter ist bei Pflanzenkost. Wenn man schon im Allgemeinen den Hauptwert auf Pflanzenkost legt, so erst recht während und nach einer Krankheit. Es müsste im Grunde genommen – wir sprechen von akuten Krankheiten – von der Erkenntnis aus verboten sein, irgendwie Fleisch während einer Krankheit und im Zustande der Genesung zu verabreichen. Fleisch ist das Letzte, was der Mensch aus der Krankheit heraus genießen kann. Solange man einen

Kranken oder ein Kind zu führen hat, finde ich es falsch, und es sollte vermieden werden, es in die Ernährung zu bringen. Damit soll etwas gesagt werden über den Komplex: wir übersäuern unseren Organismus. Aber mit den Mitteln, die wir anwenden, werden wir dem nicht begegnen können, wenn man nicht ernst macht mit einer reinen, richtig zubereiteten Pflanzenkost – nicht Rohkost, sondern eine Pflanzenkost, die unseren Organismus in einer gewissen Lebendigkeit erhält; nicht die Kräfte lahm werden lässt, sondern innere Kräfte verbraucht und sie dadurch auch wieder erneuert. Im Organismus ist dann in der richtigen Weise Leben und ständige Erneuerung, wenn diese Kräfte ständig gebraucht und verbraucht werden.

Nun eine Frage: Was werden Sie einem Kind, das Bronchitis und Schnupfen hat, zu essen geben? – Es muss nicht einmal Fieber haben. Wurzel und Zitrone werden gut sein. Wann gibt man Honig? Das müssen wir auch besprechen. Honig ist eines der wunderbarsten Naturprodukte, die es gibt und man sollte ihn nur anwenden, wenn man es verantworten kann. Dr. Steiner hat wunderbar darüber gesprochen und uns gesagt, was «das Land wo Milch und Honig fließt» ist. Es ist das Land, wo es gesunde Kinder und schöne Greise gibt. Wenn man alle Nahrungsmittel zusammenordnet zu einem ganzen Spektrum, so würde auf der einen Seite des Spektrums Honig und auf der anderen Seite Milch stehen. Studiert man diese, dann sind alle Nahrungsmittel, die umgrenzt sind von diesen beiden, aus dem Land, wo Milch und Honig fließt.

Was ist Honig? Dr. Steiner sagte: «Honig ist die Milch der Alten.»[5] Das ist das Schönste, was man über Honig sagen kann. Der Honig ist das Nahrungsmittel für alte Menschen. Natürlich können Kinder auch mal alt und brüchig sein, so dass man ihnen Honig geben muss, aber die eigentliche Charakterisierung ist: wo Sklerose ist, ist Honig angebracht. Honig hat den feinsten Zuckerprozess. Der Zucker stammt nicht nur aus der Blüte, sondern wird von der Biene aufgenommen und verarbeitet. Es ist ein überhöhter Zucker, durch eine wunderbare Gattung des Tierreiches hindurchgegangen, die Bienen, die den Zucker verwandelten. Und deshalb ist Honig gegen alles, wo Sklerose, Dunkelheit, Schwere, Ausdorrung waltet; dort, wo Versalzung, Absetzung ist, dorthin gehört Honig. Er hat unglaubliche Kräfte in sich, die aufhellend wirken auf den ganzen Organismus. Er kann nicht schaden. Und die Milch ist das Gegenspiel des Honigs. Die Milch zieht das Seelisch-Geistige heran. Honig zieht den harten Organismus an das Seelisch-Geistige hinauf, um es auf- und durchleuchten zu lassen. Deshalb ist das Land, wo Milch und Honig fließt das, wo es gesunde Kinder gibt und schöne Greise.

Nun zurück zu unserer Bronchitis. Also wir geben Wurzel und Zitronensaft, aber dabei würde das Kind noch verhungern. Stellen Sie sich so ein Kind vor, wo alles läuft. Gibt man Früchte, so bekommt es einen haushohen Schnupfen. So ein Kind bekommt Trockenkost, trockene Rosinen, ein bisschen Bircher Müsli mit Wasser, damit es die Möglichkeit hat, seinen Wasserstoffwechsel an die richtige Stelle zu bringen. Was ist denn eigentlich Schnupfen? Da steigt der ganze Stoffwechsel hinauf in die Hauptesorganisation und überschwemmt die Sinnesorgane und die ganze Lunge. Was ist eine Bronchitis? Da wird das Zwerchfell zwischen Stoffwechsel und Atmung weggezogen und der Stoffwechsel überschwemmt die Lunge, dass Wasser in sie hineinkommt. Es ist nur ein Bild, aber im Grunde ist es das. So muss so ein Kind eine Kost bekommen, die hilft, dass die Wasser herunterzufallen beginnen; das ist Trockenkost, weil dann der Darm und der Stoffwechsel das zu viele Wasser aus der oberen in die untere Organisation ziehen können. Ich gebe solche Beispiele, damit Sie sehen, wie man die Dinge ansehen muss.

Was ist Trockenkost? Das ist eine Rohkost, aber ohne Getränke. Also nichts Gekochtes und keine Getränke dazu. Rohkost hat verschiedene Fruchtsäfte, Trockenkost aber nicht. Man kann es gut mit verschiedenen Dingen vermischen. Man kann einem Kind Puffreis – das ist aufgeblasener Reis – Haferflocken in Wasser eingeweicht und mit ein paar Früchten gemischt zu essen geben.

Ein Exkurs noch: Was sind Hunger- und Durstkuren? Sie wissen, dass man seit Jahren versucht, bestimmte Hungerkuren zu machen und dass man Menschen zwei, drei und vier Wochen fasten lässt. Auch Durstkuren macht man in bestimmter Form. In Deutschland gibt es ein eigenes Sanatorium für Durst- und Hungerkuren. Manchmal frappieren die erzielten Erfolge, beispielsweise mit Schrothkuren,[6] manchmal ist es nach dem Rezept: «Hält er's aus, ist's gut für ihn»! Man sollte sich hüten, Hungerkuren wegen nicht allzu schlanker Linie, ohne einen Arzt zu fragen, zu beginnen. Man ahnt nicht – deshalb sage ich es – welch eingreifende Veränderung in jedem Organismus vor sich geht, der länger als zwei bis drei Tage hungert. Das, was Sie sonst mit allerschwerster Fleischkost erreichen – eine vollkommene Übersäuerung – das erreichen Sie mit drei Tagen Hunger. Eine vollkommene Übersäuerung des Organismus findet statt. Der Organismus geht in dem Moment an den eigenen Bestand heran, verdaut die Dinge (also seine eigenen), die er in sich hat. Abgesehen davon, müsste man sich vorstellen, welche Verantwortung man übernimmt, wenn man – ich kann es nach allem Vorhergehenden sagen – den kosmischen Ernährungsstrom hindert, in unseren Organismus einzuziehen. Man schneidet ihn ab, denn er fließt ja nur dadurch, dass wir Nahrung in bestimmter Art aufnehmen. Das Zerschlagen der Nahrung ermöglicht das Einziehen des kosmischen Ernährungsstromes. Man sollte sich hüten, diese Kur ohne ärztliche Anleitung zu tun.

Nun werden Sie von der Gerson-Diät[7] gehört haben, die so wunderbare Erfolge bei Tuberkulose bzw. bei Lupus-, Haut-, Knochen-, Gelenkstuberkulose aufweist. Bei Lungentuberkulose sind die Erfolge umstritten. Das Salz, das wir direkt zu uns nehmen, fehlt dieser Diät. Sie wissen, dass es Tiere gibt, die Kochsalz lieben und andere, die nichts mit Salz zu tun haben. Jeder Forstmann braucht Salz, um es im Winter aufzustellen, weil bestimmte Tiere es brauchen. Der Bauer braucht Kochsalz für seine Schafe, die unbedingt Kochsalz haben müssen. Das ist aber nicht nur bei den Tieren so, in gewisser Art und Weise ist es auch so bei den Menschen. Es gibt bestimmte Stämme und Völker, die das

Kochsalz überhaupt nicht schätzen und nichts damit zu tun haben und andere, die mächtige weltgeschichtliche Kämpfe ausgeführt haben, um Kochsalzbergwerke zu erobern. Denken Sie an die altgermanische Zeit in Mitteleuropa. Womit hängt das zusammen? Welche Tiere müssen Salz haben und welche Völkerschaften? Es sind die Pflanzenfresser, die Salz haben müssen, weil die Pflanze im Grunde genommen kein Natrium, sondern nur Kalium enthält. Kalium ist ein Bestandteil der festen Stoffe und ist innerhalb der Pflanze überhaupt vorhanden. In dem Momente, wo man tierische Nahrung nimmt, hat man kein Salz notwendig, weil das Tier an sich, das Fleisch z.B. reich an Natrium und Magnesium ist. Dann braucht man es nicht zusätzlich, weil zu viel Salz ein ausgesprochenes Gift ist. Deshalb müssen wir aber doch, wenn wir Pflanzenfresser werden, Natrium wieder zu uns nehmen.

Es ist selbstverständlich, dass wir bei bestimmten Krankheiten überschüttet sind mit Natriumsalzen, und es ist daher berechtigt, dass Gerson darauf Wert legt, kochsalzfreie Diät zu geben, und dass er nichts anderes als Pflanzennahrung dazu gibt. Dadurch zwingt er den Organismus, das Natrium herauszulösen und auszuscheiden und man wird wieder basisch. Nun dürfen Sie aber nicht glauben, dass es ein Feldzug gegen das Kochsalz wird; das wäre sektiererisch zu glauben, dass man alle Krankheiten dadurch heilt. Man hat gesehen, dass bei bestimmten Formen der Tuberkulose, Lupus und Ähnliches, und bei den meisten anderen Formen wenig oder keine Ansprechbarkeit, auch keine Heilung erzielt wurde. Oft und oft ist Salz nötig. Welchen Menschen nun werden Sie Salz und viel Salz geben? Wann gibt man seit dem ... [Textlücke] ... salzfreie Kost?

Bei Nierenkrankheiten! Diese Menschen sind aufgeschwemmt, die Körpersäfte sind zum Stehen gekommen, weil in einer gewissen Art und Weise zuviel Salz da ist. Also bei aufgeschwemmten Menschen, blassen Menschen, sehr wenig Salz geben und bei Drüsenkindern wenig Salz geben; bei mageren Kindern mehr Salz. Und geben Sie eines nicht: Jodsalz. In die Bäder könnte man es eventuell nehmen, aber als Nahrungsmittel finde ich es – ohne zu fragen, für wen – unendlich falsch! Weil ich es an vielen Orten und in manchen Städten erlebt habe, wie viele Kinder durch Jodsalz schwere Schilddrüsenstörungen bekommen haben. Diese minimalen Mengen haben eine ungeahnte Wirkung. Man weiß gar nicht, welche Explosivkraft in Jod enthalten ist. In einer minimalen Menge schlafen ungeheure Kräfte. Im Grunde genommen gibt es nur Jodkristalle und wenn man sie löst, werden sie nicht flüssig, sondern sofort ein Gas und daran kann man ermessen, wie explosiv Jod werden kann. Es ist ein böser Stoff.

In dieser Art und Weise wollte ich Ihnen zeigen, wie man die verschiedenen Dinge bei einer Krankenernährung betrachten kann.

Bei chronischen Erkrankungen ist es so, das man die Kost nicht übersehen soll. Da muss die Diät unterstützend wirken zum Heilmittel. Das ist der Unterschied zwischen einer akuten und einer chronischen Krankheit. Wenn Sie anfangen zu leben mit den Pflanzenprozessen; mit Blüten-, Frucht- und Blattprozessen; wenn Sie anschauen mit einem liebenden Herzen, was sich in einem Samenkorn oder in einer Frucht abspielt, was Sie durch dieses Schauen hindurch wirken sehen, sind Weltenkräfte; die Sonne, Luft, Wasser, Feuer; Sie sehen, wie alle Weltelemente innerhalb der Pflanze spielen und dieses Pflanzenwesen aufbauen, das über die ganze Erde verbreitet ist. Dann bekommen Sie ein Gefühl dafür – und darauf kommt es mir bei diesen Vorträgen an – ein Gefühl für das Heilende beim Essen und bei der Ernährung. Sie müssen die einzelnen Dinge der Natur anschauen lernen; den Unterschied in dem Fleisch einer Kuh und eines Vogels; wie bestimmte Mittel in den Pflanzen wirken – wie das Herbe des Spinats, weil er so viel Eisen enthält. Oder wie die Tomate, die so viel Wasser enthält und gerötet ist, weil in ihr ganz bestimmte Prozesse leben, die eigentlich erdgebunden sind. Sie müssen Dinge anschauen, wie eine Kartoffel, die unter der Erde plötzlich eine Frucht wird und doch eine Wurzel ist und in der Verdauung andere Vorgänge auslöst. Sie müssen überhaupt anschauen lernen. Rezepte kann man nur geben, wenn sie mit Leben erfüllt werden, wenn man in der Art und Weise die Natur anschaut, dass man das eigentliche Leben kennen lernt. Die Art, wie man die Nahrung in ihrem Zusammenhang in den Naturreichen anschauen lernen kann, habe ich versucht zu zeigen. – Auch dasjenige, was ganz wesentlich ist; wie die gesamte Tätigkeit des Essens; die Verdauung, der Stoffwechsel ganz und gar nicht eine materielle Aktion in unserem Organismus ist, sondern eine der geistigsten überhaupt. Was heute in der Welt als Gedanken produziert wird – meist mit hohen Gefühlen – das ist viel materialistischer als alles das, was im menschlichen Verdauungsakte vor sich geht. Wir müssen uns deshalb davor beugen und ein Bewusstsein empfangen für die Gewalt der Kraft, die in unserem Stoffwechsel wirkt. Sie gehört zu den mächtigsten und gewaltigsten Weltenkräften, die überhaupt im Menschen da sind.

Das Zu-Tisch-Sitzen ist die wahre Begegnung mit der Natur auf der einen Seite und mit den Weltenkräften auf der anderen Seite. Denn wenn wir zu Tisch sitzen und essen, dann empfangen wir die kosmischen Kräfte im kosmischen Ernährungsstrom, und in unserem Organismus werden diese verirdischt und transsubstanziiert, und andererseits haben wir die Möglichkeit dadurch, dass wir essen, die Natur zu entmaterialisieren und die geistigen Kräfte, die in ihr leben, wieder frei werden zu lassen. Nun können wir diesen gegenseitigen Prozess anschauen, wie das aus dem Geistigen Kommende irdisch wird, und wie das aus dem Irdischen Kommende geistig wird. Erst wenn man das Essen und die Nahrungsmittel wieder so ansehen wird, dann wird man zu einer wirklichen und realen Kultur des Essens kommen. Es kommt ganz und gar nicht darauf an – wie das oft versucht und ersehnt wird – dass wir Menschen zurückgehen in die Einfachheit. Das ist falsch! Wir würden unser ganzes Bewusstsein verleugnen, wenn wir zurückstrebten zu dem, was vor zehntausend Jahren war. Wir müssen vorwärts wollen und hinkommen zu einer kulturdurchdrungenen Einfachheit. Und einer dieser Wege – und ich sage es ganz aufrichtig, dass es hier ganz besonders notwendig ist – ist der Weg der richtigen Nahrungsaufnahme und -zubereitung.

Gerade das ist ein Weg zur geistigen Kulturbereicherung. Es ist so, dass wir im Grunde durch das Essen unseren Organismus beschmutzen, und das Essen sollte eine unentwegte Reinigung und Heilung der Natur sein. Erst wenn man es so ansehen wird in voller Realität, wird man wissen, um was es sich handelt, wenn man zu Tische sitzt. Dabei haben sich die größten Tatsachen des Erdenlebens und die gewaltigsten Ereignisse im Sitzen und Nahrung Nehmen abgespielt. Denken Sie doch an die Evangelien. Das ist nicht umsonst in der Weise dargestellt, sondern es ist im Grunde genommen so, dass das Wesentlichste und Klarste hindurchscheinen soll durch die ganze Erdenzeit und Entwicklung: Was dort als Bild immer wieder hindurchscheint als das Nehmen von Brot und Wein; dieses Essen in der Heiligung ist es, was man wieder erfahren soll.

Soviel wollte ich sagen. Ich hoffe, dass es manches praktische Ergebnis haben wird und Sie manches daraus entnehmen können.

Der kulturelle Impuls der Landwirtschaft

Landwirtschaftliche Tagung in Heathcot, Aberdeen, 12. – 18. Okt. 1943*

von Karl König

* Aus dem Englischen von Helga Voss und Richard Steel.

Erster Vortrag

15. Oktober 1943

Meine Damen und Herren!

Sie haben mich gebeten, über Nahrung, Ernährung und Verdauung zu sprechen. Es ist fast unmöglich in drei Vorträgen irgendetwas, das eine klare Vorstellung über diese komplizierte und sehr wichtige Frage geben könnte, zu vermitteln. Man könnte nicht einmal alles sagen, selbst wenn man die Möglichkeit hätte, für zwei oder drei Wochen zu sprechen, aus dem Grunde, dass überhaupt noch zu wenig gewusst wird über Nahrung, über Ernährung, über Verdauung und über den ganzen Bereich des menschlichen Stoffwechsels. Besonders jene Ärzte, die begonnen haben, anthroposophische Medizin zu studieren, sind erst am Anfang. Meine Damen und Herren, erwarten Sie nicht zu viel, denn was ich Ihnen zu erzählen habe ist nichts anderes, als einige wenige anfängliche aber vielleicht überraschende Tatsachen.

Ein Anfang muss gemacht werden und so wage ich es, Sie in dieser Konferenz anzusprechen, sogar wenn es nur darum geht, einen Anfang zu machen. Und wir werden für Hunderte von Jahren zu arbeiten haben und viel mehr Menschen müssen daran arbeiten, das Geheimnis und die

Rätsel der Ernährung, Verdauung und des Stoffwechsels zu verstehen. Ich will versuchen, Ihnen zu übermitteln, wie Anthroposophie uns gelehrt hat, Phänomene zu sehen, weil Rudolf Steiner uns Ärzten einmal in einer sehr aufrichtigen Weise sagte:

> Ihre Aufgabe ist es, all das zu studieren, was Wissenschaft in diesen Tagen hervorgebracht hat, all das, was Wissenschaft ans Licht gebracht hat, denn die größten Eingebungen, die Sie bekommen können, stammen vom Studium eines einfachen Buches der Physiologie oder Anatomie, weil die Wissenschaft all diese Tatsachen zusammen gebracht hat und das ist eine wunderbare Leistung.[1]

Nun haben wir eine Aufgabe, diese vielen zersplitterten Tatsachen zusammenzubringen. Die Wissenschaft hat sicher die Werkzeuge dazu in unsere Hände gelegt, aber diese Werkzeuge zusammenzusammeln und eine neue Interpretation des Menschen, der kosmischen Welt und alles um uns herum zu modellieren und zu formen – dies ist die neue Aufgabe. Dies macht aber Anthroposophie für uns möglich. Die Werkzeuge der Wissenschaft sind so vielfältig, dass es für einen einzelnen Menschen absolut unmöglich ist, sie alle zu studieren. Ein Lebensalter ist zu kurz und unsere geistige Kraft ist viel zu gering, um dies zu tun. Vielleicht werden aber einige wenige Tatsachen und Gesichtspunkte genügen, damit Sie verstehen, wie eine Zusammenarbeit zwischen Ärzten und Landwirten im Sinne dieses neuen Lichts neu beginnen könnte, das Anthroposophie auf die Tatsachen werfen kann, die uns die Wissenschaft liefert.

Wenn Sie heute zum Beispiel ein Buch über Ernährung lesen, geschrieben von einem Arzt oder einem Wissenschaftler – gewöhnlich von einem Wissenschaftler; Ärzte können diese Bücher nicht schreiben, weil sie noch ein kleines bisschen vom Menschen verstehen! – werden Sie eine große Anzahl an Informationen, Zahlen, Tabellen usw. finden.

Nachdem all dies gesagt worden ist, kommt es zu keiner wirklichen Bedeutung, es bestätigt nur die Ergebnisse von Versuchen; man kann damit nichts anfangen.

Und wenn Sie ein Buch über die Funktion des gesamten Darmtrakts studieren, ein Buch über die Physiologie der Verdauung, dann werden Sie entdecken, dass die Verdauung noch heute (1943) als eine Art von Tätigkeit angesehen wird, die dazu da ist, Wärme und Substanz für den menschlichen oder tierischen Organismus zu erzeugen. Es ist noch nicht lange her und ist tatsächlich noch so, dass in den meisten Büchern über Physiologie, der menschliche Organismus in Hinblick auf die Ernährung als nichts anderes angesehen wird, als eine Art von Ofen, und Nahrung ist der Brennstoff, der diesen Ofen heizt. Nun hat die Wissenschaft schon die Tatsache erkannt, dass Brennstoff und Ofen auf seltsame Weise miteinander verbunden sind, denn der Brennstoff ist in der Lage, den Ofen aufzubauen und der Ofen, der den Brennstoff zerstört, ist durch eben diesen zerstörerischen Prozess aufgebaut.

Lassen Sie mich als Beispiel beschreiben, wie Butter und Milch und Fleisch sich in unserem Verdauungstrakt verändert und welche Bedingungen diese Nahrungsmittel durchmachen müssen, und wie sie schließlich in einer gewissen Art von Veränderung irgendwo anders im Organismus erscheinen.

Ich habe viele Bücher über diese Frage studiert, aber je mehr man liest, desto mehr wird einem klar, dass diese Tatsachen der Verdauung noch völlig rätselhaft sind. Wir kennen zum Beispiel nicht – und ich meine nicht eine wissenschaftliche Hierarchie, sondern uns alle – wir kennen nicht die wirkliche Art und Weise, wie Eiweiß umgewandelt wird, das sich im Fleisch befindet, und später jenseits der Darmwand erscheint. Wie es durch unseren Darm geht und dort verändert wird, ist nur eine Vermutung und kein Wissen. Niemand hat das bis jetzt wirklich gesehen, niemand kann wirklich diese grundsätzlichen Tatsachen beobachten. Man denkt, dass Nahrung chemisch aufgespalten wird, physisch aufgespalten wird, und dann in eine sehr einfache Substanz verändert wird; sie wandert durch die Darmwand, wird von der Lymphe aufgenommen und fließt in den Blutstrom. Es könnte so sein, aber ich denke, es ist nicht so. Kein Wissenschaftler kann es widerlegen, weil er nicht das Gegenteil durch Fakten und Experimente beweisen kann, und so muss man versuchen, die ganze Frage auf andere Weise zu verstehen. Ich würde gern zuerst von einer anderen Richtung aus mit einigen Tatsachen beginnen, die, wie ich denke, Ihnen sehr gut bekannt sind.

Ich werde nicht beginnen mit dem Vorgang der Verdauung, ich werde mit der Beschreibung der Milch anfangen und würde Ihnen gern zeigen, was ein Arzt über solch eine Substanz denken könnte, die so gewöhnlich für einen Landwirt ist, wie Milch für Sie alle sein sollte.

Was ist Milch? Wissen Sie, wir Ärzte müssen uns auch sehr für Milch interessieren, weil Milch nicht nur von Kühen produziert wird, sie wird von vielen anderen Tieren hervorgebracht und auch vom Menschen, um unsere Babys zu füttern. Unsere Mütter erzeugen Milch, und Milch im Hinblick auf den Menschen ist die einzige Nahrung, die die Menschheit erzeugt. Jede andere Nahrung wird von Mutter Natur erzeugt, von Mutter Erde. Milch wird vom Menschen während einer bestimmten Zeitspanne erzeugt, wenn ein Teil der Menschheit in den Zustand der Mutterschaft kommt. Plötzlich, nachdem eine Frau ihr Baby geboren hat, kommt diese Frau in einen Zustand, in dem die ganze Natur im menschlichen Körper eine Substanz hervorzubringen scheint: Milch.

Während des ganzen Jahres wird außerhalb des menschlichen Körpers Nahrung produziert, aber ein bestimmtes Nahrungsmittel, nämlich die Milch, wird vom Menschen während einer bestimmten Zeitspanne seines Lebens hervorgebracht. Milch ist eine der wichtigsten Nahrungsmittel, die wir haben. Ohne die Milch unserer Mütter, wären wir kaum in der Lage, zu leben. Der Mensch teilt diese großartige Möglichkeit, Milch zu produzieren, mit vielen anderen Wesen; mit allen Säugetieren, die auch fähig sind, Milch zu erzeugen und auf diese Weise ihre neugeborenen Säuglinge zu ernähren.

Was bedeutet es, dass wir in der Menschheit in der Lage sind, Nahrung zu erzeugen? Es bedeutet, dass auf der einen Seite der Mensch, während der Zeitspanne der Milcherzeugung, mit seinem ganzen Wesen, in den Bereich der Natur eintritt. Oder vielleicht sollte ich sagen, die *Frau* betritt den Bereich der Natur, steht inmitten der Natur als ein Wesen, das Milch hervorbringt. Aber diese Nahrung wird erzeugt für ein bestimmtes Wesen; für ihren eigenen Säugling, den sie geboren hat.

Und was ist Milch? Sie alle kennen Milch als eine weiße, undurchsichtige Flüssigkeit, die mehr oder weniger süß schmeckt und die eine große Menge an verschiedenen Substanzen enthält. Wir wissen, dass Milch Zucker, Eiweiß, eine gewisse Menge an fettigen Substanzen, aber dass sie auch viele andere Substanzen enthält, wie Mangan, Kupfer, Eisen, Magnesium, Kalium, Kalzium zum Beispiel. Fast der gesamte Bereich aus der Welt der Substanzen erscheint in der Milch. Hier können wir die gesamte Natur auf einmal finden, in einer Substanz zusammen gesammelt.

Milch ist eine süßlich schmeckende, kolloidale Flüssigkeit; und wo kommt die Milch her? Nun, niemand weiß es, man weiß nur, dass Milch in den Milchdrüsen erzeugt wird und dass diese Milchdrüsen durch das Opfer ihres eigenen Gewebes, Milch schaffen oder produzieren. Wenn Milch erzeugt wird, ist es nicht nur die Schaffung dieser Flüssigkeit. Es ist sozusagen, die Selbstaufgabe der Milchdrüsen, denn alle Zellen der Röhren der Milchdrüsen müssen zerstört werden und durch die Zerstörung dieser Zellen wird Milch aufgebaut. Milch ist, sozusagen, das Ergebnis des Opfers einer gewissen Art von Gewebe im menschlichen oder tierischen Organismus.

Wenn Sie als Arzt die Möglichkeit haben, eine Frau zu beobachten, die schwanger ist und diese wundervollen Veränderungen, die der ganze Organismus durchmacht, zu beobachten, werden Sie bemerken, dass die Brüste wachsen, und während dieses Wachstumsprozesses gibt es einen großen Anstieg der Blutzufuhr. Hunderte von neuen Blutkörperchen wachsen in den Brüsten um die Milchdrüsen herum, und indem man dieses wachsende Leben beobachtet, kommt man mehr und mehr dahin, zu verstehen, dass Blut nötig ist, um Milch zu erzeugen, dass Blut, sozusagen, die Muttersubstanz ist, aus der Milch produziert wird. Gerade neulich habe ich etwas in einer Zeitschrift gelesen, die folgende Tatsache bekannt gab:

> Sie brauchen eine gewisse Menge an Blut, um eine gewisse Menge Milch zu produzieren, und es ist so, dass Sie viermal soviel Blut brauchen, um eine gewisse Menge Milch zu erzeugen. [2]

Das bedeutet, dass Sie vier Einheiten Blut brauchen, damit die Brust eine Einheit Milch hervorbringen kann. Sie sehen schon, dass hier eine Art von Verhältnis zwischen Blut und Milch besteht, das Sie sogleich an einen anderen Zusammenhang im Körper erinnern wird, wo das gleiche Verhältnis besteht; das ist der Rhythmus zwischen dem Herzschlag und dem Atmungsprozess. Für jeden Atemzug haben wir vier Herzschläge. Wenn Sie dies bemerken, wissen Sie sofort, dass die Milch mit dem ganzen Atmungsprozess in Verbindung gesehen werden kann. Überdenken Sie dies zuerst und dann würde ich gern von einer anderen Richtung her versuchen, uns wiederum zu einem besseren Verständnis der Substanz Milch zu führen.

Als Dr. Lehrs gestern Abend sprach,[3] erinnerte er uns an die wunderbaren Worte, die Luke Howard in seinem Buch über die Formen der Wolken schrieb.[4] Er sagt, dass wir in die Atmosphäre schauen müssen, und dass wir wieder lernen müssen, den Ausdruck der Atmosphäre zu verstehen, all das zu verstehen, was sich in der Atmosphäre tut. Dies galt natürlich zunächst für Luke Howards Zeit. Wir haben jedoch immer noch nicht die Möglichkeit wiedererlangt, das Verhalten der Atmosphäre um uns herum zu lesen. In unserer Zeit ist es immer noch eine Aufgabe, nachzuvollziehen, was Luke Howard versuchte zu lernen, indem er Wolkenformationen studierte. Goethe versuchte dies auch. In längst vergangenen Zeiten aber, waren die Menschen nicht nur in der Lage, den

Ausdruck der Atmosphäre zu lesen, sondern sie waren auch fähig, zu lesen, was hinter dem Ausdruck lag; was diese Ausdrucksform geschaffen hatte; der Mensch war sozusagen in der Lage gewesen, dasjenige wahrzunehmen, was um das Erdenwesen herum war und die Gestalt der Wolken, den Regen und das Gewitter verursachte.

Es ist nun etwa zwanzig Jahre her, dass ein Vortrag von Rudolf Steiner gehalten wurde über die Atmosphäre, wie sie im lemurischen Zeitalter war und in der atlantischen Epoche unserer Erdenentwicklung.[5] Ich denke, dies ist ein Vortrag, der von allen Bauern gelesen und immer wieder gelesen werden sollte, weil in diesem Vortrag – ohne die Einzelheiten jetzt zu erwähnen – das ganze Geheimnis von Kalzium und Kieselsäure aufgezeigt wird; das ganze Geheimnis dieser beiden Substanzen, die so sehr wichtig für die Landwirte, wie auch für Ärzte sind. Ich würde gern in wenigen Worten wiederholen, was Rudolf Steiner dort über die frühe lemurische Epoche sagte. Er beschreibt, wie die ganze Atmosphäre in der frühen lemurischen Zeit nichts anderes war, als eine große, große Wolke von Eiweiß. Wenn heute ein Chemiker käme und über dieses Eiweiß sprechen würde, würde er diese Substanz nicht so verstehen können, wie heute über Kohlenstoff, Stickstoff, Wasserstoff oder Sauerstoff gesprochen wird, weil diese Substanzen damals nicht existierten; – aber Eiweiß existierte, und die gesamte Atmosphäre war angefüllt mit dieser Wolke an Eiweiß, und dieses Eiweiß wurde erwärmt durch das Leben. Es gab keine Elemente – keinen Kohlenstoff, Stickstoff, Sauerstoff, Schwefel und Phosphor; sie existierten nicht. Was bedeutet das? Es bedeutet – und das ist eine der wesentlichen Enthüllungen Rudolf Steiners – dass die einfachen Elemente einstmals nicht eins auf das andere sprangen, wie es uns immer wieder von der Wissenschaft erzählt wird; und es stimmt deshalb auch nicht, dass diese Sprünge immer kompliziertere Moleküle hervorbrachten; dass dann plötzlich durch einen glücklichen Sprung das erste lebende Molekül hervorgebracht wurde und dass sich aus diesem lebenden Molekül die ganze Welt des Lebens allmählich entwickelte. Dies erzählt uns die Wissenschaft heute, aber es stimmt nicht.

Protoplasma gab es zuerst, die gesamte Atmosphäre der Erde war eine große Wolke, voll mit einer Substanz, die nicht eine komplizierte war, sondern eine einfache. Aus dieser sehr einfachen Substanz entwickelten sich die sehr komplizierten Elemente durch Teilung. Die Einheit war nur einfaches Protoplasma, das die Atmosphäre unserer frühen Erdenexistenz füllte.

In der frühen lemurischen Epoche war die ganze Atmosphäre der Erde eine große Wolke, angefüllt mit Protoplasma, gewärmt durch das Leben, aber durch das kosmische Leben. Vom Kosmos tropfte, wie Regen, Kieselsäure herein, keine Kieselsäure, die hart war wie Granit, sondern die wie Wachs war; das tropfte herunter. Dort war Licht und dieses Licht wurde von dem Kieselsäure-Wachs reflektiert und mit dem Licht strömten die *Welten-Urbilder* hinunter in die Atmosphäre und diese *Urbilder* waren die ersten Pflanzen. Sie waren nicht ausgeformt, wie unsere Pflanzen; diese Pflanzen waren nur farbige Bewegungen, erscheinend und verschwindend. Die ganze Erde war noch im Schöpfungsprozess begriffen und es war noch nicht möglich, dass etwas entsteht, was beständig gewesen wäre; es wurde erschaffen und zerstört.[6]

Rudolf Steiner sagt uns, dass nicht nur dieses Wachs, diese gewisse Form der Kieselsäure, vom Kosmos herniedertropfte in diese Eiweiß-Atmosphäre der Erde. Es gab auch Kalk, der aus der kosmischen Umgebung herabregnete auf die Erde. Und dann beschreibt er ein sehr wichtiges Phänomen: er sagt:

> Die Erde hat eine Zeit, wo dasjenige, das heute bloß verdunstetes Wasser und herunterfallender Regen ist, kalkhaltiger Substanz ist, die hinaufgeht und wieder heruntergeht, sich hebend und senkend.[7]

Während dieser Zeit, inmitten der Atmosphäre von Eiweiß, ereigneten sich gewisse andere Dinge. Teile dieses Eiweißes zogen sich zusammen und formten in diesem klumpenbildenden Vorgang die ersten primitiven

Tiere. Der Kalk durchdrang diese klumpigen Tropfen des Proteins, diese ersten einfachen Tiere und formte in ihnen die ersten primitiven Teile von Knorpel. Diese Tiere besaßen die Fähigkeit, ein Bein auszustrecken und es wieder zurückzuziehen; sie hatten aber noch keine feste und ausgeformte Gestalt. Wir sind furchtbare Philister, wenn wir denken, dass die Tiere um uns herum, die richtigen seien. Es sind sklerotische Wesen, weil sie ausgeformt sind. Was soll man nur mit solchen Tieren anfangen? Aber diese frühen lemurischen Gestaltungen waren in der Lage, sich der Atmosphäre anzugleichen, wo der Kalkregen hinein- und herausströmen konnte; dies waren die wirklichen Tiere.

Dies ist ein Bild, wie die Atmosphäre der ersten Anfänge unseres Erdballs aufgebaut war; aber was habe ich beschrieben, meine Damen und Herren? Wissen Sie, ich habe nichts anderes beschrieben als das, was Sie noch sehen können. Ich habe Ihnen Milch beschrieben. Wenn ich ein Glas Milch hier hätte und Sie die Milch über vierundzwanzig Stunden beobachten könnten, würden Sie noch verfolgen können, was sich einst in der frühen lemurischen Epoche ereignet hat. Was früher die Atmosphäre gewesen ist – das ist natürlich noch um einiges kleiner, ist aber als Wolkengebilde noch hier. Und in der Milch haben Sie ein wirkliches Abbild von allem, was einst in der Schöpfung gewesen ist. Deshalb müssen wir unsere Säuglinge ganz zu Beginn mit Milch füttern und können sie nicht mit etwas anderem ernähren, weil Sie darin an der Schöpfung teilhaben und sie erneuern damit nicht nur den Körper, sondern auch noch etwas anderes.

Wenn Sie einige Bücher von Paracelsus lesen würden, würden Ihnen einige Passagen begegnen, wo er über Milch spricht. Er bezeichnet Milch immer mit einem sehr lustigen Namen. Er sagt, es ist die *gute Mumie*. Gegenüber dieser *guten Mumie* sagt er, gibt es eine andere Mami, die jeder Landwirt und Arzt kennen sollte. Gegenüber der *guten Mumie* der Milch steht die *schlechte Mumie*. Diese schlechte Mumie ist in jedem Urin enthalten; so sagt er. Was meint er damit? Man kann es nicht wirklich begreifen, ohne zu studieren was die Wissenschaft hervorgebracht hat; und es ist so notwendig, diese Tatsachen zu studieren. Wir gehen dem zusammen nach: Dies hier ist der Zeitpunkt, an dem die Geburt stattfindet: Wir wissen, dass es 10 Monate[8] oder 280 Tage dauert, bis das Baby geformt und gestaltet ist, und nun schauen Sie wie lange die Milchproduktion der Mutter anhält:

Geburt

280 Tage	280 Tage

Es sind wiederum genau 10 Monate oder 280 Tage. Dies ist eine einzigartige Tatsache, dass die Länge der Zeit, die ein Baby zur Ausgestaltung braucht, die gleiche Zeit ist, die in etwa die Brüste der Mutter die Kraft haben, Milch zu erzeugen. Und wenn Sie einen Zeitgenossen von Goethe lesen, in dem Buch über Physiologie von C. G. Carus,[9] sagt er, dass Sie die Erzeugung von Milch in einer Frau nur verstehen können, wenn Sie verstehen lernen, dass all die Kräfte, die das Embryo geschaffen haben, nach der Geburt in die Brust aufsteigen und dann dort die Milch erzeugen: sodass alle embryonischen Kräfte, die der Mutter vom Kosmos gegeben wurden, nun in die Brust strömen und die Milch aufbauen. Wenn das Baby Milch trinkt, dann trinkt es die gute Mumie – seine kosmische Mutter. All die Welten-Kräfte, die das Baby geschaffen haben, strömen nun in die Mutter, und dies trinkt der Säugling.

Wenn Sie in der Lage wären, den Vorgang nachzuvollziehen, den die Milch in dem Säugling schafft und wenn Sie sehr sorgfältig zuhörten, wenn die Milch in den Magen und Darm des Säuglings gelangt, dann könnten sie manchmal hören, dass die Milch spricht. Die Milch sagt: *Komm ... komm ... komm ...* Sie ruft das geistige Wesen des Säuglings herab. Nur die Milch kann dies so zart und gütig tun, dass die Seele des Säuglings darauf anspricht und in diesen neun Monaten des Stillens in das Baby hineinwächst.

Ich meine nun nicht, dass man den Säugling bis zum neunten Monat ganz und nur stillen sollte. Man sollte schon mit sechs Monaten anfangen, dem Säugling etwas andere Nahrung zu geben und diese mehr und mehr erhöhen, bis das Kind mit neun Monaten endgültig entwöhnt ist. Nur in ursprünglichen Naturvölkern werden Kinder voll bis zu drei Jahren gestillt – es gibt auch zu wenig andere Nahrung. Das wäre in heutigen Zeitverhältnissen mit ihren Anforderungen nicht gut, ein Kind so ernähren zu wollen.

Wir hatten in unseren Schulen ein Kind, das sehr langsam in seiner ganzen Entwicklung war und ich konnte die Geschichte bis zu der Tatsache zurück verfolgen, dass das Kind zu lange gestillt worden war. Wenn bei Tieren das Stillen wegfällt, macht sich der Verlust im Körper bemerkbar aber nicht in der sonstigen Entwicklung. Bei Menschen hat das eine Auswirkung auf die seelische Entwicklung.

Wenn ein Säugling nicht seine Muttermilch bekommt, sondern Kuhmilch oder andere Nahrung, wird die Seele nicht so sanft herunter gerufen, sondern wird heftiger heruntergezogen. Ich werde jetzt nicht über menschliche Milch und Kuhmilch sprechen, aber ich würde gern etwas über die Substanzen der Milch sagen, sodass Sie sehen können, wie ähnlich die Milch dem Blut ist. Blut ist rot und Milch ist weiß, aber beide sind undurchsichtig. Der Grund dafür ist ihr kolloidaler (leim-, gallert-, gelartiger) Zustand. Alle Blutzellen schweben im Blutserum und all die winzigen Fettpartikel schweben in der Milch.

Wenn Sie all die Blutkörperchen herausnehmen, haben Sie das Blutserum. Nehmen Sie aus der Milch all die Fettpartikel heraus, haben Sie auch ein Serum. Wenn Sie beide Seren untersuchen, finden Sie, dass beide fast gleich sind; sie sind aus den gleichen Substanzen gemacht. Beide Seren enthalten Eiweiß – in Milch das Kasein, im Blut das Fibrinogen. Durch das Fibrinogen gerinnt das Blut. Durch das Kaseinogen gerinnt die Milch. Sie haben dann im Blut eine gewisse Menge an Globulinen und Albuminen und man findet Globuline und Albumine auch im Milchserum.

Was bedeutet das alles? Ich würde sagen, dass der einzige Unterschied zwischen Blut und Milch in der Natur dieser winzigen Partikel liegt, die Blut und Milch undurchsichtig machen. Die Blutkörperchen im Blut und die Fettkörperchen in der Milch und besonders die roten Körperchen im Blut und die Fettkörperchen in der Milch sind dieselben. Vom biologischen Standpunkt aus, sind sie wirklich dasselbe, denn in der Milch ist ein Zustand erreicht, der nur in den allerersten Phasen der menschlichen Embryologie zu finden ist.

Wenn Sie die menschliche Embryologie studieren, werden Sie finden, dass etwa vierzehn, fünfzehn, sechzehn Tage nach der Befruchtung der Dottersack aufgebaut wird und innerhalb dieses Dottersacks finden Sie die Dottersubstanz, die nicht sehr gut untersucht ist, weil man nicht viele junge Embryos zur Verfügung hat. Tatsächlich gibt es den Dottersack und in diesem Dottersack befindet sich eine schöne, goldene Flüssigkeit, die Dotter genannt wird. Wenn das Licht auf es fällt, wird diese fettige Eigelbsubstanz zerstört. Der menschliche Embryo wird nur kurz so ernährt, dort im Dottersack entsteht dann die erste Anlage des Blutes und der Blutgefäße.

In der Milch erscheint nun das Eigelb nicht vor, sondern nach der Embryonalentwicklung. Es erscheint derart, dass es neu aus dem Blut geschaffen wird und Sie sollten den folgenden Kreislauf sehen: In der alten lemurischen Epoche gab es Milch und wir alle lebten als geistige Wesen in diesem Milch-Zustand, neben den Tieren und Pflanzen, die gerade physisch wurden. Wir alle lebten innerhalb dieser *Welten-Milch*. Dann kamen wir dem irdischen Leben näher und näher; wir inkarnierten mehr und mehr und – sozusagen als eine Selbstverteidigung gegen diese Milch der Götter – schufen wir unsere eigene *persönliche Milch*. Und diese *persönliche Milch*, diese sündige Milch, die erlöst werden muss, dies ist unser Blut.

Die Natur, erlöst in gewissen Augenblicken wieder und wieder dieses Blut durch das Wiedererschaffen der wirklichen Milch in der Mutterbrust, die mit der Weltenmilch der lemurischen Epoche übereinstimmt.

Nun untersuchen Sie die Wolkenformationen; studieren Cirrus (Federwolken), Cumulus (Haufenwolken), Nimbus (Regenwolke) und beobachten Sie die Milch in ihren Flaschen. Sie werden herausfinden, dass Nimbus die Haut ist, die die Milch bildet, und Cumulus das Fett ist, das sich in Butter verwandelt. Stratus (Schichtwolke) ist nichts anderes als das Caseinogen und Nimbus ist die Molke. Sie müssen in die Wolken schauen, um zu sehen, ob Ihre Milch halten wird – ob die Bazillen hineinkommen oder nicht.

Wissen Sie, auf diesem Wege muss man wieder lernen, eine Substanz zu sehen, weil Milch nicht aus Kohlenstoff, Wasserstoff, Sauerstoff und dergleichen aufgebaut wird. Milch besteht nur aus einer Sache – und das ist: Milch. Aber Milch zu untersuchen bedeutet nicht, alle Teile zu studieren. Milch studieren bedeutet Käse, Molke, Melken, atmosphärische Einflüsse usw. zu studieren, denn dann können Sie Milch verstehen.

Man sollte wieder ein Lied über Milch schreiben, denn Sie können sich nicht vorstellen, was für eine schöne Substanz sie ist. Es ist wahrlich ein Lied der ganzen Schöpfung. Es sind nicht die Minerale, Salze, Fette und sonstige Bestandteile, die den Säugling besser wachsen lassen, wenn er gestillt wird; die ganze Schöpfung strömt in der Milch in den Körper des Säuglings und das lässt das Baby wachsen.

Lassen Sie mich Ihnen vorlesen, was ein moderner Wissenschaftler in einem Buch über menschliche Physiologie sagt:

> Wir wissen sehr wenig über den Mechanismus der Milchabsonderung. Es scheint augenblicklich unmöglich zu sein, die sehr enge Anpassung zwischen der Tätigkeit der absondernden Zellen und dem Bedarf des Kindes oder jungen Tieres zu erklären.[10]

Diesen Bedarf wieder zu sehen, mag dem Bauern helfen, wenn er ihn erkennen kann. Ich will Ihnen nur ein Beispiel geben. Es gibt eine alte Erzählung, die von den Hirten in Australien erzählt wird. Sie sagen, dass die Kängurus nicht aus der Gebärmutter kommen, sondern dass sie an den Zitzen ihrer Mutter knospen. Die Wissenschaftler waren nun sehr erstaunt von dieser Idee und sie machten sich daran, diese sehr interessanten Tiere – die Kängurus – zu untersuchen und sie fanden Folgendes heraus. Die Kängurus erzeugen die Embryos in ihrer Gebärmutter, aber diese Embryos wachsen nur bis zur Größe von etwa einem Zentimeter. Wenn sie geboren sind, reicht die Mutter herunter mit ihren Lippen, nimmt sie hinauf und legt sie in ihre Tasche und in dieser Tasche presst sie die Lippen der Kleinen an die Zitzen, und die Lippen sind das größte Organ dieser Embryonen. Die Lippen wachsen dann um die Zitzen herum; sie formen eine Art von Plazenta und sechs Monate lang hängen die Embryonen an den Zitzen, während sie bis zur Reife wachsen. Und was tut die Milch? Stellen Sie sich diese Lippen vor und die Milch tropft fortwährend herab von den Zitzen in den Mund der Säuglinge. Diese Milchtropfen formen eine Art von Nabelschnur zwischen der Mutter und dem Kind!

Dies ist, was ein Arzt wissen sollte, aber vielleicht mag der Landwirt auch solche Gedanken aufnehmen.

Notizen des Gesprächs

Frage: Wenn der Säugling stirbt, was muss mit der Mutter getan werden?

Antwort: Sie können leicht eine gewisse Medizin geben und den milcherzeugenden Prozess über die Nieren nach draußen leiten. Einige Arten von Kräutern können dies leisten.

(Eine Frage wurde nicht notiert)

Blut enthält Eisen, Milch enthält Magnesium. Magnesium ist das kosmische Gegenstück zu Eisen. Es ist wichtig, dass man nur in Meteorgestein *reines* Magnesium findet. Es wird nicht auf der Erde gefunden, sondern dort, wo Meteore gefallen sind.

Frage: Was geschieht, wenn Milch pasteurisiert ist?

Antwort: Man nimmt die *gute Mumie* von der Kuhmilch fort, wenn man sie pasteurisiert und dann kommt die schlechte Mumie.

Die Kuh ist ein besonderes Tier in der Schöpfung. Alle Maße des Kosmos sind die gleichen in der Kuh. Wenn Sie die ätherischen Formen der Kuhmilch trinken, dann trinken Sie die Kraft des Kosmos. Wenn Sie Milch pasteurisieren, zerstören Sie diese Formen.

Frage: Schadet es der Milch, wenn sie gefroren wird?

Antwort: Ja, ich bin sicher, man zerstört die Form der ätherischen Kräfte, das Fett ist dann von Caseinogen umgeben und die ganze Zusammensetzung der Milch ist verändert.

Milchdiät ist gut für Geschwüre.

(Fragen wurden gestellt über den Gebrauch von Mistel und über Pflanzenmilch verglichen mit der Tiermilch.)

Antworten: Wir benutzen Mistel gegen Krebs. Alle Pflanzenmilche haben eine gewisse Verbindung mit dieser Milch – sie wirken mehr durch die Leber. Die Leber ist der einzige Ort, wo Fibrinogen und Caseinogen erzeugt werden.

(Eine Frage wurde gestellt über den Nutzen von Jod, um die Milcherzeugung bei Kühen zu steigern.)

Antwort: Milch wurde einst des Jods beraubt. Wenn sie jetzt Kühe mit Schilddrüsenpräparat füttern, haben Sie die beste Möglichkeit, die Milchproduktion für eine gewisse Zeit anzukurbeln, dann stirbt die Kuh. Was Jod in einem kurzen Zeitraum tut, das tun Ölkuchen auf längere Sicht. Die *Lecker* sind wirksam, weil sie Jod enthalten.

Lord Glentanar: Ich kann aus meiner eigenen Erfahrung zu diesem Thema sprechen, da ich sehr schuldig bin im Gebrauch dieser Dinge. Jahrelang gewann ich Preise – viele Pokale, usw. für hohen Milchertrag – und all meine Kühe starben.

(Es folgte ein Gespräch über den Mangel an Jod in Südamerika und seine Auswirkungen auf Kühe und Zucht.)

Herr Duffy: (befragt welche Dinge Zuchttieren gefüttert werden sollten) In diesen Zeiten (im Zweiten Weltkrieg) ist es sehr schwierig, richtig zu füttern, weil alles Korn von der Regierung gefordert wird, aber man sollte soviel wie möglich zurückbehalten, sogar, wenn es nur Spreu vom Weizen für die Zuchttiere ist. Ein Weg wäre, eine Mischung von Hafer, Gerste und Erbsen anzubauen. Es ist erlaubt, dies dem Bestand zu füttern. Silage ist schlecht in großen Mengen. Behalten Sie Silage, um Tiere zu mästen – Bullen usw.

K. König: Ja, heutzutage halten wir unsere Tiere in dunklen Ställen und wir füttern sie mit Nahrung, die im Dunkeln lagerte (Silage). So halten wir die Kühe von den Kräften des Lichts fern.

Mr. Duffy: Eines der erstaunlichsten Medikamente ist Silicea D7. Wenn ich sage, dass wir nie eine Kuh verloren haben, dann meine ich nicht, dass wir nie in Gefahr waren, eine zu verlieren, aber durch den Gebrauch von biologischen Medikamenten, war man in der Lage, sie zu retten. Sie können jetzt diese Medikamente von der Present Age Company erhalten, die sie jetzt herstellen, nachdem Weleda wegen Kriegsschwierigkeiten aufgehört hat, sie herzustellen.

Zweiter Vortrag

15. Oktober 1943 Abend

Meine Damen und Herren!

Heute Morgen haben wir versucht, ein kleines bisschen zu verstehen, was Milch ist und ich hoffe, Sie konnten sehen, wie ein archetypisches Phänomen wie die Milch nicht nur wirklich zu einem Verständnis der Natur führen kann; es kann uns wirklich in den Bereich der Evolution und der Schöpfung von Erde und Mensch führen. Ich folgte diesen Tatsachen, um zu versuchen, sie zu interpretieren. Man konnte wirklich in ein Verständnis hineinwachsen, das, wenigstens für mich, sehr interessant ist.

Wissen Sie, nun habe ich heute Morgen das Thema Milch gewählt, weil – nun, Sie sind Landwirte und Sie werden mit einer Substanz, mit einer biologischen Einheit wie Milch vertraut sein und heute Abend werde ich versuchen, wieder über diese Substanz Milch zu sprechen, aber aus einem anderen Blickwinkel, von einem unterschiedlichen Gesichtspunkt aus. Ich würde gern über Verdauung sprechen, und schließlich werden wir sehen müssen, dass das nichts anderes bedeutet, als die Einheit Milch von einem gewissen Standpunkt aus zu verstehen.

Die meisten von Ihnen kennen den letzten Vortrag aus der Reihe des *Landwirtschaftlichen Kurses*, den Rudolf Steiner 1924 hielt, und in diesem 8. Vortrag spricht Rudolf Steiner, und ich glaube es ist das erste Mal, über das menschliche Gehirn, und er zeigt in diesem Vortrag, dass es eine sehr interessante Verbindung gibt oder besser gesagt, eine tiefe Beziehung zwischen dem Gehirn, auf der einen Seite und dem Dung oder Fäkalien auf der anderen Seite gibt. Eine sehr überraschende Offenbarung. So überraschend, dass Rudolf Steiner dann sagt, dass Sie ein kleines bisschen verblüfft sein werden, dass das Gehirn nichts anderes ist als ein Dunggebilde.

Nun sagen Sie: Was bedeutet das? Es ist möglich, Schritt für Schritt zu verstehen, dass das Gehirn sozusagen ein Dunggebilde ist – dies zu verstehen für meine Aufgabe als Arzt, dies zu verstehen für den Menschen und die Tiere.[11]

Lange bevor er diese Reihe an Vorträgen für die Landwirte gab, hielt Rudolf Steiner eine Reihe von Vorträgen für Ärzte und enthüllte eine andere erstaunliche Tatsache, die, wie ich denke, man zusammen sehen muss mit der Tatsache, die Rudolf Steiner in dem *Landwirtschaftlichen Kurs* erwähnt:

> Und je mehr das Vorderhirn in der Tierreihe die Gestalt annimmt, welche es beim Menschen dann entwickelt, desto mehr gestaltet sich der Darm gerade nach der Seite hin aus, die zur Ablagerung der Nahrungsüberreste führt. Es ist ein inniger Zusammenhang zwischen der Darmbildung und der Gehirnbildung, und würde nicht im Laufe der Tierreihe Dickdarm, Blinddarm auftreten, so könnten auch nicht zuletzt denkende Menschen entstehen, physischer Natur, weil der Mensch sein Gehirn, sein Denkorgan auf Kosten, durchaus auf Kosten seiner Darmorgane hat. Und die Darmorgane sind die getreue Reversseite der Gehirnorgane.[12]

Dies sagt er, unter vielen anderen Dingen, aber ich war von dieser Bemerkung gepackt. Ich las es 1926 oder 1927, aber nachdem ich diese eine Anmerkung gelesen hatte, dachte ich, ob es nicht möglich wäre, schon einige Tatsachen zu finden, um diese Feststellung zu beweisen, die Rudolf Steiner gemacht hatte? Ein Jahr danach fand ich ein Schriftstück im *Archiv für Anatomie*, das 1927 veröffentlicht worden war. Dieses Schriftstück handelt von der Verbindung der Darm- und Gehirnstruktur im Menschen und in Tieren. Und da findet man wieder eine erstaunliche Tatsache von der Übereinstimmung zwischen Gehirn und Darm. Es ist in den letzten Abschnitten zusammengefasst. Ein gut bekannter Professor der Anatomie, er ist reiner Wissenschaftler, untersuchte Tatsachen und er nahm seine Schlüsse aus den Tatsachen und nicht von Hypothesen, ob diese Hypothese darwinistisch oder irgendeine andere ist. Er sagt:

> Zwischen der Anzahl der Darmwindungen und der Anzahl der Gehirnwindungen existiert ein seltsamer Parallelismus. Es ist eine niemals zu ergründende Tatsache, dass die Oberfläche des Gehirns um so mehr Windungen hat, je höher die Anzahl der Darmwindungen ist. Von Didelphys[13] bis hin zum Menschen wächst die Hirnrinde mehr und mehr kompliziert; dies kann nicht bezweifelt werden. Aber eine phylogenetische Entwicklung kann nicht verfolgt werden.[14]

Der Baum der Evolution kann nicht gefunden werden beim Studieren verschiedener Gehirne, soweit es die Wirbeltiere betrifft. Man findet, wenn man die reinen Tatsachen studiert, dass die Anzahl der Darmwindungen mit der Anzahl der Gehirnwindungen übereinstimmt. Wenn man dies in vielen Wirbeltieren findet, muss es einen Grund geben.

Nun nehmen Sie diese Tatsache und die Anmerkung Rudolf Steiners. Sie scheinen zusammenzuhängen mit Gehirn und Dung, die Funktion des Darms und die Windungen des Gehirns halten eine Art von Gleichgewicht zueinander. Was bedeutet das? Wenden Sie sich der menschlichen Physiologie zu und studieren Sie Fäkalien, untersuchen Sie, woraus Fäkalien bestehen und Sie werden mehr und mehr eine sehr interessante und erstaunliche Tatsache finden. Je mehr Sie untersuchen, desto überraschender wird diese Tatsache. Kein Laie kennt sie; sehr wenige Ärzte kennen sie, aber wir alle sollten sie kennen und sie wieder und wieder kennenlernen.

Die Fäkalien haben wenig mit Nahrungsresten zu tun, denn, ob wir essen oder hungern macht nur einen geringen Unterschied zur Menge oder dem Inhalt der Fäkalien. Ein Mensch, der zehn, zwölf, vierzehn oder sechzehn Tage hungert, hat lediglich eine etwas kleinere Menge an Fäkalien als jemand, der isst. Dies ist eine erstaunliche Tatsache. Das Essen wird vollständig abgebaut, deswegen finden sich kaum Nährstoffe in den Fäkalien; dies tritt eigentlich nur bei Krankheiten auf. In Prüfungen werden Sie niemals etwas über Fäkalien gefragt. Sie studieren es nicht als Student und nie als Arzt, aber Sie können es lesen in Starlings *Prinzipien der Menschlichen Physiologie.*[15] Starling schreibt:

> Im Menschen oder in Fleischfressern ist die Aufnahme der Bestandteile eines Mahls praktisch vollständig zu der Zeit, wenn die Nahrung am unteren Ende des Darms angekommen ist. Die Fäkalien rühren hauptsächlich nicht von der Nahrung her, sondern werden fast vollständig in der Speiseröhre selbst hervorgebracht. Dies zeigt sich durch die Tatsache, dass beim Analysieren der Fäkalien keine löslichen Kohlenhydrate oder Eiweiße, Eiweißstoffe, Magensäure oder Aminosäuren zu finden sind. Nach einem Essen von Fleisch zeigt die mikroskopische Untersuchung keine Spur von gestreiften Muskelfasern. Darüberhinaus formen Tiere in einem völligen Hungerzustand Fäkalien, die sich in der Zusammensetzung nicht unterscheiden von denen, die geformt werden nach dem Fressen, obwohl die Menge kleiner ist.

In einem Experiment isolierte Hermann[16] eine Schlaufe des Darms, fügte die Enden aneinander, sodass ein durchgehender Ring entstand. Die Weiterführung des Darms wurde wiederhergestellt, durch Zusammennähen der beiden freien Enden. Nach einigen Wochen wurde in der isolierten Schlaufe halbfestes Material, ähnlich den Fäkalien, gefunden. Dies ist ein sehr wichtiges Experiment.

Hier will ich die Verhältnisse der Bestandteile von Fäkalien geben:

- Wasser: 65 – 67 Prozent
- Stickstoff: 5 – 9 Prozent
- Äther Extrakt: 12 – 18 Prozent (so wurde der Fettgehalt bestimmt)
- Asche: 11 – 22 Prozent

Starling schreibt:

> Die materielle Grundlage von Fäkalien scheint weitgehend eingedickter Schleim, Galle und andere Sekrete, abgeschuppte Deckgewebszellen von der Darmwand und unzählige Bakterien, und meistens tot zu sein.

Dies ist nun eine andere Tatsache, die wir kennen sollten, dass der Dung, mehr oder weniger, oder besser gesagt die Erzeugung von Dung im menschlichen und tierischen Körper fast nichts oder nicht sehr viel mit der Nahrung zu tun hat. Natürlich, wenn unverdauliches Material in den Darm kommt, geht es in die Fäkalien und wir scheiden sicherlich mit den Fäkalien einiges an Knochen, Zellulose und dergleichen aus. Dieses Zeug ist etwas, was eben auch da ist. Das sind aber nicht Fäkalien, es ist ein kleiner Teil der Fäkalien.[17] Fäkalien werden nicht von der Nahrung geformt. Wovon werden sie geformt? Es kann nicht oder sollte nicht irgendetwas anderes sein als etwas, in der Innenseite des ganzen Darms Produziertes. Aber was ist die Innenseite des Darms? Wenn Sie die Hunderte an Experimenten studieren, die in Hinblick auf Verdauung und Stoffwechsel gemacht worden sind, werden Sie finden, dass wir nur in der Lage sind, Nahrung zu verdauen, weil der Darm eine ungeheure Menge an sogenannten Darmsäften produziert. Dieser Darmsaft wird im Mund erzeugt, im Magen, im Zwölffingerdarm, im Dünndarm, wie auch im Dickdarm. In der Gesamtheit des Darmtraktes gibt es Millionen von winzigen Drüsen und diese beginnen sofort, nach Einnahme der Nahrung diesen Darmsaft zu erzeugen.[18]

Sie müssen sich nun vorstellen, dass in dem Moment, wenn Sie Nahrung aufnehmen, wenn Sie hungrig sind oder wenn Sie nur einen hübsch gedeckten Tisch sehen, wenn Sie etwas Schönes riechen, der ganze Darmtrakt beginnt, diesen Saft zu erzeugen. Dieser Saft ist einer der wichtigsten Ausscheidungen, die unser Körper erzeugt, weil wir nur durch die Produktion dieses Saftes verdauen können. *Verdauen* ist ein Wort, aber was bedeutet es? Nehmen Sie zum Beispiel Milch auf, aber nicht durch den Mund beim Trinken, sondern füllen Sie Milch in eine Spritze und injizieren Sie sie direkt in den Blutkreislauf! Was geschieht? Wir entwickeln sehr hohes Fieber. Wir benutzen sogar Milch, um Temperaturen zu erhöhen.[19]

In dem Augenblick, in dem wir Milch direkt in unseren Blutkreislauf einbringen, müssen wir als biologische Entität die andere biologische Entität bekämpfen, die wir aufgenommen haben. Wir beginnen ziemlich heftig zu kämpfen und das Symptom dieses Kampfes ist das Fieber und die Höhe der Hitze zerstört die Milch. Danach ist unsere eigene biologische Entität wieder in Ordnung. Aber Sie müssen lernen zu verstehen, dass jede Art von Nahrung, die wir essen, Gift für die menschliche biologische Entität ist. Es ist Gift, weil es uns fremd ist, und Verdauung bedeutet nichts anderes, als unsere Feinde zu zerstören. Wir müssen diese fremden Substanzen physisch und chemisch in einfache Stücke zerlegen, und nur nachdem sie fast vollständig zerstört sind, sind wir wieder wir selbst. Sie wissen selbst, wie schwierig es ist, nach einer schweren Mahlzeit klar zu denken. Dies ist nichts anderes als der Ausdruck dafür, dass wir beschäftigt sind mit dem Kampf gegen unseren Feind Nahrung, und wir haben keine Möglichkeit, nach einem schweren

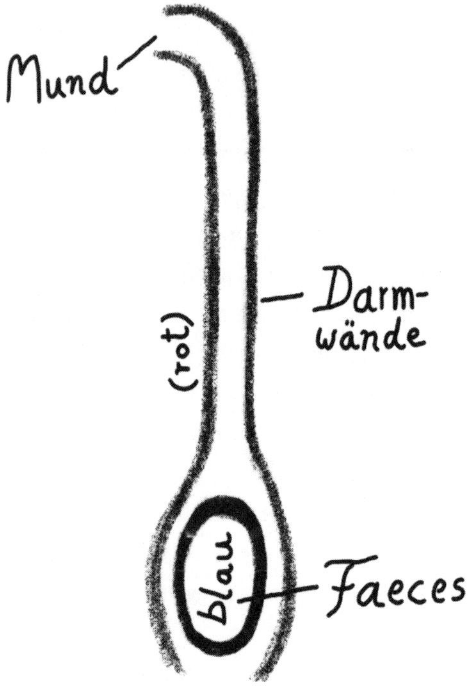

Essen, wieder ein schwieriges Problem zu lösen. Man muss noch mehr lernen, um zu verstehen, dass Verdauung ein Kampf gegen fremde Einheiten ist, sei es nun Kohl, Schweinefleisch oder Zucker; sie sind alle fremd für uns und dieser Kampf wird von dem Darmsaft ausgefochten und dieser ist das wahre Mittel, wodurch unsere biologische Entität die fremden Nahrungsstoffe zerstört.

Was bedeutet das alles? Stellen Sie sich vor, dass dies (zeichnet an die Tafel) unser Mund wäre – hier nehmen wir Nahrung auf, die allmählich hinunter zu den Wänden des Dünndarms gelangt.

Sobald wir Nahrung aufnehmen, beginnen wir diesen Saft zu produzieren; wir erzeugen ihn bereits in unserem Mund durch die Speicheldrüsen, dann im Magen, dann im Zwölffingerdarm und dann im Dünn-

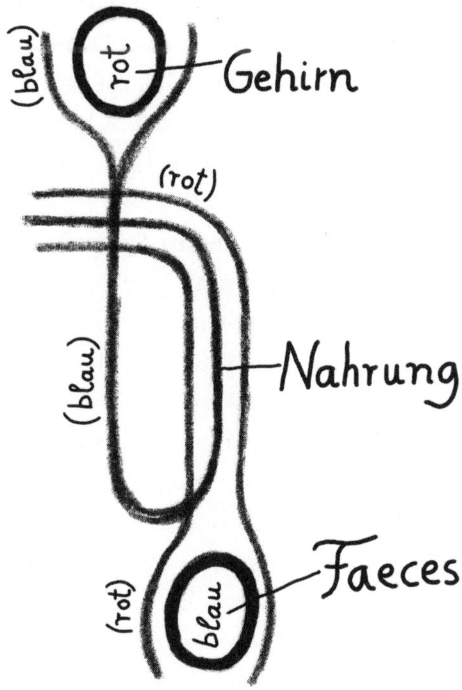

darm. Fäkalien sind nichts anderes als das Produkt der verschiedenen Säfte des Darmtrakts. Ob dieser Saft von der Bauchspeicheldrüse, der Leber oder von irgendwo anders zur Darmwand gelangt, das Meiste von dem, was in diesem Saft enthalten ist, wird dann ausgeschieden. Das ist sehr wertvoll zu wissen, aber gewöhnen Sie sich bitte vielleicht erst an die Theorie, dass die Fäkalien fast nichts anderes sind als das Produkt des Darmsaftes. Sie haben nichts mit unserer Nahrung zu tun.

Dazu stelle ich nun eine andere von Rudolf Steiners Aussagen.[20] Er spricht in einer sehr klaren Weise über die Struktur unseres Gehirns und er nennt es das einzige Organ in unserem Körper, dass wirklich, in Hinsicht auf seine Substanz, von der Nahrung aufgebaut wird, die wir zu uns nehmen. Alles andere, unsere Muskeln, unsere Knochen, alle

Organe werden überhaupt nicht von der Substanz aufgebaut, die wir als unsere Nahrung zu uns nehmen. Das einzige Organ, das diese Substanzen gebrauchen kann, ist unser Gehirn. Ich möchte die folgende Zeichnung (s. S. 145) machen: hier haben Sie die Nahrung, durch eine blaue Linie dargestellt, die das Gehirn formt. Wir können sagen:

Wie in dem Prozess der Abscheidung entsteht etwas anderes aus unserer Nahrung, und das ist das Gehirn. Wie im Spiegelbild dazu werden die eigentlichen Fäkalien von dem Darmsaft gebildet – aus diesem Saft setzt sich etwas ab und das sind die Fäkalien.

Auf der anderen Seite haben wir die Aufnahme der Substanzen und was sich da absetzt ist das Gehirn. Wissen Sie, diese beiden Substanzen, das Gehirn und die Fäkalien werden wohl dadurch einen gewissen Zusammenhang haben. Wie ist es nun möglich, dass der Nahrungsstrom das Gehirn erreicht? Wie das möglich ist, weiß niemand. Man hat einige Ideen dazu; sowohl die Wissenschaft, als auch die Anthroposophie. Berücksichtigt man Tatsachen, Versuche und Rückschlüsse aus diesen Versuchen, könnte man heute sagen, dass die Wand des Darmtraktes, des Dünn- wie auch des Dickdarms, die Schwelle ist, durch welche nichts in diese Richtung (roter Pfeil) hindurch kann. Es scheint nicht möglich zu sein, wenn der Darm in einem gesunden Zustand ist, dass irgendeine Art von Substanz in der Lage wäre, durch den Darm hindurchzukommen. Wenn Sie die histologische Struktur der Darmwand ein bisschen untersuchen, dann finden Sie Abertausendende von Zotten. Diese winzig kleinen Zotten reichen in die Innenseite des Darms. Heute glaubt man in der Wissenschaft das Folgende: die Nahrung, die aufgenommen wird, die durch den Darmsaft aufgebrochen und zerstört wird – und dieser Saft wird in den Millionen von Darmdrüsen produziert – diese Nahrung wird durch die Aktivität der Zotten absorbiert, gelangt durch die Darmwand und tritt in den Lymphstrom ein.

Mit dem Lymphstrom erreicht ein Teil davon den Blutkreislauf. Die Nahrung innerhalb der Darmwand wird *Speisebrei* genannt und der jenseits davon *Milchsaft der Lymphe.*

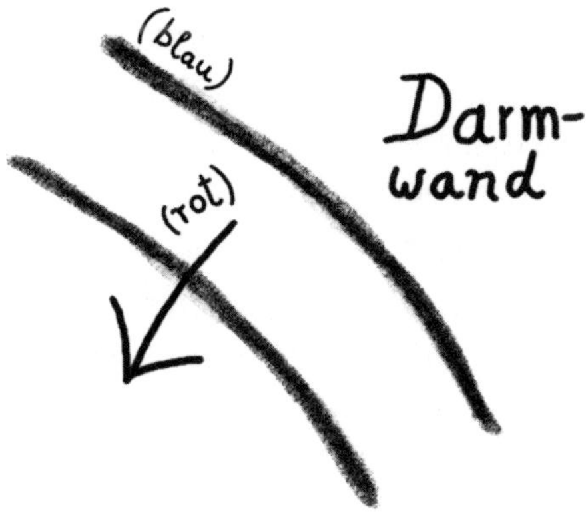

Nun denken Sie wieder an einen natürlichen Prozess. Diese Zotten schwimmen in dem Darmsaft, vermischt mit den ganzen Substanzen, in welche die Nahrung verwandelt worden ist. Was tun die Zotten eigentlich? Sie führen eine Art von saugendem Vorgang aus; sie saugen den Speisebrei auf. Haben Sie jemals einen Säugling an der Mutterbrust saugen sehen oder ein Kalb am Euter einer Kuh? Die Darmwand ist wie Tausende oder Millionen von kleinen Eutern. Nimmt nun das Euter etwas vom Kalb oder das Kalb vom Euter? Die Vorstellung der Wissenschaft heute ist in Hinblick auf die Zotten in den Därmen so, als ob man sagen würde, dass das Euter vom Kalb saugt. Dies geschieht sicherlich nicht. Aber die Frage ist: Auf welchem Wege wird die Nahrung aus dem Darm genommen? Das Problem ist: Wie ist es möglich, dass Nahrung, die aufgenommen wurde, durch die Darmwand hindurch geht, falls sie überhaupt durch die Darmwand geht?

Wissen Sie, wenn Sie die Lymphe hinter den Darmwänden untersuchen und den Blutstrom nach der Einnahme einer Mahlzeit, dann finden sie kein Eiweiß darin. Es gibt keinen Anstieg von Protein, keinen Anstieg an Zucker, keinen von Kohlehydraten in der Lymphe und dem Blutstrom rund um die Darmwand. Sie können dies im Menschen, wie im Tier feststellen. Es gibt nur eine Substanz, die in erhöhten Maße gefunden wird; und das ist Fett. Es gibt nichts an Eiweiß oder Kohlenhydraten; aber man hat in diesen Zotten *kein* Fettkügelchen gefunden. Man hat die Darmwand Hunderte und Tausende von Malen mikroskopisch untersucht, nie war ein Tropfen von Fett gefunden worden, aber dahinter gab es Fett und davor war Fett und alles andere.[21]

Dies weist auf eine *Neubildung der Substanz hin.*

Wenn nun jemand nicht ein Professor der Physiologie ist, aber soweit seinen gesunden Menschenverstand behalten hat, kann er zu einer gewissen Idee kommen. Hier ist etwas, das in der Zwischenwand nicht gefunden werden kann. Wie kam es von der einen auf die andere Seite? Vielleicht gibt es einen Weg des Transports, den wir noch nicht kennen, noch nicht denken können? Es muss eine Art von Transport geben, die wirkt und welche das ist, kann ich nur auf folgende Art beschreiben: *Materie wird völlig im Darmtrakt aufgelöst und wird auf der anderen Seite des Darmtrakts neu geschaffen;* und so stellt die Darmwand eine regelrechte Wand dar. Es gibt keinen Weg im dreidimensionalen Raum, der ein möglicher Transportweg wäre. Es wird jede Substanz: Zucker, Kohlenhydrate, und so weiter in einen ätherischen Zustand versetzt und fällt auf der anderen Seite wieder in einen physischen Zustand. Wenn wir Kohlenhydrate einnehmen, müssen wir die lebende Substanz der Kohlenhydrate zerstören. Sie zu essen bedeutet, die Kohlenhydrate in eine sehr einfache Substanz aufzulösen. Wir müssen nun diese Substanz wieder nehmen und sie mit unseren eigenen ätherischen Kräften füllen; diese Substanz mit unserem eigenen lebenden Ätherleib durchdringen. Dieser Prozess besteht darin, die Substanz auf die andere Seite zu heben, sie herunter zu lassen auf der anderen Seite des Darmkanals. Sie müssen über eine Mauer klettern, um zu verstehen, was mit der Nahrung geschieht von innerhalb nach außerhalb des Darms. Dass die Nahrung eine Wand zu übersteigen hat, bedeutet, dass sie aus einem physischen Zustand in einen ätherischen und wieder in den physischen Zustand hinabsteigt.

Jenseits der Darmwand ist der Lymphstrom wieder mit fettigen Substanzen, mit Eiweiß und Mineralstoffen angefüllt, sie steigen auf, um das Gehirn mit zu ernähren, aber sie füttern nichts anderes in unserem Körper. Unser Gehirn wird geformt aus der Substanz, die unsere eigene Substanz geworden ist, eben weil sie sich jenseits des Darms befindet. Dies ist also nun Substanz unserer eigenen biologischen Entität: Mensch.

Wissen Sie, ich sprach über Milch und erzählte Ihnen heute Morgen etwas über das Wesen der Milch, aber von der Milch, von der zwei Produkte herkommen; das eine ist Butter und das andere ist Käse. Ich werde Ihnen nichts über die Herstellung von Butter und Käse erzählen. Sie wissen das sicherlich besser als ich. Aber nehmen Sie wieder Käse und untersuchen Sie diese Entität, diese biologische Entität. Was ist sie? Wenn Sie Butter essen und wenn Sie Käse essen, dann haben Sie zwei verschiedene Empfindungen. Sie haben ganz verschiedene Erlebnisse, obwohl beide Substanzen von Milch herrühren. Auf der einen Seite versammeln sich durch einen mehr oder weniger *ruhigen* Vorgang die Fettsubstanzen der Milch und klumpen durch eine gewisse rhythmische Bewegung, die mit ihr geschieht; am Ende haben wir Butter und das Serum der Milch fließt heraus. Butter ist eine Zusammensetzung aus all diesen fettigen Tropfen, die die Milch zu einer undurchsichtigen Flüssigkeit machen; das Serum fließt ab. Mit Käse ist das etwas anderes. Um Käse herzustellen, muss man eine Substanz dazugeben, die aus Tiermägen stammt, das Lab. Sie müssen etwas dazugeben, das Teil des Darmsaftes ist, und dieser besondere Teil des Darmsaftes wirkt auf gewisse Eiweiße, und das Kasein klumpt zusammen, und dieser Vorgang, den das Kasein durchläuft, nimmt die Fettpartikel mit sich, und so entsteht Käse mit mehr oder weniger viel Fett. Kasein in der Milch ist dieselbe Substanz, die in unserem Blut das Fibrinogen ist, und diese kaseinoge Substanz wird aus der Milch gewonnen dadurch, dass Darmsaft hinzugefügt wird.

Bei der Butter haben Sie die ruhige und rhythmisch hervorgebrachte Substanz, aber in Käse haben Sie etwas, das durch einen Prozess hindurchgeht, der wie das Verdauen im Darm ist. Es gibt gewisse Käsesorten, bei denen man sogar noch diesen Zusammenhang riechen kann. Glauben Sie nicht, dass ich etwas gegen diesen Käse habe! Ich mag ihn sehr gern, kann aber eine gewisse Ähnlichkeit nicht absprechen.

Ich meine zwar, dass das Folgende korrekt ist, aber Sie können es zunächst einfach als eine *Hypothese* nehmen. Sie wissen, dass die gegessene Nahrung sich mit dem Saft des Darmtrakts vermischt. Diese Darmmischung ist auch Milch und nichts anderes, und wenn sie sie sehen und in Ihren Händen halten, fühlen Sie, dass es Milch ist, die dort laufend dadurch geschaffen wird, dass die Natursubstanzen der Nahrung und menschlicher Darmsaft sich miteinander vermischt haben. Zwei Welten sind vermischt; die Menschenwelt durch den Saft des Darmtrakts und die Nahrung, die wir aus dem Pflanzenreich nehmen. Diese Milch macht in unserem eigenen Körper dieselben zwei Vorgänge durch, die entstehen, wenn wir Käse und Butter aus gewöhnlicher Milch herstellen.

Unser Gehirn besteht aus nichts anderem als aus fettigen Substanzen, und ich erinnere mich – ich weiß nicht, ob es hier zu Lande auch so ist – vor vielen Jahren, als ich noch Junge war, brachten die Bauern ihre Butter nach Wien und jedes Stück hatte die Form einer Walnuss und es war wunderschön anzusehen, wie sie in dieser Form aussah. Es war die Form einer Walnuss – ich kann es noch vor mir sehen und weiß auch noch, was ich empfand, als ich diese Butter sah. Ich hatte dasselbe Gefühl, als ich später in Strindbergs *Blaubuch*[22] über die Verbindung zwischen der Walnuss und dem Gehirn las. Strindberg hat in einer sehr innerlichen Weise den Zusammenhang zwischen der Walnuss und dem Gehirn beschreiben. Die Substanz unseres Gehirns, so wie Rudolf Steiner es definiert hat, ist nichts als eine Art Butter, gebildet aus der Mischung von Darmsaft und Nahrung, und Abscheidung ist nichts als eine Art Käse. Sie haben vielleicht auch schon mal einen solchen Käse gegessen, dem man diesen Zusammenhang anmerkte – trotzdem schmeckte er doch gut. Aber untersuchen Sie diese Dinge von der Seite des Geruchs und des Geschmacks her und erfassen Sie die Empfindung, und Sie werden lernen, sie zu verstehen. Sie haben nicht nur Milch, die in den Brüsten produziert wird, es gibt auch Milch, die im Dünndarm hervorgebracht wird und diese Milch geht weiter und Sie werden verstehen, warum Rudolf Steiner sagt, dass das Gehirn eine Art von Fäkalien ist, in dem der ganze Aufbau nicht zu einem Ende gekommen ist. Käse und Butter, Abscheidung und Gehirn, sie beide kommen von diesem Ernährungsstrom her. Wir werden morgen, im dritten Vortrag dieser Reihe, über den kosmischen Ernährungsstrom sprechen.

Dritter Vortrag

17. Oktober 1943

Meine Damen und Herren!

Am Freitagabend wagte ich, und ich hoffe nicht völlig umsonst, über den sogenannten Ernährungsstrom zu sprechen und ich habe versucht, Ihnen zu zeigen, dass man die Darmwand, besonders im Menschen – nicht so gänzlich bei Tieren – als eine wirkliche Schwelle betrachten muss, und dass kaum irgendeine Nahrung, ob zerstört oder nicht, durch diese Darmwand geht. Den ganzen Vorgang der Verdauung und des Stoffwechsels kann man sich so vorstellen, dass auf der einen Seite Nahrung nahezu völlig aufgebrochen wird und auf der anderen Seite, jenseits der Darmwand, wird die Nahrung wiederaufgebaut. Aber aufgebaut aus einer ganz anderen Quelle: wiederaufgebaut von den ätherischen Kräften, die herunter wirken bis in physische Substanz.

Ich habe auch versucht Ihnen zu zeigen, dass einerseits die Fäkalien, andererseits das Gehirn das Resultat dieses ganzen Prozesses sind. Um uns alle wieder daran zu erinnern, wiederhole ich die Zeichnungen, die ich machte.

Hier ist der Ernährungsstrom, der dort in die Milch des Verdauungsorganismus aufgelöst wird, und hier, jenseits der Darmwand, ist der

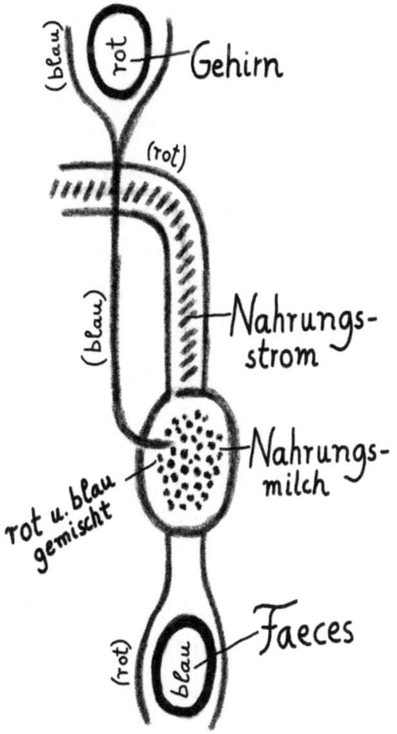

substantielle Ernährungsstrom, der als fette Substanz aufgebaut werden muss, die das Gehirn ernähren wird. Wir zeigen dies hier auf (der blaue Strom nach oben in der Zeichnung); auf der anderen Seite sehen wir den Magen- und Darmsaft und wie dieser Saft wirklich all die fetten und anderen Substanzen auflöst und zusammen mit der aufgebrochenen und aufgelösten Nahrung die Darmmilch formt, die Ernährungsmilch. (Der rote Strom nach unten.) Das Ergebnis – und nun meine ich das physische Ergebnis – dieses Darmsaftes sind die Fäkalien, und wir haben gesehen, dass zwei Substanzen entstehen, die sich sehr ähnlich sind. Einerseits entstehen aus dieser Ernährungsmilch die Fäkalien, die wir mit dem *Käse* verglichen haben, und auf der anderen Seite das Gehirn, die

Butter aus dieser Milch der Ernährung. Und dann begann die Diskussion und wir konnten sehen, wie schwierig es ist, diese Dinge zu begreifen; sie zu verstehen; anfänglich zu verstehen, dass die Fäkalien wenig mit der Nahrungsaufnahme zu tun haben, aber dass auf der anderen Seite das Gehirn viel zu tun hat mit der wirklichen, physischen Aufnahme von Nahrung. Die Fäkalien sind größtenteils das Ergebnis aus diesem Magen- und Darmsaft und es gibt kaum eine andere Quelle dafür.

Es gibt nun noch eine Frage und die ist: Wo kommt dieser spezielle und sonderbare Darmsaft her? Wir wissen, dass der Darmsaft von den Drüsen ausgeschieden wird, die die ganze Wand des Dünn-, wie auch des Dickdarms auskleiden, aber was lässt diesen Saft fließen? Ist etwas über diesen Saft bekannt?

An dieser Stelle muss ich den Namen eines sehr großen Wissenschaftlers erwähnen, der wirklich das erste Loch in die hartnäckigen Köpfe der Physiologen geklopft hat, indem er zeigte, dass Verdauung und Stoffwechsel viel mehr mit dem ganzen Menschen verbunden sind, als irgendjemand vorher in der Welt der Wissenschaft gedacht hatte. Dieser Mann ist der russische Physiologe Ivan Petrovich Pawlow. Er starb 1936 als alter Mann. Im ersten Teil seines Lebens unternahm er Tausende von meist genialen Versuchen, um zu zeigen, dass der Fluss des Darm- und Magensaftes nicht nur etwas ist, was in unserem Körper als chemische oder physikalische Reaktion stattfindet, sondern dass dieser Fluss des Darmsaftes sogar ohne Nahrung hervorgebracht wird. Professor Pawlow konnte durch seine Versuche zeigen, dass eine unglaubliche Intelligenz, eine Weisheit in unserem Körper wirkt, weil diese Magen- und Darmsäfte und sogar die Säfte der Speicheldrüsen genau zu der Nahrung passen, die wir jeweils essen. Es ist zum Beispiel so, dass die Speicheldrüsen eine ganz spezifische Substanz ausscheiden, je nach dem, was wir essen: ob es Fleisch, Süßes, Würziges ist. Die Zusammensetzung des Saftes ist völlig der Nahrung angepasst, die wir zu uns nehmen.

Für diese Experimente fütterte Pawlow Tausende von Hunden,

Katzen und Mäuse, und konnte es dadurch zeigen. Er konnte unter anderem demonstrieren, dass sogar beim Sehen der Nahrung und nicht beim Essen oder beim Kosten davon, der ganze Darmtrakt seinen spezifischen Saft ausscheidet.

Er machte die folgenden Experimente: er durchschnitt die Speiseröhre eines Hundes und nähte das obere Ende in die Haut, sodass keine Nahrung jemals in den Magen gelangen konnte. Dann ließ er den Hund fressen und die Nahrung kam aus dem Loch in der Speiseröhre. Er machte eine andere Operation an diesem Hund, um den ausgeschütteten Magensaft zu bekommen. Obwohl keine Art von Nahrung den Magen erreichte, waren doch die Säfte aus Magen und Darm genau gemäß der Substanz aufgebaut, die der Hund verschlungen hatte. Sie sehen, es muss etwas sehr Weises wirken, das in der Lage ist, nicht nur die Qualität der Nahrung zu beurteilen, sondern die ausgeschiedenen Säfte der Qualität gemäß aufzubauen.

Pawlow spricht über Nerven, Reflexe und dergleichen; das sind seine Theorien. Was wir sehen können, sind Tatsachen, die wir auf folgende Art beschreiben können: die großen und kleineren Drüsen in unserem Körper: die Bauchspeicheldrüse, die Galle und die Drüsen, die die Darmwand auskleiden, sie bilden eine Art von sehr, sehr intelligenten, sehr weisen Richtern und jegliche Art von Nahrung, die wir zu uns nehmen, wird von diesen Chemikern oder Alchemisten beurteilt, entsprechend der Qualität der Nahrung.

Die Nahrung wird beurteilt bis zum letzten bisschen nach ihrer Menge und ihren Eigenschaften. Nach diesem Urteil werden die Ausscheidungen aller Darmdrüsen ausgerichtet. Nun stellen Sie sich vor, was es bedeutet, dass wir völlig unbewusst, vollständig im Dunkel unserer Sinne, etwas tragen, das man einen Richter nennen kann – nennen Sie es wie Sie wollen, aber man muss wissen, dass es so etwas gibt – und dieses *Etwas* beurteilt die Nahrung und gemäß dieses Urteils lässt dieser Richter den Magensaft sofort fließen.

Pawlow konnte zeigen, dass unsere Sinnesorgane auch mit der Einnahme der Nahrung zu tun haben. Er machte folgende Versuche: er trainierte Hunde, nur zu fressen, wenn eine Klingel läutete oder gewisse Farben in dem Raum erschienen, wo sie gehalten wurden. Nachdem die Hunde trainiert worden waren, verursachte das Klingeln der Glocke den Fluss des Magensafts, sogar ohne dass Nahrung gegeben worden war. Dies zeigt, dass sogar etwas, das unsere Sinnesorgane reizt, ein Klang, eine gewisse Farbe, ein gewisser Geruch, die Magensäfte fließen lässt. Dies ist sehr wichtig, aber nicht um eine neue Hypothese zu entwickeln, wie Pawlow es tat, sondern das Wunderbare dieser Tatsachen zu sehen und zu lernen, dass unser ganzer Organismus mit unserer Verdauung verbunden ist. Wir können nicht verstehen, was Verdauung ist, wenn wir nicht lernen, diese Tatsachen zu berücksichtigen.

Auf der einen Seite gibt es all diese pawlowschen Versuche, aber es gibt noch eine andere Tatsache, die in den zwanziger Jahren dieses Jahrhunderts die Gemüter der Menschen erregte. Und dies war kein wissenschaftliches Experiment, sondern ein religiöses, das von fast jedem, der es wollte, beobachtet werden konnte. Dieser Versuch wurde von einer Frau aus Bayern, der sogenannten Teresa von Konnersreuth, vorgeführt.[23] Sie war eine Bauerstochter in einem sehr kleinen Dorf in Bayern und sie entwickelte *Visionen* über Christus; Visionen über das Leben und den Tod Christi. Sie war in der Lage, sich an diese Visionen zu erinnern und war sogar stigmatisiert.

Nachdem sie diese Visionen eine Zeit lang hatte, begann sie zu fasten, weil sie keine Nahrung mehr vertragen konnte und sie fastete völlig. Die einzige Nahrung, die sie zu sich nahm, war die heilige Hostie sonntags. Sie wurde nicht schwach durch das Fasten; sie tat sogar die gewohnte Hausarbeit und arbeitete auf dem Land. Sie hatte normale Ausscheidungen und ließ einige Male am Tage Wasser, obwohl sie weder Nahrung, noch Wasser oder Flüssigkeit zu sich nahm. Dies war kein Schwindel, sondern ein religiöser Versuch, der in einem demütigen, einfachen Menschen stattfand. Diese besondere Persönlichkeit konnte ein recht normales Leben leben, aber ohne zu essen. Was bedeutet das?

Das Experiment Pawlows einerseits, und dieser religiöse Versuch von Teresa von Konnersreuth, beide zeigen uns, dass es eine andere Quelle geben muss, den Körper lebendig zu halten. Vielleicht eine andere Möglichkeit, Stoffwechsel und Verdauung zu verstehen, als sie uns von der Wissenschaft gelehrt wird.[24]

Betrachten Sie den Magensaft und den Speichel und Sie können wirklich beginnen zu verstehen, dass der präzise Richter in uns lebt, dieser intelligente Sinn, der unsere Drüsen beherrscht. Was bedeutet es aber? Sie können noch mehr darüber verstehen, wenn Sie bedenken, was Rudolf Steiner uns über den sogenannten kosmischen Ernährungsstrom gesagt hat. Ich werde nun versuchen, Ihnen darüber etwas zu erzählen.

In seinen zwei letzten Lebensjahren erzählte uns Rudolf Steiner immer mehr in einer klaren und überzeugenden Art über diesen kosmischen Ernährungsstrom. Es ist so, dass unsere Sinnesorgane, unser Kopf, sogar unsere Haut und unsere Haare nicht nur das sind, was sie zu sein scheinen. Mit dem Licht der Sonne, mit der Wärme, mit unseren Sinneswahrnehmungen, erhalten wir nicht nur die Möglichkeit, die Außenwelt zu sehen, zu hören, zu schmecken. Wir empfangen auch durch diese Sinnesorgane eine gewisses Maß an Lebenskräften, ätherischen Kräften. Wärme, Licht, Ton und Leben strömen als Kräfte durch die Sinnesorgane in unseren Leib. Rudolf Steiner gibt in einem seiner Vortragskurse eine exzellente Beschreibung, wie diese Kräfte in uns hineinströmen. Ich möchte nicht in Einzelheiten gehen, ich möchte Ihnen nur ein Bild geben, das Sie betrachten können.

Rudolf Steiner beschreibt, wie dieser kosmische Ernährungsstrom fortwährend in unsere Sinnesorgane fließt, aber nicht gleichmäßig zu jeder Zeit. Von den Sinnesorganen, den Augen, Ohren, Nase, Mund und so weiter, strömt er hinunter in das Innere unseres Körpers. Durch diesen kosmischen Ernährungsstrom werden unsere Organe, unser Gewebe, unsere Zellen aufgebaut, weil diese ätherischen Kräfte die wirkliche und eigentliche Quelle, die wahre Nahrung unseres Körpers sind. Wenn dies so ist, dann erhebt sich die Frage: Warum essen wir überhaupt? Wenn wir diesen kosmischen Ernährungsstrom haben und er uns nährt, warum hängen wir so sehr von der Menge und der Qualität der Nahrung ab, die wir zu uns nehmen? Es gibt eine Antwort hierzu: Der kosmische Ernähungsstrom fließt nicht ständig im selben Maße; er fließt in folgender Weise; und dazu würde ich Ihnen gern wieder ein Bild geben. Stellen Sie sich bitte ein glimmendes Feuer in einem Kamin vor – nur glimmend, glühend nichts weiter – und dann stellen Sie sich vor, dass Sie etwas Holz auf diese glimmende Glut legen. Das Feuer flammt auf und zerstört das Holz, das Sie hineingeworfen haben. Dasselbe sollten wir uns bei dem kosmischen Ernährungsstrom und dem Verdauungsvorgang vorstellen.

Wir wissen, dass eine gewisses Maß an Wärme immer um unseren Kopf herum ist. Dieser Strahl von Wärme um unseren Kopf, dieses glimmende Feuer tragen wir mit uns. Dieses glimmende Feuer beginnt zu glühen und zu brennen, wenn wir Fieber bekommen. Dieses Feuer, diese glimmende Wärme um unseren Kopf beginnt dann aufzuflammen, aber es flammt auch in dem Augenblick auf, wenn wir zu essen beginnen, aber anders als wenn wir Fieber haben. Es brennt solchermaßen, dass durch das flammende Glühen, das um unseren Kopf erscheint, der kosmische Ernährungsstrom viel größer und stärker in unsere Sinnesorgane strömt.

Von den Sinnesorganen strömen somit die ätherischen Kräfte des Lichtes, des Tons, der Wärme und des Lebens herab, aber auf einer anderen Ebene, wie parallel zu der einströmenden Nahrung. Der irdische Ernährungsstrom, der hinunterfließt und der kosmische Ernährungsstrom, der über den Kopf und die Sinnesorgane eintritt, diese beiden Ströme werden immer materieller und – stellen Sie sich die Wolken vor, von denen Dr. Lehrs sprach – eine gewisse Art von Regen beginnt sich aus diesen Wolken zu formen. Dieser Regen wird immer mächtiger und wird zu nichts anderem als zum Fluss des Darm- und Magensaftes. Der kosmische Ernährungsstrom kann gemessen werden an der Qualität der beiden Säfte. Dieser Saft ist nichts anderes als das Produkt der strömenden ätherischen Kräfte. Sie strömen durch die Magen- und Darmdrüsen und diese ätherischen Kräfte sind sicherlich das, was wir den *Richter* nennen müssten. Dieses *Etwas*, das wirklich die Qualität und die Menge der Nahrung, die wir essen, beurteilt – dieser kosmische Ernährungsstrom – ist in höchstem Maße intelligent. Diese ätherischen Kräfte reagieren direkt auf die Nahrungsaufnahme; sie müssen ja nicht in dem Sinne die Materie betrachten, um in der Lage zu sein, sie zu beurteilen; es geht nicht um einen rationalen Vorgang. Die strahlende Vernunft der ätherischen Kräfte verwandelt sich sofort in einen Regen im Darmtrakt.

Dieser Regen fällt auch außerhalb der Wände des Darmtrakts herab. Es gibt ein großes Meer oder einen See, in den dieser Regen strömt und das ist die gesamte Lymphorganisation unseres Körpers. All die Lymphgefäße mit der Lymphflüssigkeit sind nichts anderes als ein Auffangreservoir, in welches die ätherischen Kräfte dieses Regens der strahlenden ätherischen Kräfte herabfallen. Innerhalb der Lymphgefäße ändert sich dieser Regen in physische Materie, wenn er sich in den Darmsaft verwandelt innerhalb der Grenzen der Darmwände. Dieser kosmische Strom geht durch die gesamte Organisation herunter in den Unterleib und dort teilt er sich einerseits in den Lymphstrom und andrerseits wird er zum Regen, der herabfällt in den Darmtrakt, und nichts anderes ist als der Darmsaft.

Am Freitagabend sagten wir, dass das Ergebnis des Darmsaftes die Fäkalien sind und wir haben nun versucht zu verstehen, dass der gesamte Magen- und Darmsaft der Regen ist, der herunterkommt aus dem kosmischen Ernährungsstrom. Abschließend: der Dung ist nichts anderes als das letzte Ergebnis des kosmischen Ernährungsstroms und Sie werden verstehen, welche Qualität, welche Kraft und ätherische Substanz Sie in dem Dung finden und warum Dung so unbedingt wichtig ist für unsere Arbeit (in der Landwirtschaft). *Der Dung ist nichts anderes als das letzte Ergebnis des kosmischen Ernährungsstroms.* Es ist nicht eine physisch und chemisch veränderte Ernährung, sondern eine aus dem kosmischen Ernährungsstrom heraus geschaffene Materie.

Kosmische und physische Kräfte haben sich vereint, um die Darmmilch aufzubauen. Ist es nun möglich, ein Bild für das zu finden, was wir versucht haben zu beschreiben? Die Natur hat uns solch ein Bild gegeben, um uns darauf aufmerksam zu machen, uns zu zeigen, dass es nicht nur physische, sondern auch kosmische Ernährung gibt. Sie als Landwirte sind sehr verbunden mit diesem natürlichen Bild des kosmischen und des physischen Ernährungsstroms. Wenn wir die Wiederkäuer studieren, dann haben Sie in dieser Tiergruppe zwei Typen, die sehr eng miteinander verbunden sind, die Horntiere und die Hirsche. Wenn Sie zwei typische Arten dieser Familien anschauen, das Wild in den Wäldern und die Kuh im Stall und auf der Weide, werden Sie feststellen, dass sie zwei Arten von Hörnern haben. Die Kühe haben einfache Hörner und das Wild hat Geweihe. Zwischen diesen beiden Arten besteht ein großer Unterschied. Diese beiden Arten anatomischer Struktur sind wahrhaftig direkte Gegensätze. Sie wissen, dass die Hörner wirklich aus Haut geformt sind, wogegen das Geweih aus Knochen besteht. Das Geweih ist Teil des Skeletts, die Hörner Teil der Haut.[25]

Wenn Sie sich den Kopf der Kuh vorstellen und das Wachstum des Horns verfolgen, dann werden Sie sehen, dass es ein sehr langsamer Prozess ist. Die Haut schiebt sich höher und höher hinauf und das Horn erscheint immer mehr. Harte, alte Substanz entwickelt sich bis das Horn geformt ist und es bleibt dort ein Leben lang. Auf der anderen Seite haben Sie das Geweih und wenn Sie das Wachstum, die Entwicklung des Geweihs verfolgen, dann werden Sie sehen, dass dieser Vorgang kein langsamer ist, der in allmählichen Schritten, sich vollzieht, sondern es ist eine Art von schnellem Feuer-Vorgang. Stellen Sie sich den Schädel des Hirsches vor; plötzlich bricht der Knochen durch, durchsticht die Haut und beginnt für eine kurze Zeit zu wachsen, von der Innenseite des Organismus wendet sich das Skelett nach außen. Während das Horn eine Erweiterung der Haut – ein langsamer Prozess – ist, lassen im Geweih die Macht des Blutes und des Feuers den Knochen herauswachsen. Das Geweih ist auch umgeben und wird hervorgebracht, aufgebaut von einer großen Menge Blut. Nun stellen Sie sich den wilden Hirsch vor, wie er durch den Wald rennt, mit seinem Geweih die Atmosphäre durchsuchend, und dagegen die ruhig grasende Kuh mit ihrem Horn: stellen Sie sich diese beiden Arten von Tieren vor. Denken Sie sich die Kuh, die wieder und wieder verdaut und dann den Hirsch.

Während der letzten zwanzig Jahre sind gewisse Untersuchungen gemacht worden über die embryonale Entwicklung von jungen Hirschen. Nachdem das Ei so ungefähr im Oktober befruchtet worden ist, wächst es für ungefähr zehn Tage und dann hört das Embryo auf zu wachsen. Zu einem bestimmten Datum im Jahr, so gegen den 24. oder 25. Dezember beginnt der ganze embryonale Prozess wieder von Neuem. Was bedeutet das? Es zeigt, dass der Hirsch mit seinem Geweih völlig in die ätherischen und geistigen Kräfte der Umgebung eingebettet ist. Sogar der Embryo entwickelt sich gemäß den geistigen Festeszeiten der Erde. Die Kuh ist die Erhalterin des physischen Ernährungsstroms. Die Hörner halten all das zusammen, was in dem gesamten Verdauungstrakt der Kuh vor sich geht. Der Hirsch läuft durch den Wald, wild und völlig eingebettet in der ganzen spirituellen und ätherischen Atmosphäre der Umgebung: er bringt den kosmischen Ernährungsstrom herunter mit seinem Geweih, das das Netz der Wege dieses Stromes aufzeigt. Wenn wir in der Lage wären, den kosmischen Ernährungsstrom herabströmen zu sehen, könnten wir sagen: unser ganzer Kopf ist umgeben von einer Art von Geweih-Struktur. In diesen zwei Arten von Tieren – den Hirschen und den Hornträgern, im zahmen und im wilden Tier – bietet uns die Natur ein Bild der irdischen und kosmischen Ernährungsströme. Wenn wir dies in der richtigen Weise sehen, werden wir lernen, es zu verstehen.

Was tun wir eigentlich, wenn wir die Blase des Hirsches nehmen und während des Sommers an einer hochgelegenen Stelle des Hauses aufhängen?[26] Sie öffnen das Organ eines solchen Tieres, das in den kosmischen Ernährungsstrom eingebettet ist, Sie nützen dieses Gefäß dem Charakter, dem Wesen gemäß, in dem Sie es der ganzen Sonnenatmosphäre aussetzen. Das Horn dagegen, legen Sie in die Erde, in den dunklen Grund des Bodens. Sie führen zwei entgegensetzte Handlungen aus und mögen nun in der Lage sein zu sehen, warum dies getan wird. Sie lernen zu verstehen, dass der kosmische Ernährungsstrom eine Realität ist, in dessen Verständnis wir hineinwachsen müssen, und wir werden mehr oder weniger leicht es nicht nur verstehen, sondern es auch wirklich sehen und erfahren können.

Es gibt eine andere Sache, die ich gern erwähnen würde, nämlich das Folgende: Am Freitagabend stellten mir einige von Ihnen die Frage: Wie ist es mit Alkohol und seinen Kräften? Wie verhält sich sein Ernährungswert zu denen anderer Nahrungsmitteln? Wie nehmen wir ihn auf und was tut unser Organismus mit ihm? Ich beantwortete dann einen Teil der Frage, aber nachdem wir über den kosmischen Ernährungsstrom gesprochen haben, denke ich, dass ich etwas mehr darüber sagen soll.

Ich erinnere Sie an die Darmmilch, die beim Zusammentreffen des kosmischen und des irdischen Ernährungsstromes zustande kommt; der kosmische Darmregen und die Nahrung, die wir aufnehmen. Eine Art von Milch wird dort vorbereitet. Ich nenne es eine Art von Milch, weil alles, was man in der Milch finden kann – Proteine, Fette, Mineralien – findet man auch in dieser Darmmilch. Aber Alkohol ist nun eine sehr eigenartige Substanz, weil er die eigentliche Substanz ist, aus der alles in unserem Stoffwechsel vorbereitet werden kann und wird. In dieser Milch erscheinen winzig kleine Tröpfchen Alkohol und aus diesen Tropfen kann wirklich alles aufgebaut werden. Wenn lebende Substanzen wie Fett, Protein oder Kohlehydrate chemisch so weit abgebaut werden, dass Alkohol das Ergebnis dieser Zerstörung ist, kann alles von dem Alkohol wiederaufgebaut werden. Alkohol ist für die lebende Materie das, was Kohlenstoff für die lebende Struktur ist.

Versteht man die Eigenschaft des Alkohols, dann versteht man auch das Zentrale, den Brennpunkt des ganzen Stoffwechsels, weil der Körper aus Alkohol alles und jedes aufbauen kann.[27] Alkohol wird zu Zucker übergeführt, vom Zucker zu Fett, jeder Art von organischem Äther, und auf diesem Wege zu jeglicher Art von Protein.

Wir müssen lernen zu verstehen, dass es dort unter unserem Zwerchfell nur die eine Substanz gibt: Milch. Diese Milch ist der anderen gleich, über die ich mit Worten Rudolf Steiners von der lemurischen Epoche sprach. Jene weltweite milchige Atmosphäre um die Erde war der Bereich, in dem die Tiere und Pflanzen wirklich erschaffen wurden. Dieselbe milchige Atmosphäre, dieselbe Schöpfungsmilch haben wir in uns und es gibt bestimmte winzige Flecken von Feuer und Blitzen, die darin wirken und diese Feuerflecken oder Blitzstellen sind nichts anderes als Alkohol. Diese Alkoholtropfen sind die Entstehungsorte der sich ausdehnenden Substanzen, die sich zu Proteinen, Fetten und Kohlehydraten entwickeln. Um dies zu verstehen, müssen wir den ganzen menschlichen Körper und die Stoffwechselvorgänge als ein großes Laboratorium ansehen. Allerdings nicht als ein Laboratorium, wie wir sie heute haben; ein Laboratorium wie es das ganze Erdendasein in der frühen lemurischen Zeit gewesen ist. Dort ist Milch und es ist diese Milch, die durch den Fluss des kosmischen Ernährungsstromes zustande kommt. Aus dieser Milch werden die verschiedenen Abertausenden von einzelnen Substanzen vorbereitet.

Wenn Sie auf der anderen Seite die Einnahme von Kohlenstoff, Stickstoff, Sauerstoff und Wasserstoff und sonstigen Substanzen verfolgen, werden Sie nichts finden, was Ihnen ein Verständnis unseres Stoffwechsels geben kann, weil der Weg vom Eingang zum Ausgang kein direkter ist. Die Ausscheidungen können untersucht werden, aber alles was dazwischen geschieht – das so oft nicht in einem Laboratorium untersucht wird – kann nur wirklich untersucht werden, wenn man die Schöpfungskräfte berücksichtigt, die in unseren Körper heruntersteigen und wirken. Dann versteht man, dass jede Nahrungsaufnahme nichts anderes ist als eine Wiedererschaffung der Welt.

Dann wird man verstehen, dass diese *gute Mumie*, von der Paracelsus sprach, nicht nur etwas ist, was in der Milch ist und die *schlechte Mumie* etwas im Urin, sondern dass unser kosmischer Ernährungsstrom die gute Mami *ist* und dass sie auch *weise Mumie* des kosmischen Ernährungsstroms genannt werden sollte. Sie ist jener weise Richter, der wirklich immer entscheidet, wie viel Regen für den Boden unserer Verdauung notwendig ist; soviel Regen und soviel Mineralien schickt, wie nötig sind, um ab- und wieder aufzubauen; das zu zerstören, was wir aufnehmen und das aufzubauen, was unser ganzer Organismus ist.

Im körperlichen Dasein, das kosmisch aufgebaut ist, gibt es zwei ruhende Punkte – unser Gehirn, das uns unser Bewusstsein gibt und die Abscheidungen, die – vor allem durch Ihre Tiere – dem Boden Bewusstsein, Weisheit gibt.

Die irdischen und kosmischen Ernährungsströme in Mensch und Pflanze

Vorträge und Gespräche für Ärzte und Landwirte, Thornbury 1953*

von Karl König

* Aus dem Englischen von Helga Voss und Richard Steel. Zuerst veröffentlicht in Karl König «Earth and Man», Bio-Dynamic Literature, Rhode Island, 1982.

Vortrag I

15. Oktober 1953

Es ist besonders wichtig, dass Ärzte und Landwirte willens sind, ein Problem wie die Ernährung, gemeinsam zu erörtern, und ich glaube, dass es nicht nur darum geht, dass ich Ihnen an diesen Vormittagen eine Reihe von Vorträgen halten sollte, sondern wir sollten uns dem gemeinsamen Studium eines der wichtigsten Probleme unserer Zeit widmen, der Ernährung. Ich hoffe, wir werden in der Lage sein, dies in Zusammenhang mit dem zu betrachten, was Rudolf Steiner im Laufe seiner Vortragstätigkeit zu diesem Thema gesagt hat.[1] Ich meine, dass wir uns heutzutage nicht klar genug über dieses Thema und seine tiefen Schichten der Moralität sind, die damit zusammenhängen. Dieses Thema ist rätselhaft und gewaltig zugleich und man kann sich dem nur schrittweise nähern.

Ich würde dies gern zur Einführung sagen. Jene, die die schriftlichen Äußerungen der Schüler Rudolf Steiners während, sagen wir, der letzten zehn Jahre verfolgt haben, werden bemerkt haben, dass sich ein großer Wechsel vollzieht, ein Wechsel, den ich auch als ein Schüler Rudolf Steiners, in mir selbst erlebt habe. Anfänglich, sagen wir von 1925/26 bis 1935, waren wir einfach begeistert. Wir gingen hinaus in die Welt und verkündeten die dreigliedrige Natur des Menschen, die irdischen und kosmischen Ernährungsströme, das Unzutreffende der Theorie der motorischen Nerven und vieles mehr. Wir dachten, wir bräuchten nur um die Ecke zu schauen und diese Probleme wären auf einfache Weise gelöst. Wir waren uns zu sicher und wegen dieser Selbstsicherheit wurden die Probleme nicht ernsthaft genug betrachtet. Aber nun, da wir das gesamte Material, das von anthroposophischen Schriftstellern und Vortragenden zusammengestellt worden ist,[2] wie auch aus Rudolf Steiners veröffentlichten Vorträgen betrachten können, als auch all das, was die moderne Wissenschaft über ein bestimmtes Thema ans Licht gebracht hat, da neigen wir dazu, überaus zögerlich zu werden. Wir betrachten jedes Wort, das Rudolf Steiner sagte, viel sorgfältiger und mit tieferer Überlegung. Dann entdecken wir nach und nach, wie tatsächlich all das, was Rudolf Steiner während der Jahre zu dem einen oder dem anderen Thema sagte, sich Stück für Stück zusammenfügt, bis ein mehr oder weniger vollständiges Bild entwickelt worden ist; nur dass dieses Bild so mächtig ist, dass man es kaum auf einmal verstehen kann.

Wenn man zum Beispiel ein Thema, wie die Ernährung, durch die Vorträge Rudolf Steiners verfolgt, entdeckt man, dass er bereits 1904 und 1905 darüber zu sprechen begann. Dort wird man verschiedene Bemerkungen über eine besondere Substanz finden: Milch. Man wird auch finden, dass er darauf hinweist, wie kompliziert Ernährung ist. Dann in den folgenden Jahren fügt er ein Stück Erkenntnis nach dem anderen hinzu, um unser Verständnis zu steigern; nur im letzten Jahr seiner Lehrtätigkeit, in den Vorträgen, die er für die Landwirte in Koberwitz gab,[3] setzt er allem die Krone auf, als er im 8.Vortrag offenbart, dass unsere gesamte Leibesorganisation nicht durch die Lebensmittel aufgebaut und ernährt wird, die wir durch den Mund zu uns nehmen, sondern dass diese Speisen, als ernährende Substanz, allein zu unserem Gehirn fließen; bei Tier und Mensch wird der Organismus als Ganzes aufgebaut – Klauen, Hände, Muskeln, Knochen und alle Organe inbegriffen – und seine Gestalt wird erhalten durch alles, was uns als Ernährung durch unsere Sinnesorgane zukommt.[4] Er erweitert diesen

Punkt in den fast letzten Vorträgen, die er gab, im September 1924, im *Pastoral-medizinischen Kurs.*[5]

Mit diesen Angaben sind wir nun auf uns gestellt und es ist an uns, die wirkliche Bedeutung zu erforschen. Was bedeutet es wirklich, liebe Freunde, wenn wir sagen, dass unser Gehirn nichts anderes ist als ein Misthaufen? Das ist es, was Rudolf Steiner sagt. Wenn wir diesen 8. Vortrag betrachten – und ich denke, wir werden dies tun müssen während unserer Studien hier – sollten wir nicht einfach diese Aussage akzeptieren, sondern versuchen, sie mit unserem ganzen Wesen zu verstehen. Wenn wir als intellektuelle Wesen aufhören könnten, uns durch solch eine Aussage beleidigt zu fühlen, könnten wir tatsächlich besser verstehen, dass unser Gehirn nichts anderes ist als Dünger, Abscheidung. Dazu gibt es eine weitere Feststellung, die Rudolf Steiner zwei Jahre früher, am 31.Oktober 1923 machte: *Das Gehirn im Menschen ist eigentlich verhärteter Milchsaft.*[6]

Nun lassen sie uns diese beiden Aussagen vergleichen. Auf der einen Seite sagt Rudolf Steiner: *Das Gehirn des Menschen ist eigentlich verhärteter Milchsaft* und an anderer Stelle sagt er, dass es etwas ist, das mehr oder weniger Endprodukt eines Prozesses ist, der in unserem Darm ablief; dass es fertiger, gehärteter Abscheidung ist. Nur, wenn Sie viele Vorträge Rudolf Steiners durchgehen und Ihren Weg durch alle Angaben und Beschreibungen hindurch finden, die er über Milch machte, können Sie nach und nach anfangen zu begreifen, warum Dünger und Milch mehr oder weniger nahe verwandt sein sollten. Dies möchte ich nun alles als eine Art Einleitung für unsere Arbeit gesagt haben. Lassen Sie uns den 8. Vortrag des *Landwirtschaftlichen Kurses* als Hintergrund für unsere Arbeit nehmen.

Wir werden nun mit etwas beginnen, das uns allen bekannt ist. Wenn wir das grüne Blatt einer Pflanze ansehen, wissen wir, dass der Prozess der Photosynthese in diesem Blatt so ausgeführt wird, dass Licht von oben hereinströmt und Kohlendioxid von unten eintritt (s. Zeichnung S. 170). Sie erinnern sich, dass die Zellen des oberen Teils des Blattes

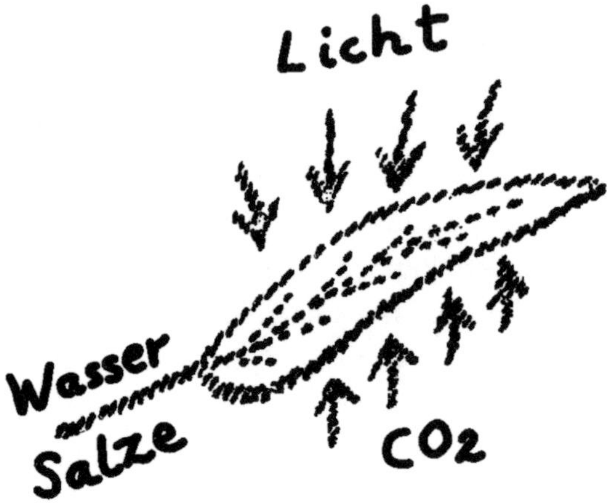

derart parallel angeordnet sind, dass das Licht durch die transparente Oberfläche leicht hereinströmen kann. Unterhalb nehmen schwammähnliche Zellen das Kohlendioxid auf – ich sage nicht *aufsaugen*.

Der dritte Prozess ist der einfließende Strom von Wasser und Salzen, die von den Wurzeln aufgenommen werden. Demnach gibt es drei Prozesse: Licht von oben, Kohlendioxid von unten und Wasser und Salz durch die Wurzeln, sodass der Prozess der Photosynthese, die Bildung der besonderen Pflanzensubstanzen – hauptsächlich Kohlenhydrate – stattfinden kann. Dieser Prozess ist in seinen feineren Einzelheiten noch ein völliges Rätsel für die heutige Wissenschaft. Wir wissen nicht, wie dieser Prozess zustande kommt, weil einfach Licht noch nicht in der rechten Weise verstanden wird. Es wird lediglich als Energiequelle und nichts anderes angesehen. In seiner *Metamorphose der Pflanze* sagt Goethe über das Blatt: *Die Pflanze ist nichts anderes als Blatt.* Die Wurzeln sind Blatt, die Blüten sind Blatt. Die Pflanze als ein archetypisches Wesen besteht aus nichts anderem als aus Blatt und Metamorphose des Blattes.

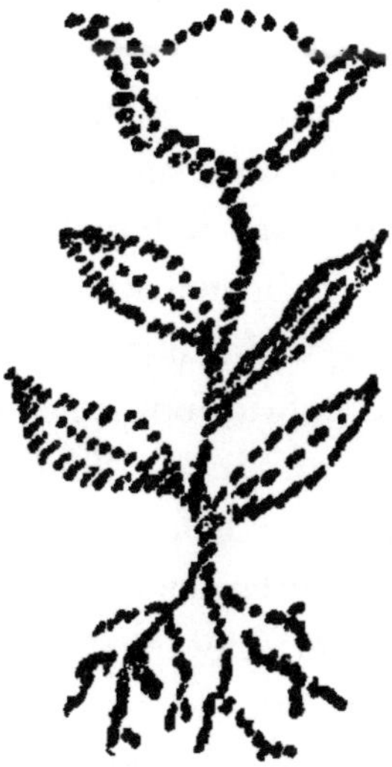

Wenn dies so für *Formen* gilt, sollte es nicht auch für *Prozesse* so sein? Daher dürfen wir fragen, wie sich dieser Prozess der Photosynthese oder der Assimilation in den verschiedenen Teilen der Pflanzen umwandelt.

Wenn man nun die ganze Pflanze sieht, hat man die Wurzeln unten, die Blätter in der Mitte und die Blüten oben. Ist es auf irgendeine Art möglich, zu verstehen, wie Licht und Kohlendioxid sich im oberen und unteren Teil verwandeln? Wenn wir eine Pflanze anschauen und diesen Prozess der Umwandlung verfolgen, vom grünen Blatt in das farbige Blütenblatt, sehen wir, dass das Blütenblatt nicht mehr die Kraft der Photosynthese besitzt; noch hat es Wurzeln. Nur das Blatt hat sie. Das Blatt die Nahrungsfabrik der Pflanze zu nennen, ist natürlich völlig falsch, weil es der ganzen Sache eine andere Bedeutung gibt. Die Blätter tun etwas, das auf der einen Seite an die Wurzeln abgegeben wird, und auf der anderen Seite an die Blüten. Aber warum? Wenn Sie in Ihrer Vorstellung versuchen, als ein inneres Seelenerlebnis, das grüne Blatt in ein farbiges Blütenblatt zu verwandeln, werden sie erleben, dass die Blüte nicht länger freiwillig das Licht akzeptiert. Das Blatt hat sich dem Licht ergeben und deshalb dringt das Licht ein, als ob es kein Hindernis gäbe. Aber die Blüte als solche behindert das Licht, sie wirft es zurück. Nur weil das Licht nicht eindringt, sondern zurückgeworfen, verweigert wird – weil die Blüte das Licht nicht will – erscheint die Blüte in ihrer farbigen Schönheit. Ich möchte dem keine psychologischen Bemerkungen hinzufügen, aber können Sie verstehen, dass Schönheit immer die Entwicklung eines gewissen Elements von Abwehr beinhaltet? Dies ist es, was die Blüte tut.

Die Wurzel, auf der anderen Seite, hat etwas anderes. Gewöhnlich ist die Wurzel, wenn sie in ihrem eigenen Bereich ist, nicht farblos, sondern dunkel – braun oder schwarz. Es ist nicht Zurückweisung, die mit der Farbe verbunden ist, sondern eher eine Art von Saugen, von Entgegennehmen, eine Art von Hineinnehmen. Und dies stammt von dem Kohlendioxid-Prozess, der in die Sphäre der Wurzel hinunter steigt. Und nun können wir erkennen, wie die Blatt-Prozesse der Pflanze sich aufwärts verändern in den Blütenprozess und abwärts in den Wurzelprozess, der aufnimmt und aufsaugt. Wenn dies richtig verstanden ist, können wir einen Schritt weitergehen. Stellen Sie sich vor, dass wir das Blatt aus einer flachen Struktur in eine Art runde Sphäre verändern.

Die Oberseite ist der Bereich, wo das Licht vom Weltall einströmt; die andere Seite ist die dunkle Seite, wo das Kohlendioxid das Blatt ernährt. Es ist eigentlich ganz falsch, zu sagen, dass irgendeine Art von Ernährungsprozess, Verdauungsprozess oder Stoffwechselprozess in einer Pflanze vor sich geht. Dies liegt alles außerhalb des Pflanzenbereichs, weil die Pflanze nichts anderes ist, als ein Gerüst, auf dem kosmische Kräfte und kosmische Substanzen einander treffen. Die Pflanze ist nichts anderes als ein Treffpunkt kosmischer und irdischer Kräfte.

Wenn dieses Urbild des Pflanzenprozesses sich in dem Maße verändert, dass Tier und Mensch anfangen, sich zu entwickeln, dann erkennen wir, dass sich der untere Teil einstülpt. Er wird eingestülpt, wie

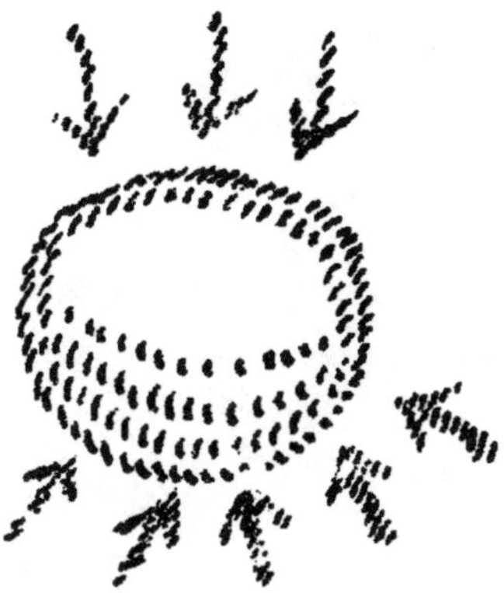

ein Ball, der eingedrückt wird und wir sehen die Formung, die gewöhnlich Gastrula (Becherkeim) genannt wird.

Wir sind jetzt von der runden Sphäre des Blattes zur Urform des einfachen Tieres gekommen. Auf der oberen Seite erscheinen Sinnesprozesse, auf dem unteren, eingestülpten Teil, beginnen Verdauungs- und Ernährungsprozesse. Auf diese Weise haben wir den Schritt von der Pflanze zum Tier gemacht. Dieser Schritt hat sich aus Folgendem ergeben: Ernährung und Verdauung sind Prozesse, die die Substanzen der Welt in sich aufnehmen; und die Sinnesprozesse sind solche, die die Welt abweisen. Der untere Teil nimmt an, der obere weist ab.

Wenn Sie dies verstehen, dann können Sie auch anfangen zu verstehen, was Rudolf Steiner in den ersten Kapiteln seines Buches, das er und Frau Dr. Ita Wegman ungefähr zur selben Zeit schrieben, als der Koberwitz-Kurs gehalten wurde;[7] hier spricht er zum ersten Mal von den verschiedenen Zuständen von Substanzen: die leblose Substanz, die lebende Substanz und die empfindende Substanz. Er spricht von

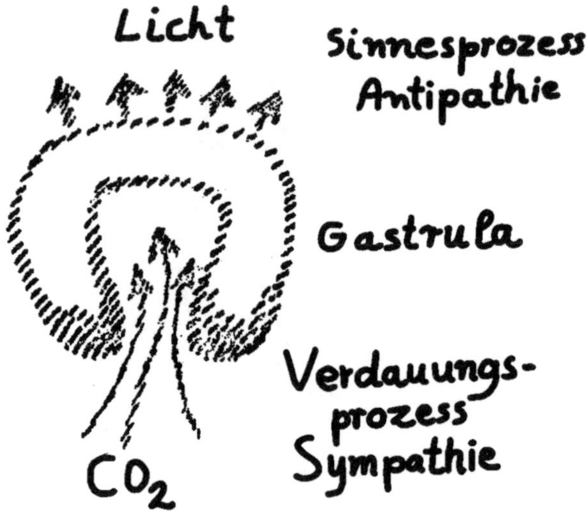

der empfindenden Substanz so, dass wir verstehen können: Ernährung und Verdauung sind nur möglich, wenn die Substanz, die empfindende Substanz, Sympathie mit der umgebenden Welt entwickelt; und Sinnesprozesse sind nur möglich, wenn die empfindende Substanz Antipathie zur Umgebung entwickelt. Wir müssen lernen, diese Tatsache in unserer ganzen Seele zu erleben – mit unserem Denken, Fühlen und Wollen – dass die Sinnesprozesse mit Zurückweisung und Antipathie, die Ernährungs- und Verdauungsprozesse mit Sympathie verbunden sind.

Wenn wir versuchen, ganz zum Bewusstsein zu bringen, was normalerweise höchstens halbbewusst oder träumerisch als Vorstellung in uns wirkt, dass die Welt durch unsere Sinnesprozesse zu uns eindringt und dass wir in die Welt hinauswirken mit unseren Gliedern, merken wir, dass diese Vorstellung schon impliziert, dass wir der Außenwelt in unserem oberen Organismus sympathisch und unten antipathisch gegenüberstehen und wir werden auch bemerken, wie tief diese Vorstellung in jedem von uns verwurzelt ist. Während unserer

Schul- und Universitätserziehung wird uns eingeflößt, dass Sie nichts anderes tun müssen als zu ruhen, die Welt hereinkommen zu lassen. Dies wollen die Physiologen uns glauben machen. Die Wahrheit ist gerade das Gegenteil. Wir sehen, hören, riechen, schmecken, ertasten, wir erfahren die Welt einfach deswegen, weil wir die Welt *zurückweisen*. Wenn wir das nicht täten, wenn es uns unsere Sinnesorgane nicht ermöglichen würden, ständig in die Welt hinauszugehen und gegen die Welt anzukämpfen, würden wir nicht in der Lage sein, zu sehen, zu hören, zuzuhören, zu schmecken, zu riechen und trotz alledem sich selbst zu bleiben. Andererseits, wenn es um die Nahrung geht, ist ein Prozess der Sympathie damit verbunden. Wir müssen lernen, dies zu verstehen, nicht einfach intellektuell, sondern mit unserem ganzen Wesen. Wir würden aber nie mit der Nahrung in Berührung kommen, die wir essen, wenn nicht all die empfindende Substanz in unserem Körper diese Nahrung annehmen und sich zu eigen machen könnte.

Liebe Freunde, glauben Sie nur nicht, dass Sympathie bedeutet, etwas zu umarmen, freundlich, nett und gut zu sein. Wenn ich es für nötig empfinde, zu jemandem sympathisch zu sein und schlage ihm ins Gesicht, dann kann das eines der stärksten Ausdrucksmittel sein, die Sympathie für ihn zu zeigen. Denn Tatsache ist, dass jeder Kontakt mit der Welt ein Akt der Sympathie ist. Da geschieht etwas Gemeinsames, es ereignet sich Karma. Dies kann geschehen, wenn man jemanden umarmt, aber auch, wenn man ihn schlägt.

Antipathie bringt nichts Reales hervor, wenn ein Zusammentreffen stattfindet. Dies ist das zweite, das wir jetzt zu betrachten haben. Im Sinnesprozess ist es die Antipathie, die ständig die Welt abschwächt, die sie in ein Bild zurückweist. Unsere Sinnesorgane geben uns nicht die Welt selbst, sondern nur ein Bild der Welt. Wir haben ein Bild der Welt – das natürlich ein wahres Bild und nicht ein falsches ist, wie uns Physiologie und Psychologie heute glauben machen wollen – aber dennoch ist es ein Bild. Es gibt ein sehr einfaches Experiment, das Sie machen können. Es ist ein nicht sehr angenehmes, aber aufschlussreich. Wenn

Sie sich um sich selbst drehen, schneller und immer schneller, merken Sie plötzlich, dass alles was sie sehen von der Welt, ein Bild ist, weil sie sich völlig anders bewegt als Sie sich selbst. Dann, wenn Sie stillstehen, werden Sie bemerken, dass der Tisch, die Wände und die Decke sich weiter um Sie herum bewegen, denn sie sind nichts anderes als Bilder.

Um Ihnen zu helfen zu verstehen, was ich mit Zurückweisung meine, betrachten Sie das Folgende: im Verlauf der Menschheitsentwicklung haben wir die Kraft des aufrechten Gehens entwickelt – eine Position einzunehmen, wobei wir uns allen Gesetzen der Schwerkraft widersetzen. Wir sind, dank eines sehr komplizierten Prozesses, in der Lage, die Schwerkraft zu überwinden. Dieser Prozess hat seinen Ausgangspunkt dort, wo unsere drei halbrunden Kanäle[8] gebildet sind. Was haben wir gewonnen mit diesem Gleichgewicht? Wir haben uns tatsächlich von allen Kräften befreit, die unseren Erdball um seine Achse zum Drehen bringen, um die Sonne bewegen und das ganze planetarische System durch das Weltall bewegen. Die Pflanzen haben sich diesen Kräften ergeben und daher können wir in ihren Wachstumsformen entdecken, wie die Erde, die Planeten und die Sonne sich bewegen. Sie haben die Pflanzen gebildet. Wir selbst haben uns von diesen Kräften befreit und wissen deshalb durch unsere Erfahrung, dass da, wo unser Kopf ist, oben ist, und da, wo unsere Füße sind, unten ist, egal auf welcher Seite der Erde wir auch sein mögen. Es ist oben, weil weder die Umdrehung der Erde, noch die Bewegung der Erde um die Sonne noch die Bewegung des ganzen planetarischen Systems durch den kosmischen Raum mehr in uns sind. Wir haben es zurückgewiesen. Ebenso haben wir das Licht abgewiesen und deshalb erscheinen uns die Farben und Formen der Welt. Wir haben den Ton zurückgewiesen, deshalb können wir hören. Wir weisen Substanz ab und dieses Abweisen ermöglicht uns, zu riechen und zu schmecken.

Vielleicht können Sie jetzt verstehen, warum Rudolf Steiner, wenn er über den Kopf spricht, ihn ständig die *antipathische Organisation* nennt.[9] Diese Organisation, die sozusagen abgeschlossen ist, die sich selbst geformt und selbständig gemacht hat, ist nichts anderes als ausgeformte

Antipathie, die sich selbst von der umgebenden Welt zurückgezogen hat. Da der Kopf von der Außenwelt abgerückt ist, erscheint uns die Welt und unser Kopf wie eine Art Spiegel für diese Welt. Mit unserer ernährenden Organisation, mit unserem Verdauungstrakt, mit allem, was wir benötigen, um Ernährung aufzunehmen, akzeptieren wir die Welt, wir empfangen sie auf sympathische Art und Weise. Wir wollen uns in dem Bereich nur mit der Welt vereinigen und sie *dadurch* überwinden. Aber dies ist natürlich das erste Stadium. Es ist das Stadium das für die wirbellosen Tiere gilt.

Wenn wir einen Schritt weitergehen in die Welt der Wirbeltiere – jene Tiere mit einem Rückgrat, einem Herzen und einem geschlossenen Kreislaufsystem – und besonders, wenn wir das Menschenreich betreten, hört dies nicht auf, wahr zu sein, aber um die grundlegenden Sinnesprozesse des Menschen einerseits und seine Verdauungs- und Ernährungsprozesse andererseits zu verstehen, muss noch etwas mehr hinzugefügt werden. Wenn wir uns zurückerinnern, wie wir die Pflanze, die Blüte und die Wurzel betrachteten und wie wir versuchten, die Blüte zu verstehen, die auf dem Wege ist, Verdauungsprozesse zu enthalten, werden wir uns plötzlich vor die Frage gestellt sehen: *Sagte nicht Rudolf Steiner gerade das Gegenteil?* Und ich müsste antworten: *Ja, das tat er.*

Wir müssen uns wie folgt der Frage nähern: in der Pflanze haben wir den Blüten-Sinnes-Pol und den Wurzel-Ernährungs-Pol; andererseits sagt Rudolf Steiner, dass die Wurzeln verbunden sind mit unserer Kopforganisation und die Blüten mit unserer Stoffwechsel-Ernährungs-Verdauungs-Organisation. Warum?

Lassen Sie uns das menschliche Auge betrachten. Es hat eine äußere Hülle – ich beschreibe es jetzt von einem besonderen Gesichtspunkt aus – die Lederhaut, die sich vor dem Auge in die Hornhaut verwandelt, die dann transparent wird, so dass das Licht einfallen kann. Innerhalb dieses Augapfels, geformt von der Lederhaut, liegt die Aderhaut und darin, in einer inneren Schicht, die Netzhaut. Da sie aus Nervengewebe besteht, hat man bis jetzt angenommen, dass die Retina – die Netzhaut – das Organ ist, das

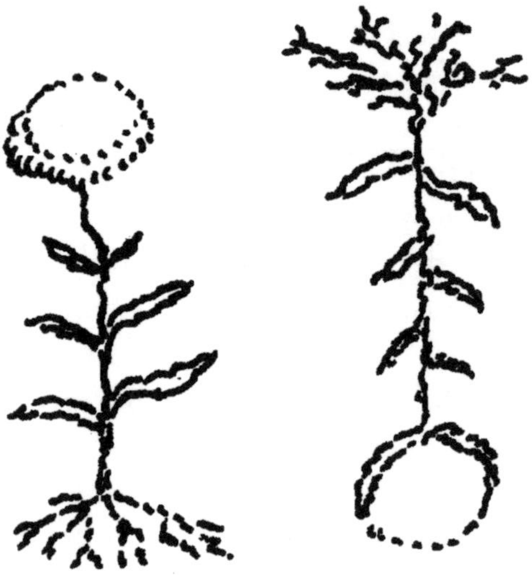

für den Prozess des Sehens verantwortlich ist. Die gewohnte Idee, die noch in jedem Schulbuch zu finden ist, beschreibt, wie eine Kerze, vor das Auge gehalten, ein Bild der Kerze auf der Retina erzeugt.

Dies ist sicherlich möglich. Und es besteht kein Zweifel, wenn man das Tierauge untersucht, man entdecken wird, dass die letzten Formen, die dieses Auge sah, auf der Netzhaut eingeprägt sind. Wenn man aber diese Retina in beiden – in Tier und Mensch – genauer untersucht, findet man heraus, dass die Netzhaut aus ungefähr hundert Millionen winzigen kleinen Organen, Nerven besteht, die je nach ihrem Ansehen, als Stäbchen oder Zäpfchen bezeichnet werden. Sie können sich vorstellen, wie winzig sie sind, wenn Sie bedenken, dass hundert Millionen von ihnen sich in Ihren Augen befinden. Aber eine Sache, liebe Freunde, ist höchst erstaunlich: es ist verständlich, dass diese Stäbchen und Zäpfchen für den Vorgang des Sehens verantwortlich gemacht worden sind, weil gedacht wurde, dass sie winzig kleine Spiegel wären; das ist wahrscheinlich auch wahr; sie funktionieren mehr oder weniger wie eine

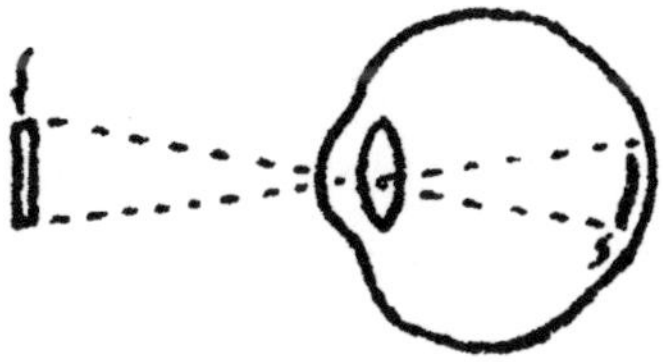

A.

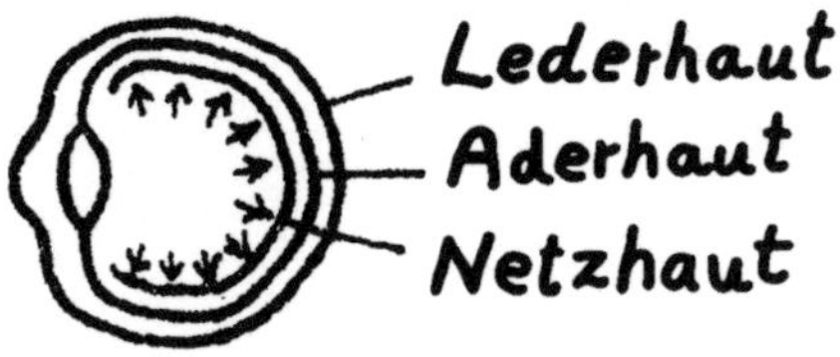

B.

Art von Spiegel – ich betone aber, dass dies nur «mehr oder weniger» so ist. Es ist außerordentlich amüsant, dass diese Spiegel nicht nach außen zur Welt zeigen, sondern davon weg. Es ist, als ob ich Sie anschauen würde, indem ich ihnen den Rücken zukehre. Wenn jemand versucht, dies mit einem Wissenschaftler zu diskutieren, wird er sagen, dass es sehr schwierig ist, weil es einfach keine Erklärung für diese Struktur gibt – da kann man nur den Stier bei den Hörnern packen und sagen: gut, die Stäbchen und Zäpfchen müssen wissen, was sie tun! In der Tat, sie wenden sich der Aderhaut zu. Und warum? Weil sie dort etwas zu sehen haben. Die Aderhaut ist die Schicht, die die Blutgefäße – Arterien und Venen – trägt, die in das Auge hineinströmen. Die Stäbchen und Zäpfchen sind tatsächlich Spiegel auf genau die Art und Weise, wie die Geschmacksnerven auf unserer Zunge Spiegel sind. Sie essen ja die Substanzen auf die komplizierteste Art und Weise. Und die Funktion der Aderhaut ist es, einen Teil des kosmischen Ernährungsstromes aufzunehmen. Ich werde später mehr darüber sagen.

In Wirbeltieren und im Menschen werden Sinnesprozesse von Verdauungsprozessen begleitet, und nur, wenn beide zusammen gesehen werden, kann man lernen, sich diesem wahren Problem zu nähern. Wir finden dasselbe im Verdauungsprozess, weil die Verdauungsprozesse in Menschen und höheren Tieren mit Sinnesprozessen durchdrungen sind. Wir werden dies nur verstehen, wenn wir uns klar werden – oben wie unten finden wir Ernährungs- und Verdauungsprozesse. Natürlich ist an einem Pol der Sinnesprozess im Vordergrund des Bewusstseins.

Erstes Gespräch

Frage: Dr. König beschrieb, wie die Sinne die Welt abweisen. Sonst hätte man keine Wahrnehmung von der Welt, kein Anblicken. Die Welt würde geradewegs in einen hineinströmen. Und es ist eine antipathische Bewegung, die man macht. Ich fand es schwierig, zu verstehen, dass, wenn man einem Freund ins Gesicht schlägt, es ein sympathischer Akt ist. Es sei denn, all unsere äußeren Bewegungen, wie auch das Gehen auf der Erde, sind auch sympathische Akte. Könnten Sie etwas mehr darüber sagen?

K. König: In seinen Vorträgen über Psychologie 1910 und seinen Vorträgen über Anthroposophie 1909, beschreibt Rudolf Steiner die grundlegende Tätigkeit der menschlichen Seele folgendermaßen:[10] die menschliche Seele hat zwei Seiten, eine antipathische und eine sympathische. Über diese Sache führt er eine Vielfalt von Tatsachen aus. Als er einige Jahre später das dreigliedrige Wesen des Menschen aufzeigte, konnte man lernen, Sympathie und Antipathie als die zwei grundlegenden Funktionen unserer rhythmischen Organisation zu verstehen.[11] Unser rhythmisches System trägt unsere Empfindungen und in unseren Empfindungen entwickeln wir sympathische und antipathische Gefühle. Wenn Antipathie ins Extreme geht, herrscht die obere Organisation vor; wenn Sympathie zu stark wird, herrscht die untere Organisation vor. Dann ging Rudolf Steiner einen Schritt weiter: 1919, als er das Lehrerkollegium der Waldorfschule zum ersten Mal ansprach, gab er seinen grundlegenden Kurs: die *Allgemeine Menschenkunde*.[12] In den allerersten Vorträgen gibt er folgendes Bild: wenn wir uns der Erde nähern, bringen wir die ganzen antipathischen Kräfte mit uns, durch die wir uns selbst von der kosmischen Welt befreit haben. Einmal drückte er es so aus: die Antipathie ist dann so stark, dass der Kosmos unseren Kopf ausspeit – wir sind geboren.

Mit diesen antipathischen Kräften – durch längeres Nachdenken und Meditieren ist es möglich, dies zu verstehen – erschaffen wir die

Welt als Bild in unseren Sinneseindrücken um uns herum. Dies bedeutet aber, dass sie nicht mehr Wirklichkeit in sich selbst trägt. Wenn Sie sich vorstellen, wie es wäre, wenn wir nur die Welt sähen, hörten, röchen, schmeckten, wenn die Welt für uns nichts als Wahrnehmung wäre – dann würden wir keinen Willen haben zu existieren, keinen Willen zu leben. Wir wären einfach nichts als eine Sphäre von Spiegeln; Dinge würden sich um uns herum bewegen, uns als Ergebnis der Antipathie erscheinen, mit unserem Kopf als Spiegel. Wir würden aber keinerlei Antrieb haben, zu handeln, zu leben, zu existieren. Solch einen Zustand finden Sie heute unter Kindern und Erwachsenen als einen neurotischen Zustand. Es kann sogar noch einen Schritt weitergehen; es gibt Menschen, die nur Bücher erleben, anstatt die Welt zu erleben; sie ziehen sich von der Welt zurück in einen Phantasiegarten der gedruckten Welt. All das ist Antipathie, die wir aus unserem Leben zwischen Tod und Wiedergeburt mitbringen.

Aber sie sehen, dass wir immer Löcher in das Bild des Weltendaseins brechen müssen, das uns die Sinne liefert. Das können wir nur mit der Macht der Sympathie. Das ist die Kraft, die ständig die Zerstörung dieser Sinneswelt zustande bringt. Diese Kraft ist der Ursprung – jetzt nicht von Bildern, sondern dessen, was Rudolf Steiner in diesen Vorträgen den *Keim* nennt. Mit dieser Keimkraft des Samens ziehen wir in unser Leben nach dem Tode ein und tragen mit uns die Veranlagung eines neuen Schicksals, das wir vorbereitet haben. Diese sympathischen Kräfte sind nicht nur Liebeskräfte; sie sind ein Teil der Sympathiekräfte, aber Sympathie ist alles, was sich mit der Welt verbindet, die Welt ergreift, die Welt aufbaut, aber auch genauso zerstört. Man kann nichts aufbauen, ohne auch zu zerstören. Wenn Sie eine neue Arbeit beginnen, müssen Sie einfach alles beiseite lassen, was vorher getan worden ist. Man mag einige Samen der Tradition mitnehmen, aber erst muss man Chaos schaffen. Haben Sie nicht erlebt, dass ein ärgerliches Wort einem anderen gegenüber, die Luft frei macht? Es mag zunächst die Luft verdunkeln, dann sind noch einige Worte vonnöten. Sympathisch sein bedeutet, mit der

Welt so eng wie möglich in Berührung zu kommen und Samen zu schaffen, Keime für die Zukunft. Das ist, was ich unter sympathischen Kräften verstehe. So verstanden, kann Sympathie durch einen Schlag ausgedrückt werden, wenn es der Situation entspricht. Es wird auf jeden Fall nach dem Tod, im Kamaloka zu einem Ausgleich führen! Auf diese Weise entsteht unter Umständen ein Keim der zukünftigen Freundschaft. Denken Sie bitte nicht, dass ich dazu rate, so durch die Welt zu gehen. Das meine ich so nicht! Aber man kann nicht pflanzen, ohne den Boden aufzubrechen. Zu pflügen ist ebenso sympathisch wie zu säen, das eine ist nur sanfter, das andere energischer. Aber es gibt keine andere Möglichkeit, es sei denn, Sie werden Buddhist, dann ziehen Sie ihre Existenz soweit wie möglich in die Kräfte der Antipathie zurück. Aber wir müssen verstehen, wie Rudolf Steiner diese Kräfte der Sympathie meint.

Seit dem Beginn des letzten Jahrhunderts – als der große Physiologe, Johannes Müller, seine Theorie der Sinneswahrnehmung verkündete, in der er behauptete, dass jedes Sinnesorgan Anstöße von der äußeren Welt empfängt und diese in Erfahrung umgewandelt werden können – ist die wissenschaftliche Anschauung des Menschen völlig auf Abwege geraten.[13] Als dieses Gesetz angenommen wurde, war die philosophische Konsequenz unausweichlich, dass alles, was wir durch unsere Sinne erfahren, nichts als persönliche Einbildung ist. Keine Farben existieren, kein Laut, kein Geruch, kein Geschmack. Dies wird alles einfach durch unsere Sinnesorgane geschaffen, während die Wirklichkeit um uns herum ein leerer, farbloser und tonloser Raum ist, in dem bestimmte Vibrationen einfach unsere Sinnesorgane anregen. Aus dieser Anregung schaffen wir die eingebildete Welt, in der wir leben. Dies wird noch als wahr angenommen, obwohl wir es praktisch nicht akzeptieren. Es wird theoretisch von der Wissenschaft akzeptiert. Aber Wissenschafter selbst akzeptieren es in der Praxis nicht, weil sie ihre Sinneserfahrungen behandeln, als wären sie wahr. Johannes Müller, liebe Freunde, war ein großartiger Mensch, und es lag nur daran, dass er im 19. Jahrhundert lebte, dass er veranlasst wurde, dieses Gesetz zu formulieren; und zwar so, dass es diese furchtbaren Folgen hatte. Aber etwas anderes liegt noch dahinter, das wir, wie ich glaube, allmählich lernen müssen zu sehen. Dazu würde ich gern einige Punkte ausführen, die ich in meinem Vortrag heute Morgen schon vorbrachte.

Wenn wir essen, nehmen wir Kohlenhydrate, Fette und Einweiße, Salz und eine große Auswahl von anderen Substanzen zu uns. Wir stecken eine große Vielfalt in unseren Mund. Und was machen wir mit dieser Vielfalt, wenn wir anfangen zu verdauen? Wir reduzieren die Vielheit zu einer Einheit, wir produzieren im Dünndarm das, was wir Chymus, Speisebrei nennen. Der Chymus ist nicht mehr nur die Endsumme der verschiedenen Arten von Nahrung, die durch das Essen in unseren Körper gelangten, es ist eine allgemeine und vereinheitlichte Flüssigkeit, in die die verschiedenen Arten von Substanzen sich aufgelöst haben. Der Chymus ist eine verallgemeinerte Substanz; Salz und Pflanzen und Fleisch haben ihre Substanz aufgelöst und sich in eine einheitliche Substanz verwandelt. Deshalb können wir den Brei mit der Milch vergleichen und feststellen, dass beide allgemeine Substanzen sind, die keine Einzelteile mehr enthalten.

Auf der anderen Seite haben wir die Sinnesprozesse. Und nun, liebe Freunde, muss ich etwas sagen, das viele von ihnen anfangs erstaunen mag. Viele Jahre fragte ich mich, was Johannes Müller dazu bewog, dieses Gesetz in der Art zu formulieren, wie er es tat. Es steht im Gegensatz zu allem, was er vollbrachte, denn er war tatsächlich hellsehend; indem er seine eigenen Seelenvorgänge beschrieb, beschrieb er hellseherische Vorgänge.

Ich glaube, dass dies die Erklärung ist. Sie mögen sich erinnern, wie ich die Verwandlung des Blattes in die Gastrula – den Becherkeim – beschrieb: wie an einem Pol das Licht abgewiesen wird und durch diese Abweisung die erste grundlegende Sinneserfahrung erscheint; und wie am anderen Pol der Kohlendioxid-Prozess eingesaugt wird und zum Ausgangsprozess der Ernährung wird. Dieses Stadium der Entwicklung geht mit seinen Wurzeln weit zurück in die Vergangenheit; bis zum alten

Saturn, wo die Anfänge der Sinnesorgane geschaffen wurden. In diesem Augenblick begann der Prozess, den man nur folgendermaßen beschreiben kann: unser Farbsehen rührt daher, dass wir Augen entwickelt haben; unser Tonhören ist der Entwicklung der Ohren zu verdanken; unser Riechen verschiedener Düfte geht zurück auf die Entwicklung unserer Nase. Nicht nur die einzelnen Organe, auch der Geruchsvorgang, der Sehvorgang und der Hörvorgang müssen in Rechnung gezogen werden. Je mehr die Vorgänge des Sehens, Hörens, Riechens und Schmeckens sich entfaltet haben, desto mehr wurde die Außenwelt individualisiert. Das, was der Entwicklung unserer Sinnesorgane zu Grunde liegt, ist auch für die Differenzierung in der Welt um uns herum, das Analytische der Welt gegenüber, verantwortlich, und dabei hat sich diese Differenzierung, das Analytische zwischen den Sinnesorganen und der Welt so weit entwickelt, bis der gegenwärtige Zustand erreicht wurde. Nun ist es keine Frage der Individualisierung mehr, der Abstrahierung, aber der Aufrechterhaltung der entstandenen Differenzierung. Nur solange wir die Differenzierung aufrechterhalten, antipathische Prozesse aufrechterhalten, bleibt die Welt in ihrer Mannigfaltigkeit für uns bestehen. Dieser Prozess ist *Sinneswahrnehmung.*

Etwas anderes erwähnte ich in meinem Vortrag heute Morgen, nur von einem anderen Blickwinkel her. Rudolf Steiner beschrieb unsere Kopforganisation und unsere untere Organisation in dem er sagte, dass unsere Kopforganisation eigentlich eine synthetische Organisation ist, wogegen unsere untere Organisation analytisch ist. Was sich in unserem Kopf zusammenballt, wird in unserer unteren Organisation herausdifferenziert. Dies ist die erste und grundlegende Aussage in seinen Vorträgen über Heilpädagogik.[14]

In unserem Unterleib tragen wir unsere Leber, unsere Milz, unsere Gallenblase, unseren Dünndarm, unsere Nieren und all unsere verschiedenen Organe. Aber im Kopf, wenn man den Schädel öffnet, findet man ein einziges Organ, das Gehirn. Wenn man das Hirn untersucht, wird man herausfinden, dass es Eigenschaften der Leber, des

Darms, der Milz, der Niere hat. Diese Eigenschaften, die im Unterleib ihre getrennten Organe haben, mit denen sie arbeiten, sind in einem Organ, dem Gehirn zentriert. Unsere Kopforganisation ist in sich selbst Synthese, daher kann es die Differenzierung der Sinneserfahrungen aufrechterhalten. Und weil unsere Unterleibsorganisation selbst differenziert ist, kann sie ständig die Synthese des Speisebreis schaffen. Ich sagte, dass der Brei eigentlich Milch ist. Und nun können wir verstehen, dass das Gehirn, die synthetische Kopforganisation, ausgeformte, erhärtete Milch ist. So sehen Sie, dass dasjenige, was unten Prozess ist, oben zur Form wird und was unten Form ist, wird oben Prozess. Die Organe unseres Stoffwechselsystems sind eine Herausdifferenzierung der Synthese, die wir für die differenzierenden Kräfte unserer Sinneswahrnehmung haben. Nun kann ich wieder auf das Diagramm von Wurzel und Blüte hinweisen. Wir werden noch genauer darauf eingehen.

Dr. Thomas Weihs: Es ist bemerkenswert, dass das Bild der Verdauung, das Dr. König aufgebaut hat, auch ein Bild des modernen wissenschaftlichen Denkens ist. Bei der wissenschaftlichen Beschreibung der Vielfalt der Farben, wird diese Vielfalt zu einem quantitativen Unterscheidungssystem reduziert, mit einer einheitlichen Qualität. Und so ist es in allen Wissenschaften. Wissenschaft setzt sich das Ziel, ein einzelnes Gesetz zu finden, dem mannigfache Phänomene gehorchen. Das ist eigentlich Verdauung. Ich denke, das kann uns helfen, zu verstehen, warum zu der Zeit, als die Wissenschaft enormen Fortschritt machte, sich ein Phänomen in erschreckender Weise vermehrt hat und das ist die Angst. Wenn wir uns an unsere Großeltern erinnern, ist es ganz offensichtlich, dass der Hauptunterschied zwischen ihnen und dem heutigen Durchschnittsmensch das ist, dass man sich sicher fühlte und vergleichsweise ohne Ängste lebte. Dass dieser Anstieg der Angst nun gekommen ist, ist sehr auffallend. Wissenschaft ist kein Prozess, der zur Kopforganisation gehört, sondern ist in der Tat Verdauung und es folgt daraus, dass das klinische Bild der Angst oder das, was die organische Grundlage der Angst ist, plötzlich erscheinen sollte.

Goethe versuchte nicht herauszufinden, wie unterschiedliche Tiere in eine Klasse eingestuft werden könnten oder welche unterschiedlichen Phänomene einem Gesetz gehorchen; er versuchte herauszufinden, wie sich ein Phänomen von einem anderen unterscheidet, und wie es sich in das nächste verwandelt. Das ist wahre Nerven-Sinnes-Aktivität, das Auseinanderhalten der Mannigfaltigkeit. Die wissenschaftliche Methode führt nicht zu Wissen, aber zur Kontrolle über etwas. Wenn man etwas Einsicht in seinen eigenen Körper hat, weiß man, dass Essen, besonders Verdauen ein Vorgang ist, bei dem wir unsere Macht über die Welt ausüben. Wenn ich ein Stück Kohl gegessen habe, habe ich es zerstört und ich bin, sozusagen, der Sieger. Das ist es, was sich in orthodoxer Wissenschaft ausdrückt.

K. König: Dass ist ein sehr wichtiger Punkt. Weil Sie immer wieder sehen werden, dass, sobald Sie zur Ernährung kommen, es nicht länger eine wissenschaftliche Frage ist, sondern eine moralische. Ernährung hat die tiefsten moralischen Auswirkungen. Darum ist es so wichtig, dass besonders Landwirte sie in der rechten Weise verstehen lernen. In den ersten Jahren, nachdem Rudolf Steiner davon sprach, gingen wir hinaus in die Welt und predigten über die kosmischen und irdischen Ernährungsströme. Und Menschen fragten mit Recht: Aber, wenn wir kosmisch ernährt werden, warum produzieren wir ordentliches Gemüse, wenn wir es doch nicht brauchen? Sie werden sowieso nur einen kleinen Teil des Gehirns ernähren, also warum sich Gedanken darüber machen? Und es war eine vollkommen gerechtfertigte Frage, die wir uns selbst nicht stellten, weil wir nicht ehrlich genug waren – nicht, weil wir unehrliche Leute waren, sondern weil wir zu begeistert waren und daher vergaßen, ordentlich zu denken. Und erst nach und nach sind wir jetzt dabei zu lernen, die moralische Seite des Problems zu verstehen. Ohne die Moralität durch den Anbau guter Nahrungsmittel wiederherzustellen, wird kein wahrer moralischer Wiederaufbau möglich sein.[15] Wenn Sie künstlich gedüngten Kohl oder Mehl essen, oder was es auch immer sein mag, nehmen Sie einfach unmoralische Kräfte zu sich und müssen den Kampf damit aufnehmen.

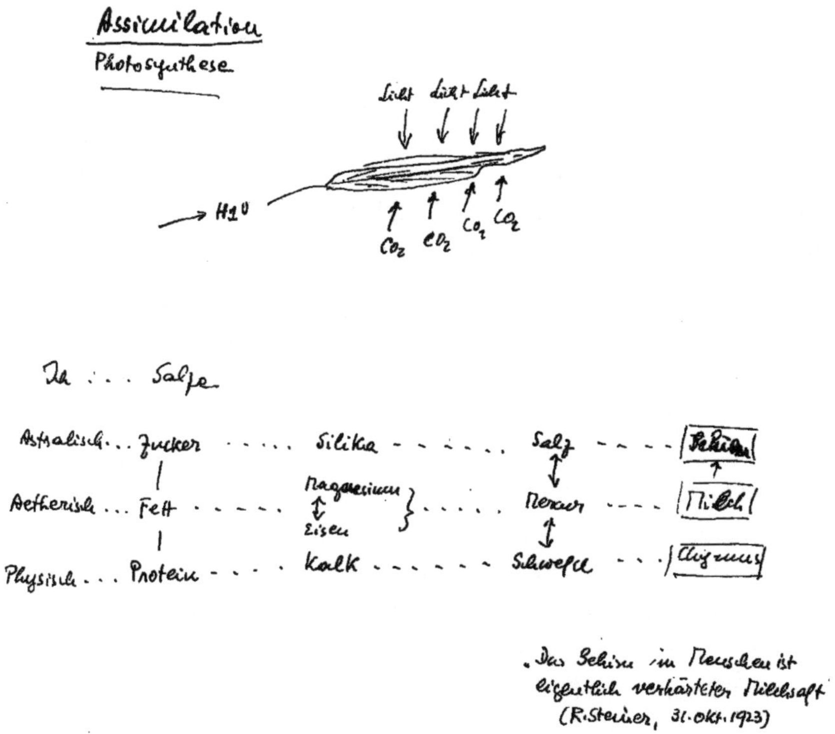

Aus den Vorbereitungsnotizen Karl Königs

Vortrag II

16. Oktober 1953

Unsere Aufgabe gestern war keine leichte, nicht für Sie und nicht für mich. Ich glaube, heute wird es aber noch komplizierter werden. Bei solchen Gelegenheiten erzählte Rudolf Steiner oft die Geschichte von dem spanischen König, der sehr mürrisch war, weil die Welt auf so komplizierte Weise angelegt war und sagte: *Wenn ich Gott wäre, hätte ich die Dinge viel einfacher gemacht.* Da wir aber nicht Gott sind, müssen wir die Situation so nehmen, wie sie ist – und sie ist in der Tat eine sehr schwierige. Sie ist so kompliziert, dass ich Sie warnen muss, nicht zu glauben, Sie werden am Ende der Tagung ganz genau wissen, was die irdischen und kosmischen Ströme sind. Gegenwärtig ist es für uns sogar nicht möglich, genau zu wissen, wie zum Beispiel der Sehvorgang oder der Akt des Hörens wirkt. Rudolf Steiner sagte einmal, man hätte hundert Jahre gebraucht, um eine Sinnesphysiologie aufzubauen, die noch nicht einmal stimmt.[16] Wir müssen das wohl akzeptieren, was wir aber momentan tun, soll ein Beitrag sein, der uns helfen kann, einen Schritt weiter zu tun; ohne solche Versuche können wir nicht den Weg bauen, der es am Ende ermöglicht, das Ziel zu erreichen.

Gerade aus diesem Grund werden Sie in Rudolf Steiners Behandlung vieler Themen offensichtliche Widersprüche finden; es sind notwendige

Widersprüche. Als Beispiel nehmen wir etwas, was wahrscheinlich viele von Ihnen kennen werden; in zwei verschiedenen Vorträgen, die er vor den Arbeitern am Goetheanum hielt; der eine vom 23. Januar 1924[17] und der andere vom 20. Oktober 1923[18], spricht er über Eiweiß, Kohlenhydrate, Fett und so weiter. Und tatsächlich sagt er völlig unterschiedliche Dinge über diese Substanzen in jedem von diesen zwei Vorträgen. In der zweiten Hälfte heute Morgen werden wir das besprechen können. Es gibt eine typische Art von Widerspruch, wobei man durch seinen eigenen Versuch, zu verstehen, die Angelegenheit klären kann. Dann kann man sehen, wie ein solcher offensichtlicher Widerspruch sich einfach in ein besseres Verständnis auf einer höheren Ebene auflösen kann. Deshalb nehmen Sie bitte das, was ich Ihnen heute sage, als einen Versuch, nicht als eine Lösung. Ich bin mir selbst sehr bewusst, dass es nichts anderes ist als ein winziger Beitrag zu diesem riesigen Problem der irdischen und kosmischen Ernährungsströme. Dennoch glaube ich, dass Landwirte dieses mächtige Rätsel wenigstens einmal – vielleicht auch jedes Mal, wenn sie zusammenkommen – anschauen sollten.

Das, was ich gestern versuchte, etwas verständlicher zu machen, war die Tatsache, dass wir in unserem Sinnessystem auch Verdauungsprozesse vorfinden und in unserem Verdauungstrakt Sinnesprozesse. Beide Vorgänge wirken in engem Zusammenhang. Oben ist die Sinneswahrnehmung eng verknüpft mit der Verdauung; und unten ebenso die Verdauung mit der Sinneswahrnehmung. In der zweiten Hälfte des Morgens versuchte ich Ihnen zu zeigen, wie differenziert die Sinneswelt ist, die aber als ihr Organ die Kopforganisation hat, die selbst Synthese ist; und wie unten, die Verdauungsorgane aufgegliedert sind und wie der Speisebrei, der aus unterschiedlichen Nahrungssubstanzen zusammengesetzt ist, etwas ist, das wir eine allgemeine, verallgemeinerte Substanz nennen könnten. Es ist sozusagen nichts anderes als eine Art von Milch. Und was wir in unserem Kopf tragen, unser Gehirn, ist gemäß Rudolf Steiners Beschreibung, erhärtete Milch. Wenn wir uns nun vorstellen, dass wir diese beiden zusammenführen, den Speisebrei von unten und

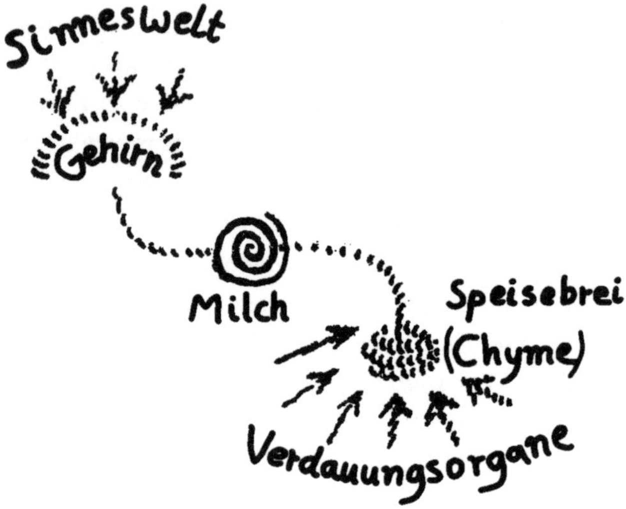

die Milch von oben, dann werden Sie sofort verstehen, dass es gerade in der Sphäre des rhythmischen Systems ist, wo Mensch und Tier die gewöhnliche, allgemeine Milch produzieren. Das nun als ein einleitendes Bild.

Nun können wir einen Schritt weitergehen. Wir können fragen: Wo ist der eigentliche Riss, wo Sinnes- und Verdauungsprozesse auseinanderspalten? Wo ist unsere gesamte Organisation in zwei Hälften geteilt, in eine obere und eine untere? Dies ereignet sich an einem bestimmten Ort und er liegt zwischen unseren Augen und unserem Mund. Wir stellen fest, dass unsere vier Sinnesorgane in vollkommener Harmonie in unserem Gesicht angeordnet sind; unsere Augen, unseren Ohren, unsere Nase und unser Mund machen unser Gesicht zu dem, was es ist. Betrachten wir die Form dieser Sinnesorgane, werden wir bemerken, dass zwei von ihnen ihre Hauptachse auf der horizontalen Ebene haben und zwei auf der vertikalen. Sobald wir dieses berücksichtigen, werden wir herausfinden, dass es etwas Besonderes

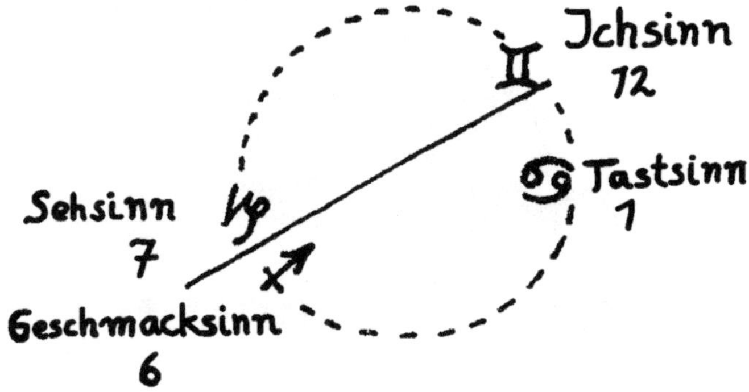

dahinter gibt. Dort oben ist das Auge und unten ist der Mund mit Zunge, Zähnen und allem, was dazu gehört. Wenn wir dem Auge anatomisch folgen, durch den Sehnerv ins Gehirn und dem Mund in das ganze Verdauungssystem, werden wir sehen, dass es eine entsprechende Struktur in beiden Systemen gibt.

Wenn wir uns dann an Rudolf Steiners Diagramm der zwölf Sinnesprozesse erinnern, mögen wir uns auch daran erinnern, dass das Sehen dem Steinbock entspricht und das Schmecken unter dem Schützen steht.[19]

Gegenüber liegen der Tastsinn und der Ich-Sinn. Wenn wir alle zwölf Sinnessphären beachten, können wir nun sehen, wie die Linie, die den Sehsinn vom Geschmacksinn trennt, wenn sie verlängert wird, den Tastsinn (1) vom höchsten unserer Sinne, dem Ich-Sinn (12), trennt. Und wir werden gewahr, wie in dieser Teilung zwischen Geschmack und Gesicht etwas enthalten ist, das alle Sinnesorgane einbezieht. Denn man könnte sagen, diese Linie wurde gezogen, und *ihre Augen wurden geöffnet*. In diesem Augenblick begann Adam in die Welt zu blicken oberhalb der

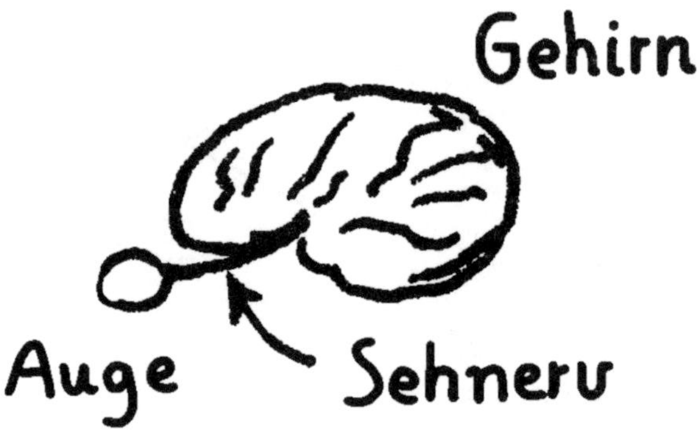

Linie – und der ganze Schein der sinnlichen Existenz wurde geschaffen. Unterhalb dieser Linie begann die Ernährung in der Art und Weise, in der wir sie seitdem weiter tragen müssen.

Diese Spaltung hat alle unteren Sinne zusammengebündelt, hat es aber auch ermöglicht, dass die höheren Sinne sich entfalteten. Vielleicht ist dies ein Hinweis dafür, dass, als der Baum der Erkenntnis Adam und Eva geschenkt wurde, der Baum des Lebens fortgenommen wurde. Der Baum der Erkenntnis öffnete sich in dem Augenblick als – um es bildlich auszudrücken – das Auge vom Mund getrennt wurde.

Wenn Sie die Anatomie des Auges und die des Mundes studieren, werden Sie plötzlich bemerken, dass es keinen auffallenden Unterschied gibt, sondern eher eine auffallende Ähnlichkeit zwischen den beiden Organen. Ich will nicht in Einzelheiten gehen, aber ich muss auf diese Dinge hinweisen, die für unser weiteres Studium wertvoll sind. Wenn Sie den ganzen Verdauungstrakt betrachten, werden Sie herausfinden, dass er in der wunderbarsten Art aufgebaut ist.

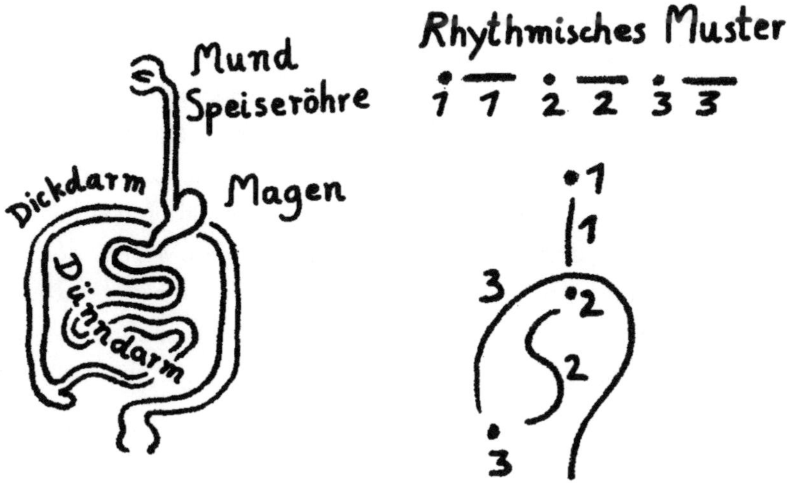

In ihm wirken dieselben zwei Kräfte, die auch die Pflanze aufbauen. Der Verdauungstrakt ist so aufgebaut, dass an bestimmten Stellen alles zusammengezogen ist, verkürzt und Knoten geformt sind; an anderen Stellen ist er erweitert und verlängert. Lassen Sie uns mit dem Mund beginnen, der ein rundes, hohles Organ ist. Vom Mund aus verläuft die Speiseröhre hinunter. Da können Sie die erste Zusammenziehung wie auch Erweiterung sehen. Dann kommt der Magen, der zweite Zusammenzug und dann eine mächtige Ausbreitung, der Dünndarm. Dann schließlich gibt es den Dickdarm, wo Zusammenziehung und Ausweitung zusammengewachsen sind. Demnach gibt es drei Schritte: 1. Schritt: Mund und Speiseröhre; 2. Schritt: Magen und Dünndarm; 3. Schritt: ausgedehnte, hohle Gestaltung des Dickdarms. So ergibt sich ein Rhythmus von kurz – lang, kurz – lang, dem die rhythmische Struktur unseres Darms unterliegt.

Der Mund repräsentiert diese ganze Struktur, sozusagen im Keim. Betrachten Sie die Zunge im Mund und auf der Zunge die verschiedenen Papillen, Geschmacksknospen, die Sinnesorgane des Geschmacks. Sie wissen, dass jegliche Aufregung im Magen oder Dünndarm sich auf der Oberfläche der Zunge zeigen wird; die Zunge ist eine Konzentration dessen, was auf der ganzen Länge des Darms ausgebreitet existiert. Aus diesem Grund gaben große Ärzte, wie Schüssler[20], Hahnemann[21] und andere, Arzneien dadurch, dass sie sie auf bestimmte Zonen der Zunge platzierten. Wiederum gibt es eine bestimmte Krankheit des menschlichen Blutes, besonders zusammenhängend mit dem Magen, wobei nur die Zungenspitze betroffen ist.[22] Wenn wir mehr wissen, nicht nur über allgemeine Anatomie, aber auch über die feinere Anatomie der Zunge, werden wir die ganze Geographie des Verdauungstrakts dort sehen können.

Wenn wir den offenen Mund durchsuchen, werden wir sehen, wie die Reihe der Zähne, die obere, wie auch die untere, eine Art von Bogen formen. Und wir finden denselben Bogen im Dickdarm. Wir können erkennen, wie die Zunge in dem Bogen der Zähne im Dünndarm, Zwölffingerdarm und so weiter wiederholt wird, die von dem Dickdarm umgeben sind. Sogar in der feineren Anatomie des Dickdarms können wir mehr oder weniger die gleiche Anzahl struktureller Einheiten finden, wie wir sie in den sechzehn Zähnen, oben und unten finden.

Und noch etwas Anderes, um Ihnen eine allgemeine Idee zu geben, wie viele Dinge berücksichtigt werden müssen: Sie wissen, dass dort, wo Dünndarm und Dickdarm zusammentreffen, der Blinddarm zu finden ist. Der Blinddarm ist einfach eine Art von Lymphdrüse, tatsächlich eine Mandel. Wo der Bogen unserer Zähne im Mund mit dem Anfang der Rachenhöhle verbunden ist, findet man die Mandeln, sodass dieselbe Struktur unten wie oben zu finden ist. Wir sollten dann nicht darüber erstaunt sein, dass eine Mandelentzündung, eine Angina, oft mit einer Blinddarmentzündung einhergeht – es ist auch wie eine Mandelentzündung unten oder umgekehrt; eine Mandelentzündung ist wie eine Blinddarmentzündung im oberen Bereich.

Wenn Sie das verstanden haben, werden wir nun eine weitere

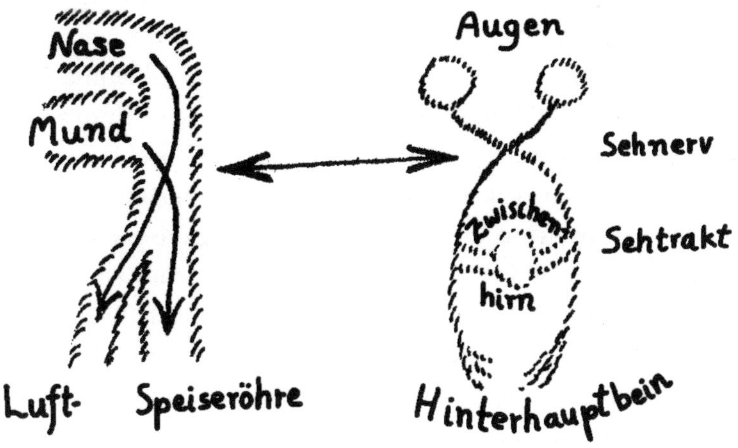

anatomische Studie treiben. Wir werden die Organisation des Auges betrachten. Unsere zwei Augen setzen sich in den Sehnerven fort.

Ich möchte nicht in große Einzelheiten gehen, aber die Sehnerven vereinigen sich unter dem Gehirn und dann trennen sie sich sozusagen wieder. Sie trennen sich innerhalb des Gehirns und machen dann eine lange Reise durch das Gehirn auf die andere Seite des Kopfes, wo sie in der Region des Hinterhauptbeins enden. Zwischendurch schicken sie verbindende Fasern aus, besonders in ein Gebiet hinein, das Zwischenhirn genannt wird. Wenn wir beginnen, die Idee der Metamorphose zu gebrauchen, finden wir auch hier eine Wiederholung der Verdauungsorganisation. Wir müssen berücksichtigen, dass dies nur eine gehärtete Form von dem ist, was unten weich und beweglich ist; es ist eine synthetisierte Form dessen, was unten analysiert ist.

Es gibt, sozusagen, zwei Münder, das sind unsere zwei Augen. Der eine hat sich in zwei aufgespalten oder die zwei haben sich zu einem vereint. Es ist nicht schwierig zu verstehen, dass unsere Augenlider und unsere

Lippen, irgendwie dasselbe sind, nur müssen wir uns alle klarmachen, dass tatsächlich unsere Unterlider die Umwandlung unserer Oberlippen ist und unsere Oberlider sind die Unterlippe. Sie können auch die Weisheit erkennen in der Sprache, in der im Deutschen *Lippe* und *Lid* und im Englischen *lip* und *lid* fast dasselbe ist. Aber versuchen Sie es so zu sehen: was unten ist, wird gespiegelt in der Organisation, die oben ist und umgekehrt, sodass wirklich die Unterlider, das organisch-lebendige Spiegelbild unserer Oberlippe sind; und die Oberlider das organische Spiegelbild unserer Unterlippe. Öffnen Sie Ihren Mund und sie sehen eine weiße Reihe von Zähnen. Öffnen Sie Ihre Lider und Sie sehen das Weiße der Lederhaut. Auf dieselbe Weise führt das Öffnen des Mundes in den Schlund; und die schöne und feine Struktur der Pupille des Auges, umgeben vom Zwerchfell der Iris, führt in das Innere des Auges.

Wenn wir die Augen von vielen Wirbeltieren studieren, besonders von Vögeln, und auch die embryologische Entwicklung der Augen von den am höchsten entwickelten Tieren, wie auch vom Menschen, finden wir, dass sich ein Organ in den Augapfel hinein erstreckt, das der *Ventilator* genannt wird. Es ist eine Art von Anhäufung von Blutgefäßen, die in den Augapfel hineinragt. Wissenschaftler haben beschlossen, dass dieser Ventilator, da er mit Blut gefüllt ist, eine Art von Heizsystem für das Auge ist, um es warm zu halten; sonst würde das arme Auge viel zu kalt sein. Im Menschen ist diese Anordnung von Blutgefäßen verschwunden, um der Retina zu ermöglichen, zu einer flachen Auskleidung auf dem inneren Augapfel zu werden. Tatsächlich ist aber dieser Ventilator eine Umwandlung unserer Zunge. Sie erstreckt sich in das Auge auf genau dieselbe Art, wie die Zunge sich in unseren Mund erstreckt. Das menschliche Auge ist so geformt, dass die *Zunge* verschwunden ist.

Nun müssen wir versuchen, das zusammenzustellen, was ich Ihnen gestern über die Formung der Stäbchen und Zäpfchen erzählt habe. Das Auge ist nicht ein Organ, mit dem wir sehen, wenn es natürlich ein Organ ist, das für den Akt des Sehens notwendig ist. Wenn wir die Augen schließen, können wir nicht sehen. Aber das Auge ist nicht selbst der Ort, wo der Sehprozess wirklich stattfindet. Diese Struktur besteht wirklich aus zwei Mündern und sozusagen aus zwei Rachenhöhlen.

Wenn wir vom Mund aus hinuntergehen in die Speiseröhre, finden wir eine weitere Struktur (s. Zeichnung). Oben ist die Nase und darunter kreuzt die Passage der Nase über die Rachenhöhle, um in den Kehlkopf und die Luftröhre zu gelangen. Das wiederum ist eine organische Umwandlung von dem, was oben ist. Bis zur Kreuzung der Sehnerven liegt das, was mit der Rachenhöhle übereinstimmt. Bis zum Zwischenhirn verläuft eine Umwandlung der Speiseröhre und das Zwischenhirn ist nicht anderes als die Region, die dem Dünn- und Dickdarm ähnelt.

Neuere physiologische Studien haben gezeigt, dass immer dort, wo Nervenden sind, winzige Mengen einer sehr komplexen Substanz, Acetylcholin, austreten. Sogar dort oben, wo der Sehnerv endet, findet eine Art von Sekretion statt, sehr zart, fein, von kleinem Ausmaß, aber in sich dem ähnlich, was ich vorher als Verdauungsorganisation beschrieb. Die Augen mit dem Sehnerv und ihrer Fortsetzung ins Gehirn, sind tatsächlich nichts anderes als eine Umwandlung des Verdauungstrakts. Nur verläuft die eine vom Mund abwärts und die andere vom Auge rückwärts.

Wir haben jetzt eigentlich nur dasjenige, was ich gestern gesagt habe, etwas ausgearbeitet, und ich hoffe, dass Sie somit immer mehr bemerken können, wie beide Prozesse – Sinnesprozesse und Verdauung – miteinander verschmolzen sind, nur das Verhältnis zwischen diesen beiden Vorgängen ist unterschiedlich, ob man es unten oder oben betrachtet. Stellen Sie sich bitte Folgendes vor: wenn wir beginnen, verschiedene Nahrungsmittel zu essen, dann liegt der Essensakt in Hinsicht auf unser Bewusstsein, mehr oder weniger völlig im Sinnesbereich. In unserem Mund haben wir eine Sammlung von verschiedenen Sinneswahrnehmungen. Es gibt nicht nur den Geschmackssinn, sondern damit verbunden ist der Geruchssinn. Wir wissen, wenn wir wirklich essen und nicht schlingen, wie Riechen und Schmecken manchmal miteinander vermischt sind. Wir fühlen aber auch Wärme und Kälte; wir haben den Tastsinn und damit verbunden ist der Bewegungssinn, denn, wenn wir essen, wissen wir genau, wo unsere Zunge ist, wie unsere Kiefer positioniert sind, wie wir beißen, kauen, herunterschlucken. Wir sehen also, dass all diese Sinneswahrnehmungen, der Tastsinn, der Lebenssinn – ob wir etwas mögen, etwas anderes nicht – der Bewegungssinn, der Geruchs- und Geschmackssinn, der Wärmesinn, alle zugleich einbezogen sind, wenn unsere Nahrung gegessen wird. Dann, nach und nach, verschwindet die Wahrnehmung. Wir können unsere Nahrung noch bis in unsere Eingeweide verfolgen und manchmal mögen der Tastsinn und der Wärmesinn bis in den Darm reichen – aber unsere Sinneswahrnehmung klingt ab. Nur wenn wir krank sind, haben wir eine Art von Wahrnehmung in unseren Organen, aber dies ist nicht der Normalzustand. Der Verdauungsakt verschwindet aus unserer Welt, die Sinneseindrücke geraten in Vergessenheit.

Andererseits, ist im oberen Bereich der Akt der Verdauung von Anfang an in Vergessenheit; wir wissen nichts darüber. Sinneswahrnehmung ist so wichtig geworden, besonders durch die Kraft des Sehens, dass es uns eine mächtige Denkanstrengung kostet, uns vorzustellen, dass unsere Nervenorganisation, soweit sie mit den Sinnen verbunden ist, nicht im Geringsten am Akt der Sinneswahrnehmung beteiligt ist. Sie ist aktiv am Verdauungsprozess beteiligt. Unsere Netzhaut, liebe Freunde, unser Sehnerv und unser Sehnervengang formen eines der Nervenzentren oder Nervensysteme, durch die die Welt, die wir durch unsere Sinne erhalten, als ein Akt der Ernährung aufgenommen und verdaut wird. Würden wir das Auge entfernen, würde unsere Sinneswahrnehmung sozusagen keinen Sitz haben, worauf sie sich niederlassen kann. Wenn ich statt *Sitz* das Wort *Thron* benutze, können Sie vielleicht verstehen, wie unsere Sinnesorgane wirklich Throne sind, auf denen die Sinneswahrnehmungen sitzen. Wenn ich in die Welt hinausblicke, wenn ich in die Welt hinauslausche, wenn ich der Welt zuhöre, was tue ich da? Mit meiner höheren Organisation, meinem Ich und meinem Astralleib bin ich außerhalb, und diese Welt, die ich sehe, ist meine Welt, weil ich darinnen bin. Aber dieses Geschehen muss eine Wurzel, einen Sitz, einen Thron haben. Und indem ich ständig diesen Thron berühre, mit meiner höheren Organisation auf einem Thron sitze, werde ich gewahr: ich sehe, ich höre, ich rieche, ich schmecke.

In Zusammenhang mit der Erdenrealität ist es leichter, diesen ganzen Vorgang zu verstehen, weil ich weiß, dass ich mit Dingen der Außenwelt in Begegnung kommen muss. Ich kann verstehen, dass die Zunge ebenso ein Thron ist wie das Auge, weil wir wissen; mein Ich – aber als ein höheres Wesen – und die Materie, wir müssen uns treffen, und dann bin ich Geschmack und dann bin ich Geruch. Ich und die Welt außerhalb von mir, wir sitzen zusammen als das Bild, nicht als Wirklichkeit, auf dem Thron des Auges. Aber das Auge selbst, obwohl es diesen Sitz zur Verfügung stellt, ist gleichzeitig ein Verdauungsorgan. Aber ich sehe nicht nur die Welt um mich herum, sondern innerhalb dieser Welt, obwohl sie hier nichts anderes als ein Bild ist, leben ätherische Kräfte, lebt Wesenhaftes, das mir aus dem Kosmos zukommt, aus den Sphären, die mit Licht durchdrungen sind. Das ist es, was verdaut wird, von der Netzhaut aufgenommen, aufgenommen vom Hörorgan, von der Zunge. Die Welt ist nur Bild im Sinnesorgan, aber mit diesem Bild wird Wesenhaftes aufgenommen und verdaut.

Jetzt werden Sie sehen, wo die Tore und Eingangspforten des kosmischen Ernährungsstroms sind: überall wo das Neuroepithelium, das Oberflächengewebe unserer Sinnesorgane ausgebreitet ist. Da sind die Eingangspforten für den kosmischen Ernährungsstrom und diese Pforten sind wirklich die Sitze auf denen die Sinneswahrnehmungen für unseren Astralleib und das Ich sich halten können. Dasselbe gilt für den unteren Organismus, nur hier beginnen wir mit Sinneswahrnehmung und steigen dann hinab ins Vergessen, verlieren die Mannigfaltigkeit der Sinneseindrücke und vereinigen dann die Materie und Substanzen, indem wir sie in einen allgemeinen Brei hinein auflösen.

Zweites Gespräch

K. König: Nun würde ich gerne den Vorgang des Essens betrachten. Wenn wir Nahrung aufnehmen, die verschiedenen Substanzen, die sie ausmachen, und die verschiedenen Sinneswahrnehmungen, durch die wir ihrer gewahr werden, werden beide nach und nach aufgelöst durch die verschiedenen Darmsäfte im Magen und im Dünndarm und werden Schritt für Schritt zu Brei. Ich versuchte Ihnen bereits zu erklären, wie Brei nichts anderes ist als eine Art von Milch. Aber welche Art von Milch ist es? Welchen Unterschied gibt es zwischen diesem Darmbrei und wirklicher Milch? Rudolf Steiner sagt – und das stimmt überein mit dem, was die Wissenschaft ausgearbeitet hat – dass alle äußere Substanz, die wir aufnehmen, ihre Eigenheit verlieren muss. Wir können keinen Kohl, kein Schweinefleisch aufnehmen, keinen Spinat, keine Kartoffeln und gar nichts anderes, denn, wenn wir es täten, wären wir nicht in der Lage, unsere eigene Individualität aufrecht zu erhalten. Deshalb lösen wir sie auf und zerstören sie. Wir machen ihre Eigenheit zunichte, verändern sie und formen sie zu Brei. Speisebrei ist eine Substanz, die ich als völlig physisch oder mineralisiert ansehe. Beide, die ätherischen und astralischen Kräfte, sowohl die empfindende Substanz aus dem Tierreich wie auch die lebende Substanz des Pflanzenreichs werden vernichtet. Sie werden zerstört, sodass der Speisebrei nicht länger eine lebendige oder astralische Substanz ist, sondern einfach mineralisierte, physische Substanz. Wenn ich *einfach* sage, meine ich nicht, dass ihre chemische Struktur einfach ist, sondern dass sie nur aus physischer, mineralisierter Substanz besteht. Die Milch, die von Mensch und Tier produziert wird, ist nicht nur eine physische, sondern auch eine lebendige, empfindende Substanz, obgleich die ätherischen Kräfte in ihr stärker sind, als der leichte Anflug von Astralität, die sie trägt. Aus diesem Grund wies Rudolf Steiner darauf hin, dass Milch als Substanz einen ähnlichen Zustand hat, wie die Blüten der Pflanzen – sie reichen einfach hinauf und berühren die astralischen Kräfte dort, wo diese Kräfte, so Rudolf

Steiner, die Blüte der Pflanze küssen. Wir finden dieselbe Situation in der Milch.[23]

Dies ist beim Speisebrei nicht der Fall, denn es ist eine mineralisierte, physische Substanz. Nun wird ein großer Teil dieses Chymus – ich kann keine prozentualen Werte angeben, weil niemand sie kennt – gewissermaßen in das Tote hinein verwandelt und das ist, was wir ausscheiden. Beim Tier ist das anders. Rudolf Steiner beschreibt, wie das Ich, das sich nicht in das Tier selbst einzieht, in den ausgeschiedenen Erzeugnissen wirkt. Im Menschen wendet sich diese Substanz vom Ich ab, es wird tote Substanz. Im Gespräch können wir beraten, was wirklich damit getan werden sollte.

Nun betrachten Sie die mineralisierte Speisebreisubstanz. Es besteht kein Zweifel, dass eine gewisse Menge Chymus – dieser mineralisierten Milch, verallgemeinerter Substanz – nun aufgenommen wird von all den Millionen von Zotten des Dünndarms und in die Lymphgefäße getragen wird, die die Eingeweide umgeben. Rudolf Steiner beschreibt wie wir mit unserer Verdauung unser Blut aufbauen. Wir bilden unser Blut, indem wir diesen mineralisierten Speisebrei Schritt für Schritt, Etappe für Etappe, vom physischen Zustand hinauf ins lebendige Ätherische, dann in den empfindenden astralischen Zustand heben bis es im Menschen einen Zustand erreicht, wo es in der Lage ist, das selbstbewusste Ich zu tragen. Dies wird mittels unterschiedlicher Systeme erreicht, die wir in unserer Gesamtorganisation tragen. Achten Sie darauf, dass ich nicht *Körper* sage; der Körper ist nur der Abdruck der Organisation.

Sobald die Zotten von dem mineralisierten Speisebrei durchzogen sind und die Lymphgefäße ihn aufgenommen haben, wird er aufwärts in den Bereich des Brustkorbes geführt. Die Lymphgefäße aus der gesamten unteren Region des Körpers, die Gliedmaßen einbegriffen, tragen den Speisebrei in den Thorax-Bereich, wo er weiter aufwärts in eine besondere Vene geführt wird, von wo er ins Herz geht. Vom Herzen wandert er aufwärts in unser Lungensystem, wo er durch das rhythmische System die belebenden Eigenschaften des Sauerstoffs erhält. Auf diesem Wege wird der physische Speisebrei in den Bereich der lebendigen Substanz hinaufgehoben.

Dann wird er von einem anderen System aufgenommen. Auf dieser Stufe können wir nicht allein bei der anatomischen Struktur bleiben. Die ätherische, astrale und Ich-Sphäre reichen in die verschiedenen Organe hinein, aber als Prozesse sind sie nicht mit den physischen Grenzen der Organe begrenzt. Alles, was mit den Nieren zusammenhängt – und der Rückgratflüssigkeit – ist eine Art von Schatten dieses Prozesses, der nun die lebendig gewordene Substanz aufnimmt und sie mit den Kräften des Stickstoffs durchdringt, indem sie in empfindende Substanz verwandelt wird. Dann setzt eine weitere Stufe der Prozesse ein, die physische von der Leber, der Galle und der Milz. Dort wird die Substanz so emporgehoben, dass sie mit Hilfe des Wasserstoffs zu einer Substanz wird, die das Ich tragen kann.

Auf diese Art, liebe Freunde, können wir verfolgen, wie Nahrung von oben aufgenommen wird und von unserem Mund aus herabgeleitet wird, wo sie verdaut wird und in physische Materie heruntergebrochen wird. Danach nehmen die Lymphe und das venöse Blut sie mit nach oben. Das ist die zweite Richtung. Da, wo die Nieren und die Gehirn- und Wirbelsäulenflüssigkeit wirken, kommt eine dritte Richtung hinzu: dieser Strom von Substanzen wird von den Kräften des Stickstoffs aus verschiedenen Richtungen durchzogen. Zuletzt umgeben die Kräfte der Leber, Milz und Gallenblase die Nahrung mit den Kräften des Wasserstoffs, die wie eine Hülle von Wärme und Feuer wirken, und sie in einen höheren Zustand verwandeln.

Nun ist es wichtig, sich klarzumachen, dass in einem Zustand von Wärme und Feuer,[24] Asche herabfällt und Licht aufsteigt. Die Asche des oben beschriebenen Vorgangs wird aufgenommen und ins Gehirn geleitet; es ist diese Substanz, die das Gehirn nährt und aufbaut. Dort, in unserem Gehirn, haben wir ein Organ, die die Epiphyse oder Zirbeldrüse genannt wird. Dieses winzige, interessante, rätselhafte Organ, war tatsächlich einst ein Auge, das in die Welt hinausschaute. Es war das dritte Auge des Polyphem, von dem die Mythologie erzählt. Dieses Organ erhält die Asche, die aufwärts aus unserem Ernährungsstrom steigt und verteilt sie an verschiedene Teile des Gehirns. Das ist der eine Prozess.

Aber es gibt auch einen zweiten Prozess. Vorhin versuchte ich Ihnen von dem Deckgewebe der Sinne zu erzählen, wo überall in der Nase, in den Augen, Zunge, Ohren und fast über der gesamten Haut, kosmische Nahrung hereinströmt und dem Pfad der Sinnesnerven folgt. Die Sinnesnerven sind eng mit dem Gehirn verbunden und auf genau dem gleichen Weg, den der Speisebrei in den Dickdarm nimmt, um Ausscheidung zu werden, so findet auch Ausscheidung statt, wie ich bereits beschrieben habe, im Hinterhauptbereich des Gehirns – im Falle des Sehtrakts – in einem anderen Teil gilt dasselbe für die Gehörgänge, und so weiter. Aber bevor dies stattfindet, gibt es in der Region des Mittelhirns, im Zwischenhirn, eine Sammelstelle für den kosmischen Strom; und sie ist die Hypophyse, die Hirnanhangsdrüse.

Wenn wir die Entwicklung der Hirnanhangdrüse verfolgen, finden wir etwas, das zeigt, wie berechtigt es ist, von einer Trennungslinie im Kopf zu sprechen, die den oberen Teil von dem unteren Teil trennt. Denn die Hirnanhangsdrüse ist ein Organ, das von Teilen der Luftröhre herrührt und von Teilen des Gehirns. Diese beiden Richtungen verbinden sich. Warum? Weil dort ein Zentrum geschaffen wird, von dem aus der angesammelte kosmische Ernährungsstrom seinen Weg vom Gehirn hinunter in die Organe nimmt. Es ist ein überaus feiner und zarter Prozess, aber während der letzten fünfzehn Jahre und besonders vor Kurzem hat man die Bedeutung der Hirnanhangsdrüse für den gesamten Organismus herausgefunden. Sie ist der Leiter genannt worden, der Dirigent des Orchesters der endokrinen Drüsen.[25]

Die Hypophyse ist eng verbunden mit dem Stoffwechsel der Kohlenhydrate, mit der Funktion unserer Galle, mit der Produktion von Milch, mit dem Ei-Zyklus der Frau und mit anderen Prozessen, die den gesamten Stoffwechsel unseres Körpers einschließen. Dass bestimmte Hormone durch die Hirnanhangsdrüse ausgeschieden werden, ist nur eine Seite des Bildes. Die andere ist, dass es der Ort ist, wo die Kräfte des kosmischen

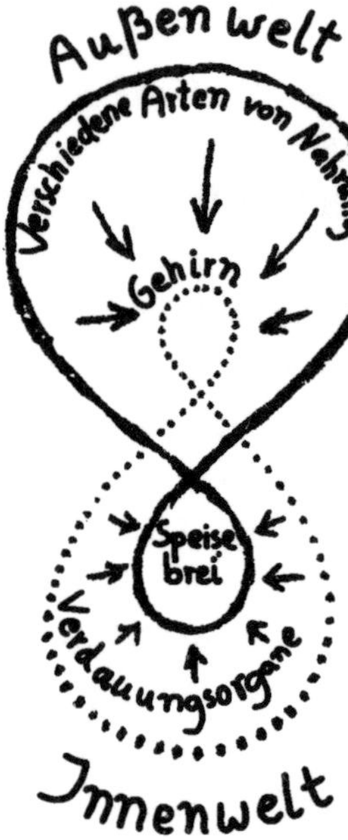

Ernährungsstroms gesammelt werden. Und wenn ich jetzt die verschiedenen endokrinen Drüsen erwähnen würde, über die Schilddrüse und die Nebenschilddrüsen, abwärts zur Nebenniere, dann würden Sie sehen, dass hier die Stufen sind, auf denen der kosmische Ernährungsstrom allmählich heruntergebracht wird in den unteren Teil unserer Organisation. Gelegentlich fließt er in das Meer der Lymphe und des venösen Blutes. Rudolf Steiner beschreibt im 8. Vortrag des *Landwirtschaftlichen Kurses*, wie der Huf und die Zehnägel, die aus der gleichen Substanz bestehen – wie übrigens alle äußersten Stoffe des Körpers – durch die Substanz aufgebaut werden, die wir aus dem kosmischen Ernährungsstrom ableiten.

Zunächst bilden unsere Nahrungssubstanzen wesentliche Bestandteile derselben Welt, die wir durch die Sinne wahrnehmen; sie sind außerhalb von uns, sind Teil der äußeren Welt. Dann werden sie aufgenommen und allmählich in unserem Darm abgebaut. Aber es ist von

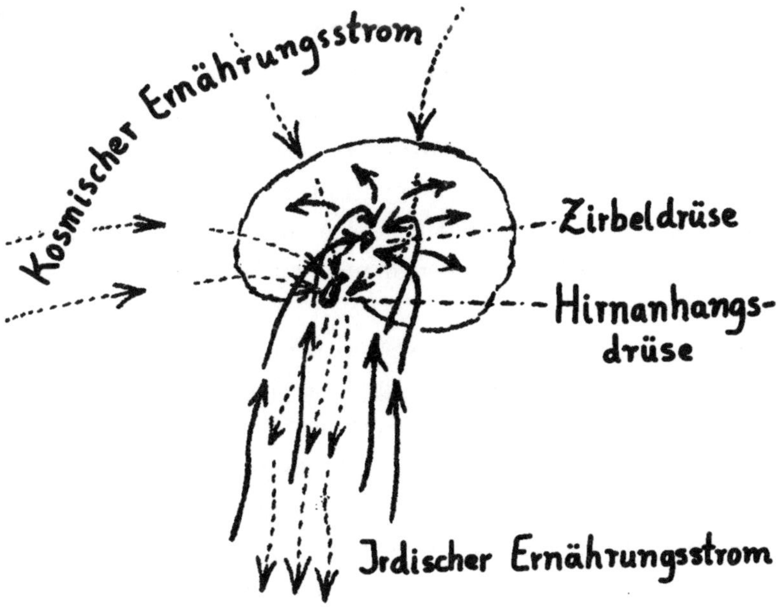

Bedeutung, sich bewusst zu machen, dass sie hier noch Teil der äußeren Welt sind. Die Innenseite des Darms ist so gesehen noch Teil der Außenwelt. Nur wenn Sie die Darmwand durchstoßen, sind Sie wirklich im Körper drinnen – in der Innenwelt. Dann wird der Speisebrei von verschiedenen Organen umgeben, Leber, Milz, Nieren und so weiter. Dann wird er aufgehoben, verwandelt und zum Gehirn geführt. Dieses Gehirn ist eine Organisation, welche sozusagen *heraussticht* in die Außenwelt. Es ist beides – drinnen und draußen, wie der Speisebrei in gleichem Maße drinnen und draußen ist.

Der Speisebrei wird erhoben vom physischen Zustand und wird fortschreitend lebendige und empfindende Substanz. Durch die Substanzen Sauerstoff, Stickstoff und schließlich Wasserstoff steigt er auf und füllt und nährt das Gehirn. So strömt die gesamte äußere Welt von unten nach oben. Ein anderer Strom kommt durch unsere Sinnesorgane, er wandert abwärts auf die gleiche Art, wie der andere aufwärts fließt. Das Wesen des kosmischen und des irdischen Ernährungsstroms wird durch die Organisation der Zirbel- und der Hirnanhangsdrüse uns offenbart. Die Zirbeldrüse empfängt den irdischen Ernährungsstrom von unten und die Hypophyse empfängt den kosmischen Ernährungsstrom von oben und leitet ihn abwärts. Hier, in dieser sehr besonderen Region, zwischen dem Oben und dem Unten, treffen sie sich und finden einander; aber sie müssen auch ständig getrennt voneinander bleiben, sonst erfolgt Krankheit und Zerstörung.

Der Speisebrei muss erhoben werden durch verschiedene Stufen hindurch, und es ist diese Tätigkeit, die das Blut schafft. Nicht etwa, dass sich der Speisebrei verändert, wie man gewöhnlich denkt, in die Blutsubstanz; denn das Blut selbst ist natürlich kosmische Substanz. Aber es ist die Tätigkeit der Überwindung des materiellen Speisebreis, der physischen Breiflüssigkeit, die das Blut in Bewegung hält.*

(Zunächst wurden einige Fragen über den Unterschied von Tier und Mensch beantwortet, die aber leider nicht mitgeschrieben wurden.)

Ich glaube, wir könnten einen Weg finden, menschliche Fäkalien aufzubereiten, sodass wir sie als Dünger benutzen können und sie nicht wegschaffen müssen. Gewöhnlich heißt es, dass es unmöglich sei, sie zu benutzen, aber ich bin mir nicht so sicher. Warum sollte es nicht möglich sein, dieses Material aus seinem toten Zustand emporzuheben und es lebendig zu machen? Warum sollten wir nicht entrahmte Milch benutzen, um es zu beleben? Man sollte dies untersuchen und ein gutes Maß an Gedanken und Experiment investieren. Wenn so viel Künstliches aus Milch hergestellt wird, warum sollte man nicht etwas von dieser Kraft benutzen, um menschlichen Kompost zu beleben? Ich könnte mir gut vorstellen, dass es möglich wäre.

Frage: Was ist Lymphe?

* Diese letzte Anmerkung wurde gemacht in Antwort auf die Frage nach dem Ursprung des Blutes.

K. König: Es ist Blut ohne die roten Blutkörperchen. Die Lymphe ist etwas vom Blut Getrenntes. Die Lymphe wird mehr oder weniger durch die Arbeit der Milz, der Lymphdrüsen, der Thymusdrüse und so weiter produziert; wogegen die Blutkörperchen eine völlig unterschiedliche Quelle haben. Dennoch ist die Entwicklungsrichtung ganz richtig: vom Speisebrei zur Lymphe, zum venösen Blut und hinauf zum Arterienblut.

Frage: Meinten Sie, dass es eine Trennung zwischen dem Geistigen und dem Physischen gibt? Sie sprachen davon beinahe so, als wenn etwas Asche aufstiege. Wo ist das Geistige?

K. König: Die Asche steigt am Ende des Prozesses auf. Der Speisebrei aber, bevor er aufgestiegen ist, empfindende und Ich-tragende Substanz geworden ist, ist rein physisch. Aus diesem Prozess, da es ein steigender Prozess ist, muss Asche herausfallen. Und dies geschieht auch.

Kommentar eines Teilnehmers: Um das richtig verständlich zu machen, ist es vielleicht notwendig, sich vorzustellen, dass der Speisebrei, in dem er entmaterialisiert wird, fortwährend erhoben wird vom Physischen in die ätherische, astrale und Ich-Sphäre. Wenn er ätherisch wird, wird er wie Pflanzensaft, wenn er astralisch wird, wird er zu etwas wie Muskelstoff. Wenn Sie ein Stück Holz verbrennen, dann bekommen Sie Wärme und eine Flamme, die Sie nicht als Substanz erkennen können im Sinne von materieller Substanz. Und übrig bleibt die Asche. So wird schließlich in diesem Prozess entmaterialisiert, wo Speisebrei erhoben wird in höhere Bereiche, aber einiges Material bleibt zurück und das geht zum Gehirn.

K. König: Wenn Sie den Speisebrei wirklich verfolgen, wie er erhoben wird zu lebendigen, empfindenden und Ich-tragenden Substanzen, werden Sie sehen, dass es ein Vorgang ist, der in einer rhythmischen Folge abläuft. Es ist wie das Aufbauen von Schichten einer Zwiebel, nur feiner und feiner werdend, anstatt gröber und gröber.

Vortrag III

17. Oktober 1953

In den beiden letzten Vorträgen habe ich versucht, den kosmischen und irdischen Ernährungsstrom von einem besonderen Blickpunkt aus zu erklären, um in der Lage zu sein, in ein Gespräch über das Wirken von Kalzium und Kieselsäure in Mensch, Tier und Pflanze und in der ganzen Welt eintreten zu können. Lassen Sie mich an das Diagramm der zwei sich überschneidenden Lemniskaten erinnern, die ich letztes Mal gezeichnet habe, indem ich den kosmischen und irdischen Ernährungsstrom darstellte.

Der untere Teil der oberen Lemniskate ist der Ort, wo der Speisebrei aus den Substanzen der Außenwelt gebildet wird, der dann empor getragen wird, sozusagen in den oberen Teil der unteren Lemniskate – zur Kopforganisation und zum Gehirn. In dem unteren Teil der zweiten Lemniskate ist der Ort, wo die verschiedenen Organe mit dem generalisierten Speisebrei zusammenwirken und wo der gesamte Stoffwechsel stattfindet.

Dieses Bild der zwei sich überschneidenden Lemniskaten, wenn wir es ernst nehmen, kann zu einem Schlüssel werden, mit dem viele Türen geöffnet werden können, wo Rätsel und Wunder noch verborgen sind. Denn kein Leben, das hier auf der Erde besteht, kann ohne diese

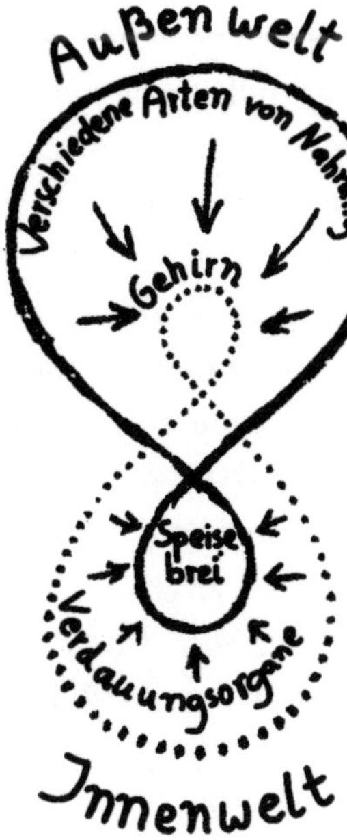

oberen und unteren Ströme verstanden werden, und ohne zu verstehen, wie sich der obere mit dem unteren verschränkt, der untere den oberen aufbaut. Es ist ein Bild davon, wie Mensch und Welt miteinander verbunden sind. Wenn Sie dies in Zusammenhang mit dem sehen, was ich mit den Worten Antipathie und Sympathie anzudeuten versuchte, dann werden Sie allmählich verstehen, was die Natur uns zeigt. Es ist wichtig zu sehen, wie überall das, was oben ist, dasjenige erschafft, was unten ist, und das, was unten ist, verwandelt wird in dasjenige, was oben ist; das ist die Grundlage des Erdendaseins.

Hätte ich während des Stadiums der Erdenentwicklung des alten Mondes mit Ihnen über diese Dinge gesprochen, wäre es eine völlig andere Angelegenheit gewesen. Solche Bilder und Darstellungen hätten nicht gebraucht werden können; sie wären anders gewesen. Auf dem alten Mond hätten wir über Spiralfiguren sprechen müssen. Auf der alten Sonne wiederum wäre die Lehre eine andere gewesen. Aber hier auf der Erde ist die Lemniskate die grundlegende Figur. Es ist eine Darstellung, die in allen möglichen Abänderungen benutzt werden kann, und wenn Sie lernen können, Ihr Denken in solche Formen zu verwandeln, dann haben Sie die Schlacht des Denkens hier auf Erden gewonnen; Sie werden herausgefunden haben, wie hier die Realitäten auf Erden zu denken sind.

Mir ist oft erzählt worden, dass es erschütternd ist, zu erfahren, dass unsere Augen als Verdauungsorgane angesehen werden sollten. Warum ist das so? Weil es uns klar wird, wenn wir das Bild der Lemniskate ernst nehmen, dass unsere Sinnesorgane Verdauungsorgane sein müssen, um uns mit Sinneseindrücken zu versorgen. Und um unsere Nahrung zu verdauen, müssen unsere Leber, Milz, Nieren und unser Darm Sinnesorgane sein. Wie können Sie verdauen, wenn Sie nicht das wahrnehmen, was Sie verdauen sollen?

Liebe Freunde, eines der größten Rätsel der Wissenschaft heute ist das Folgende: Wenn Sie eine Substanz auf ihre Zunge legen, wie *wissen* die Speicheldrüsen genau, welche Art von Substanz es ist? Die Flüssigkeit, die sie ausscheiden, ändert sich gemäß der Substanz. Legen Sie einen Stein auf die Zunge und nichts wird fließen; legen Sie Fleisch darauf und ein bestimmter Speichel wird produziert; für Kohl wird eine andere Art von Speichel hervorgebracht. Aber das Rätsel ist gelöst, wenn man weiß, dass die Speicheldrüsen nicht einfach Maschinen sind, die eine bestimmte Menge Speichel ausscheiden. Sie scheiden eine besondere Art an Speichel aus, weil sie tatsächlich die Art der Substanz auf der Zunge *gekostet* haben. Auf genau dieselbe Art *schmeckt* unser Auge die Art und Vielfalt der Farben; und beim Schmecken antwortet es sofort mit der Ausscheidung von einer gewissen Menge von Rhodopsin, mit dem es die Farbe *verdaut,* die es geschmeckt hat. So wissen wir, dass unser Auge schmeckt. Wir müssen lernen, Sinneseindrücke als Verdauungsprozesse zu denken und unsere Ernährungs- und Verdauungsprozesse als Sinneseindrücke.

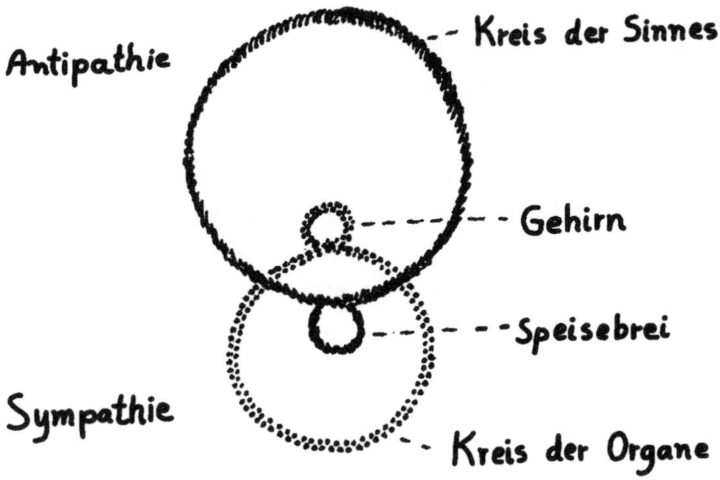

Nerventätigkeit mit Sinneseindrücken zu verwechseln, wie es heute getan wird, ist natürlich Unsinn. Die Nerven nehmen ebenso wenig wahr, wie unsere Knochen. Die Leber, Milz, Galle oder die Nieren können aber mehr wahrnehmen als Ihr Gesicht. Rudolf Steiner beschrieb in einem seiner Vorträge, die er 1919 für die Waldorflehrer gab,[26] wie die Nerven einfach hohle Räume darstellen und in diesen hohlen Räumen eine Begegnung zwischen dem Selbst und der Scheinwelt stattfinden kann. Nerven sind negative Elemente in der Weltordnung, keine positiven. Der Nerv zerstört, nimmt fort, zieht sich zurück.

Wenn Sie dieses Wechselspiel zwischen Sinneseindrücken, Verdauung und Ernährung verstehen, zwischen Antipathie und Sympathie, zwischen oben und unten, können wir einen Schritt weitergehen. Wir können verstehen, wie sich ein Embryo im Mutterschoß entwickelt, weil wir wissen, dass etwas, das von oben herabsteigt, sich mit etwas vereinigt, das von unten her dazukommt. Nur wenn der Erbstrom sich mit dem Wesen des Seelengeistes begegnet, das auf die Erde herabsteigt, nur an dem Begegnungspunkt dieser beiden Ströme, wird in den Hüllen des mütterlichen Schoßes der Embryo erschaffen. In der Pflanze ist es dasselbe. Diese beiden Ströme haben ihre Boten, ihre Träger; der obere Strom hat einen Wagen, auf dem er herabkommt und der untere Strom hat, sozusagen, eine Rolltreppe – und ich benutze diesen beiden Begriffe ganz bewusst – auf der er aufsteigt. Ich weiß natürlich, dass eine Rolltreppe auch abwärts fährt. Es existiert aber ein Wagen und eine Rolltreppe, die sich treffen müssen; es sind Kieselsäure und Kalzium.

Wir sollten nicht zu sehr auf die Substanz selbst eingehen, weil jeder Versuch, den wir unternehmen, um Kalzium oder Kieselsäure vom Standpunkt der Substanz aus zu verstehen, fehlschlagen wird. Um zu erklären, weshalb das so ist, muss ich wiederum eine von den großen Anforderungen an Ihren gesunden Menschenverstand stellen, nicht an den Menschenverstand eigentlich, aber doch an eine gesunde Form von Vernunft. Kalzium und Kieselsäure dürfen nicht als Substanzen betrachtet werden, denn als Substanzen haben sie keinen Wert. Wenn Kalzium und Kieselsäure in genau der Weise angesehen werden, wie Stickstoff, Wasserstoff, Kohlenstoff, Schwefel, Phosphor[27] und dergleichen betrachtet werden, dann ist es, soweit ich sehen kann, ein großer Fehler. Weder Kalzium noch Kieselsäure ernähren lebende Organismen. Sie nähren weder Pflanze noch Tier, noch Mensch. Dennoch sind sie für die ganze Welt wichtig. Wir müssen Rudolf Steiner für so viele besondere Entdeckungen danken, aber wenn er uns nur *eine* Sache aufgezeigt hätte – wie Kieselsäure und Kalzium in einer völlig gegensätzlichen Art und Weise in allem organischen und anorganischen Leben wirken, hätte es seinen Namen hier auf Erden unsterblich gemacht und er müsste mit Dankbarkeit von Millionen von Menschen erinnert werden.

Wenn Kalzium und Kieselsäure keine Nährmittel sind, was sind sie? Es ist schwierig zu beschreiben, was sie sind, aber vielleicht werden sie verstehen, wenn ich sage, dass sie Katalysatoren sind. Sie verändern sich selbst nicht, aber sie müssen gegenwärtig sein und in ihrer Gegenwart beginnen alle anderen oder viele andere Substanzen sich selbst zu ordnen und sich in der richtigen Weise einzuordnen. Wir brauchen Stickstoff und Sauerstoff als Nahrung, um Substanz zu bilden. Sagen Sie jetzt nicht: *Aber das Skelett besteht aus 90 Prozent Kalzium.* Ja, das stimmt – als Kalzium ist es aber herausgefallen aus dem lebendigen Strom des Daseins und muss ständig in diesem lebendigen Strom gehalten werden. Sie können nicht Knochen nehmen und sie essen – das ist ganz unmöglich. Dennoch müssen sie da sein, die Schale unseres Schädels muss da sein, wie auch Kieselsäure, in welcher Form auch immer. Es kann mal in der Form einer Substanz oder mehr in der Form einer ätherischen Kraft, als Prozess, gegenwärtig sein. Im 1. Vortrag des *Landwirtschaftlichen Kurses* sagt Rudolf Steiner, dass die Pflanze so oder so aussehen würde, wenn nur die Hälfte des Kalziums oder der Kieselsäure da wären. Bitte verstehen Sie, was er meint. Er sagt nicht: Kieselsäure tut dies oder jenes oder Kalzium macht dies oder jenes, wie wenn er über Stickstoff oder Sauerstoff spricht. Er sagt: *wenn sie nicht da wären.*

In einem anderen Vortrag des *Landwirtschaftlichen Kurses,* weist er auf etwas hin, was jeder kennt, der sich bildhaft mit dem Kalk beschäftigt hat: er beschreibt Kalk als *gierig.* Er saugt, er nimmt, er kann nichts in Ruhe lassen. Der katalysierende Vorgang von Kalk setzt sich fort, bis der Kalk befriedigt ist. Je mehr Sie lernen, Kalk zu verstehen, desto mehr werden Sie ihn mit *er* ansprechen, wie bei einem Menschenwesen. Ich sage nicht, dass Kalk männlich ist; das würde einen falschen Eindruck erwecken, aber dennoch können Sie Kalk mit *er* ansprechen.

Wenn Sie Kieselsäure bildhaft studieren, dann kommen Sie auf dieselbe Art und Weise dahin, die Kieselsäure mit *sie* zu bezeichnen; so wie man in England ein Auto oder ein Schiff selbstverständlich *she* nennt. Das hat damit zu tun, dass eine gewisse Neigung zur Kieselsäure nach und nach in Ihre Seele eingeflößt wird und Sie werden lernen zu verstehen, dass Kieselsäure überhaupt nicht gierig ist. Sie ist wie eine höchst gebildete Person, die nie im Wege von irgendetwas stehen wird;

ein Wesen, das so weise und großartig geworden ist, dass sie nichts anderes als ein Spiegel für andere geworden ist. Da haben Sie also eine *sie*, aber dies bedeutet nicht, dass *SIE* eine Dame ist, und auf der anderen Seite haben sie *IHN*, aber nicht notwendigerweise einen Mann. Dieses *ER* und *SIE* sind etwas weit Höheres in der Schöpfung als dasjenige, was als männlich und weiblich hier auf Erden dargestellt ist. Es ist das Ewig-Männliche und das Ewig-Weibliche, was uns in diesen Substanzen entgegentritt und diese Einteilung ist hier eine wirkliche Notwendigkeit. Aber gerade hier auf Erden, ist das *ER* oft unfähig, ohne das *SIE* zu leben und umgekehrt. Und Kieselsäure kann nur verstanden werden, wenn es mit Kalk zusammenwirkt und Kalk kann nur verstanden werden, wenn es mit Kieselsäure zusammenwirkt. Die Erdkruste, wie Rudolf Steiner uns erzählt, besteht aus 50 Prozent Kieselsäure und etwa 30 Prozent Kalk. Stellen Sie sich vor, dass wo immer wir hintreten, *ER* und *SIE* uns den Grund gegeben haben, auf dem wir gehen; *ER*, weil er nach und nach befriedigt war, *SIE*, weil sie es für andere Substanzen, Kräfte und Wesen möglich machte, durch sie und mit ihr zu wirken.

Nun, liebe Freunde, lassen Sie uns das menschliche Embryo betrachten.

Im mütterlichen Schoß liegt der Mutterkuchen (Plazenta) und von da führt die Nabelschnur in den sich entwickelnden Embryo. Die Nabelschnur ist eines der Organe, die den höchsten Prozentsatz an Kieselsäure enthält. Warum? Wir können uns selbst fragen, warum hat *SIE* sich in der Nabelschnur niedergelassen? Was ist die Nabelschnur? Der Embryo ist einerseits durch die kosmischen Kräfte und andererseits durch die erblichen und irdischen Substanzen aufgebaut. Diese beiden treffen sich mittels der Nabelschnur; von der Plazenta strömen die kosmischen Kräfte nach innen und vom Embryo wirken die Erbkräfte nach außen, und sie treffen sich in der Nabelschnur; sie treffen den Leim der Kieselsäurenhülle, diese seltsame und wunderbare Struktur. In der Tat, diese Schnur ist einerseits ein Auge, das in den Kosmos hinein schaut, und auf der anderen Seite ein Ohr, das der erblichen Substanz

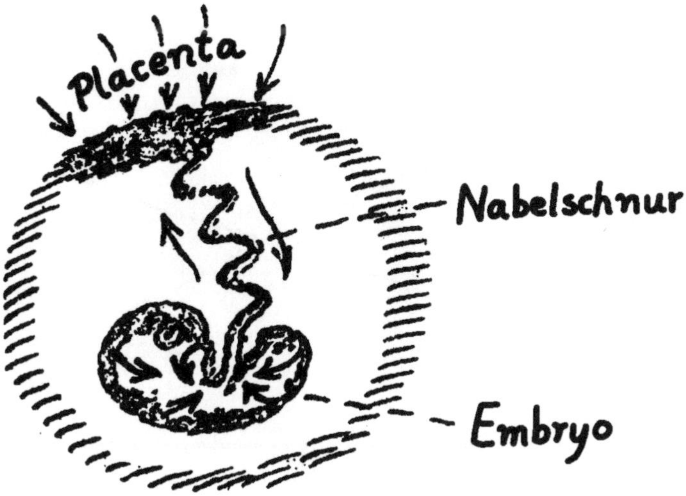

lauscht, um herauszufinden, wie viel von jedem sich dort begegnen soll. Was vom Kosmos herunterströmt, bildet sich in Übereinstimmung mit dem, was aus den Erbräften strömt.

Die Proportion von Kieselsäure im Embryo ist sehr viel höher als im Kind; im Kind ist es höher als im Erwachsenen; und im Erwachsenen höher als im älteren Menschen. Der Gehalt an Kieselsäure sinkt allmählich von der Geburt bis zum Tod, während der Kalziumgehalt des Körpers normalerweise allmählich von der Geburt bis zum Tod ansteigt. Mehr und mehr Kieselsäurekräfte finden ihren Weg von oben in die irdische Struktur, indem sie *IHN* mehr und mehr überwinden und befriedigen und *IHN* in den Körper ablagern.

Von einem oberflächlichen Standpunkt aus gesehen, können wir von Kieselsäure als ätherisch und von Kalk als astralisch sprechen. Aber tatsächlich haben sich beide, Kalk und Kieselsäure, im Menschen der Ich-Organisation zu unterwerfen. Im Tier hängen sie ab von der Astral-

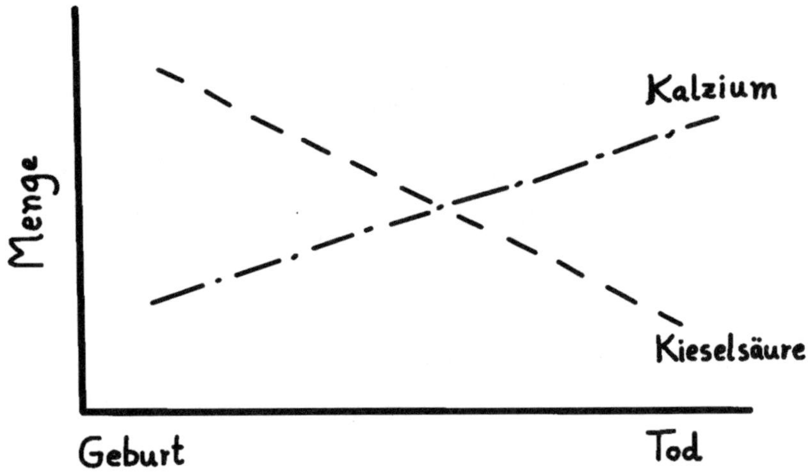

Organisation; in der Pflanze unterliegen sie der ätherischen Organisation. Deshalb gibt es physisches Kalzium und physische Kieselsäure; Pflanzenkalzium und Pflanzenkieselsäure. In der homöopathischen *Materia medica* wird der Zustand des Kalziumcarbonat-Mangels als ein Kind beschrieben, dessen Kopf etwas zu groß ist, fast auf dem Wege zum Wasserkopf; das Gesicht ist angeschwollen; die Augen sind lichtscheu; und alles läuft. Sie kennen diese Menschen, deren Nase ständig läuft, der Speichel läuft, ihre Ohren verschmalzen, alles ist geschwollen, nichts ist wohl geformt und ausgehärtet. Das wäre im homöopathischen Lehrbuch das Bild einer Person, die *Calcarea Carbonica* braucht. In einem solchen Fall ist der Kalk noch nicht unter die Kräfte des Ichs gekommen; was Sie sehen, ist ein Mensch, der unter zu viel astralischem Kalk leidet. Die Astral-Organisastion hat den Kalk aufgenommen, aber das Ich hat ihn sich noch nicht eingegliedert. Es gibt einen anderen Zustand, bei dem wir unter dem Pflanzenkalk in uns leiden. In Tieren kann das Gegenteil geschehen – ihr Kalk kann plötzlich von den Kräften des Ichs aufgenommen werden. Rudolf Steiner sagte einmal zu Dr. Kolisko – wenn der Mensch krank wird, ist es eine Tendenz hin zum Tierzustand; wenn das Tier erkrankt, ist es eine Tendenz zum Menschen hin. Diese Dinge müssen verstanden werden, nur dann kann man allmählich lernen das *ER* und das *SIE* in der Welt und im Menschen zu verstehen.

Nun betrachten Sie das Innenohr. Es ist wie ein winziges *SIE*, eingebettet in den Knochen, der hinter dem äußeren Ohr liegt, völlig vom Rest des Körpers zurückgezogen. Der Kopf ist selbst vom Körper zurückgezogen und im Kopf gibt es einen noch abgelegeneren Ort, einen Platz, der völlig verschlossen ist. Betrachten Sie diese Struktur und dann schauen Sie hinaus in die Welt und beobachten die Weichtiere. Wenn Sie die Form der Muscheln, Schnecken und Tintenfische studieren, dann finden Sie in diesen Tieren dieselbe Tendenz, wie im menschlichen Ohr – die Tendenz sich zurückzuziehen. Die Muschel schließt sich selbst; bei den großen Muscheln brauchen Sie möglichst starke Werkzeuge, um sie zu öffnen – dann schließen sie sich sofort wieder. Die Schnecke kommt aus ihrem Haus – und zieht sich sofort wieder von der Welt zurück. Der Tintenfisch, anstatt sich in eine Schale zurückzuziehen, umgibt sich mit dunkler Tinte und schwimmt rückwärts. Sie bewegen sich sozusagen alle rückwärts. Die selbe Tendenz herrscht in unserem Innenohr. Alle Weichtiere bauen eine Schale aus Kalzium um ihren Körper, aber nur, weil sie so empfindsam sind. Sie sind so sehr *SIE*, das sie nichts anderes tun können, als *IHN* sehr stark zu machen. Sie werden immer wieder finden, dass Kalzium und Kieselsäure auf diese Art zusammen wirken.

Glauben Sie nicht, dass die Muschel oder die Schnecke in irgendeiner Art typisch für *ER*-Bilder der Natur sind. Ganz im Gegenteil. Dieses Sichzurückziehen, dieses *Rühr-mich-nicht-an* ist ein Bild für Kieselsäure. Dies ist *SIE*, dies ist die Jungfrau auf dem Kristallberg. Wenn *SIE* aber ins Leben treten muss, was tut sie dann? Sie nimmt einen harten Mantel, einen *IHN* aus Kalk und legt ihn sich um. Sonst würde das Gleichgewicht gestört sein. Sie finden sogar in der Pflanzenwelt, dass die Zartesten die härteste Rinde haben. Glauben Sie nicht, dass die Eiche so unbeugsam ist, wie das teutonische Volk sie gerne hätte, nicht im Geringsten. Die Eiche ist ein überaus zartes Wesen. Sie können sehen, wie wunderbar Rudolf Steiner dieses Wesen verstehen konnte, wenn Sie sich erinnern, dass er uns riet, die Eichenrinde in den Schädel des Tieres zu tun, dort wo gewöhnlich das Hirn wäre.[28] Es gehört dahin, weil die starke Macht von *IHM*, die sich im Schädelknochen ausdrückt, der zarten Existenz der Eiche Wohlbefinden und Schutz gibt. Es ist überraschend, dass unsere Sinnesorgane sozusagen in den Schädel gekrochen sind und nun sitzen sie da und schauen heraus – die Nase, die Augen, und so weiter. Aber wo immer sie heraussehen, bedeckt sie eine Hülle aus Kieselsäure; das ist so, damit die Außenwelt hereinströmen kann. Die Sinnesorgane sind *SIE*, die Unterschlupf gesucht haben an dem Platz des *ER*, der Ort des Schädels.

Rudolf Steiner sagte in seinen Vorträgen über die Erzengel im Oktober 1923, dass Kalk nicht einfach Kalk ist.[29] Winterkalzium ist anders als Frühlingskalzium. Im Frühjahr beginnt Kalzium aufzuwachen und wird etwas ganz anderes. Sie sehen, wenn die Pflanzen im Frühling wachsen, ist der Kalkgehalt reduziert, weil sie hinausreichen, um der Sonne der Kieselsäure zu begegnen. Und im Herbst nimmt der Kalkgehalt der Pflanzen wieder zu, weil die Pflanze sich in der Erde zurückzieht; in den Erbstrom, in die Verdauung, in die Begierde. Kalk wirkt zwischen Frühjahr und Herbst, aber Kieselsäure wirkt zwischen Sommer und Winter.*

Obwohl eine erhebliche Menge an Kalk in unser Skelett abgelagert ist, ist die Form, in welche Sie hinein kommt Kieselsäure. Denn jene schönen, genial angeordneten Strukturen in unseren Knochen, wie die Anordnung der Brückenträger eines Ingenieurs, sind aus Kieselsäure. Nachdem sie geformt worden sind, wurden sie mit Kalzium gefüllt und die Kieselsäure verschwindet – sie zieht sich zurück und der Kalk ergreift es, wird be-

* Dieser Punkt wird im folgenden Gespräch weiter ausgearbeitet.

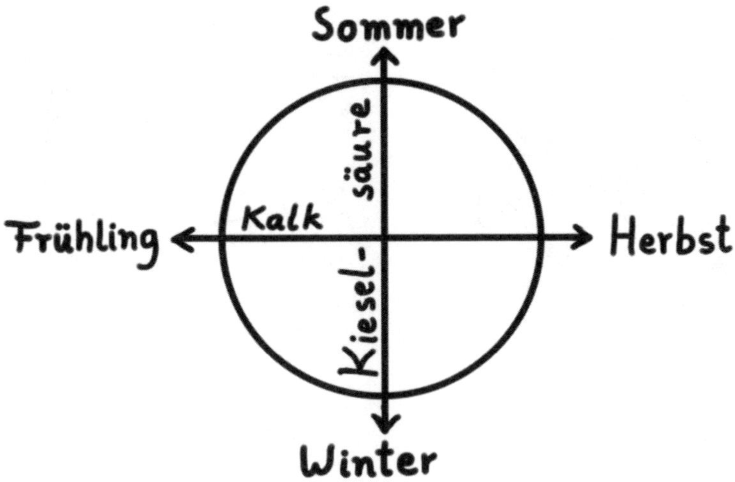

friedigt und der Knochen ist gebildet. Was wir als Substanz für die Welt der Kieselsäure einnehmen, wird auf den Schwingen der Kieselsäure getragen und wird Speisebrei, der Kalk ist. Die Gestalt unseres Schädels ist ein Kieselsäureprozess, aber seine Form wird von Kalk und Kalziumoxid ausgefüllt. Natürlich können wir chemisch nicht Kieselsäure in Kalk und Kalk in Kieselsäure verwandeln. Wir können allerdings Kalk in Stickstoff und Kieselsäure in eine unbekannte Substanz verwandeln, so wie es Rudolf Steiner im *Landwirtschaftlichen Kurs* beschreibt.[30] Aber das *ER* und das *SIE* müssen immer zusammenwirken; die Kieselsäure von außen nach innen, sanft, Schicht auf Schicht; der Kalk, von innen nach außen, gierig, verlangend, strahlend und so die Kieselsäurelagen mit Kalksubstanz füllend.

Eine Sache kann ein führendes Prinzip sein, wenn Sie versuchen, dem Wirken von Kalk und Kieselsäure nachzugehen. Sie werden herausfinden, dass wo immer Kalk ist, Bewegung ist, dass Kalzium und Beweglichkeit miteinander verbunden sind. Weiterhin werden Sie

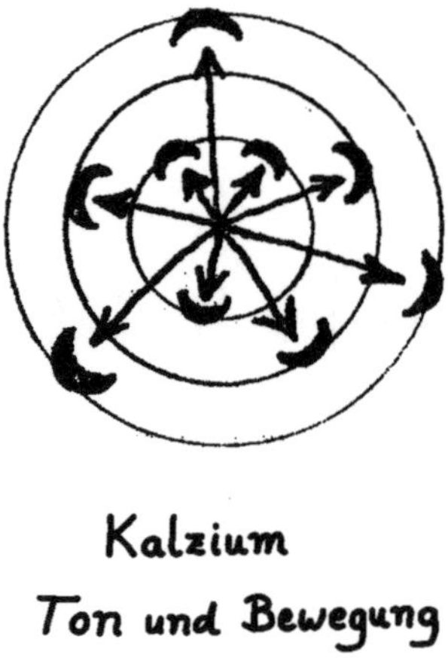

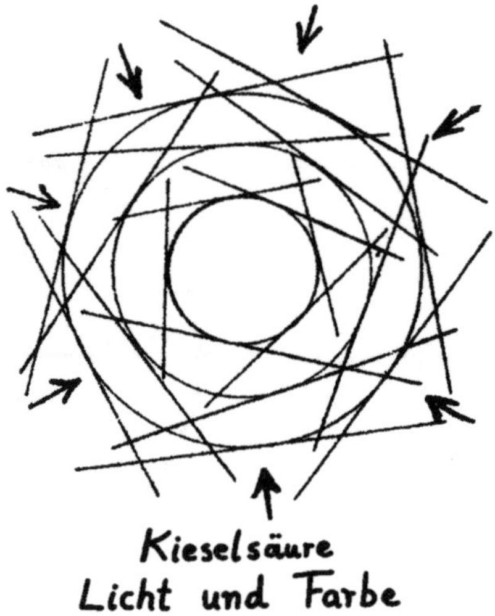

finden, dass Kalzium und Beweglichkeit einer höheren Macht unterliegen – dem *Ton*. Wo es Ton und Musik gibt, da ist Kalk und Bewegung. Aus diesem Grunde ist das cortische Organ – im Ohr – aus Kalk und Kalziumoxid gebildet. Es könnte nicht anders sein in einem Organ, das mit dem Hören verbunden ist. Andererseits, wo es Kieselsäure gibt, da ist *Licht* und *Farbe*. Sie sind mit Kieselsäure verbunden. Da treffen sich zwei Welten in jeder Substanz; Ton und Bewegung und Licht und Farbe treffen sich und in dieser Begegnung ist der Daseinsgrund der Seele und des Geistes hier auf Erden beheimatet, ob in Pflanze, Tier oder Mensch. Kalk und Kieselsäure haben katalysierende Kräfte hier auf Erden.

Liebe Freunde, ich habe wieder und wieder versucht, das Wirken dieser beiden Substanzen unserem heutigen Denken verständlich zu machen. Eines Tages war es mir aber erlaubt, diese Urgeste von Kalzium und Kieselsäure zu entdecken und indem ich mit diesem Bild jahrelang lebte, hat es mir geholfen, das Rätsel dieser beiden Substanzen zu verstehen.

In den Evangelien wird uns ein sehr merkwürdiges Ereignis berichtet, wo Christus gerufen wird, die kleine Tochter des Jairus vom Tode zu erwecken.[31] Auf dem Wege zu dem Kind, hält er plötzlich in der Menge an, dreht sich um und sagt: *Wer hat meine Kleider berührt?* Niemand will es zugeben. Dann sagt er: *Jemand hat mich berührt, denn ich habe gefühlt, dass eine Kraft von mir gewichen ist.* Darauf sagt die Frau, die seit zwölf Jahren an einer Blutkrankheit gelitten hatte: *Ich war es.* Während sich dies ereignet, stirbt das Kind, weil Christus nicht rechtzeitig angekommen war; er geht aber dann hin, um es zu erwecken. Rudolf Steiner beschreibt bei zahlreichen Gelegenheiten, wie die Frau und das Kind tatsächlich eine intime karmische Verbindung hatten. Aber er weist auch auf die Tatsache, dass bei einer solchen Krankheit – «Blutfluss» wird es im Evangelium genannt – Kalzium verloren wird. Christus fühlte selbst, dass ihm Kräfte genommen wurden – der Kalk der blutflüssigen Frau hat das verursacht. Christi Kraft selbst bewirkt, dass das Kalzium im Körper der Frau bleibt, statt fortzufließen. Dies ist das Bild des Kalks, dass Substanz nicht ordentlich festgehalten werden kann.[32]Deshalb werden von überall her Kräfte genommen, bis das Ich-Bin selbst den Kalk aufnehmen und festhalten kann. Andererseits kann man sich vorstellen, wie das zwölfjährige Mädchen allmählich dahin welkte, da sie nichts anderes als Bild war, sich selbst aufgeben, alle Verbindungen mit der irdischen Existenz aufgeben und sich davon zurückziehen wollte. Aber wiederum kam das Ich des Ich-Bin und erweckte sie und brachte sie in den Bereich der Ich-Herrschaft. Sie werden finden, dass dieses Bild Ihnen mehr und mehr helfen kann, wenn Sie diese beiden Substanzen studieren.

Drittes Gespräch

Frage: Könnten wir etwas mehr über das Wirken von Kieselsäure zwischen Sommer und Winter und dem Kalk zwischen Frühling und Herbst hören? Das wurde nicht ganz verstanden.

K. König: Gerade um diese Zeit des Jahres vor dreißig Jahren – im Oktober 1923 – beschrieb Rudolf Steiner die verschiedenen Jahreszeiten in Verbindung mit dem Wirken der vier Erzengel.[33] Dort zeigt er uns ein Wechselspiel von je zwei und zwei der Erzengel. Im 5. Vortrag jenes Kurses spricht er über die Art und Weise wie Sommer und Winter, Frühling und Herbst zusammenwirken. Natürlich wird Winter zu Frühling. Frühling wird Sommer, Sommer zu Herbst und Herbst verwandelt sich wieder in Winter. Aber man muss sich vorstellen, dass eine Art von Kreuz in den Kreis des Jahres eingezeichnet ist (s. Zeichnung, S. 221). An den Enden dieses Kreuzes herrschen die Erzengelwesen von Frühling, Sommer, Herbst und Winter, aber nach innen zu verändern sich ihre Sphären allmählich und wirken immer mehr ineinander.

Kalk gehört zur Frühjahr-Herbst-Linie. Die Kieselsäure und der Kalk sind Katalysatoren dieser zwei jahreszeitlichen Ströme. Der Sommer-Winter-Strom ist der, in dem der Kosmos in die Erde strömt und wieder zurück. Wenn Kalk als Katalysator des Frühlings-Herbst-Stromes nicht da wäre, wäre der Sommer-Winter-Strom nicht in der Lage zu wirken. Er würde nicht die verschiedenen Substanzen in den Griff bekommen und sie in Verhältnis zueinanderbringen, dass sie zusammenkommen, sich wenden und dann wieder auseinandergehen. Das Kalzium im Frühling-Herbst-Strom nimmt den kosmischen Sommer-Winter-Strom, hält ihn und lässt ihn wieder gehen. Sonst könnte dieser kosmische Strom nicht in der Natur wirken. Deshalb verringert sich der Kalziumgehalt der Pflanze im Frühling und steigt im Herbst – das ist wie ein Barometer für den *SIE*-Strom. Die Pflanze bietet den verschiedenen Substanzen einen

Begegnungsraum und wenn diese Begegnung stattgefunden hat, zieht sie sich wieder zurück.

Frage: Verändert sich der Kalk-Prozess in einen Kalium- und Magnesium-Prozess? Sie sagen, dass sich Kalk im Frühjahr verringert. Kommt das daher, dass er in diese verschiedenen Substanzen verwandelt wird?

K. König: Ich denke, man muss das in der folgenden Art und Weise anschauen: Kalzium ist besonders mit dem Element Eisen verbunden. Kieselsäure andererseits, ist besonders mit dem Element Magnesium verbunden. Nun hat das Chlorophyll in der Pflanze Magnesium als seinen zentralen Bestandteil und das Hämoglobin im Blut hat das Eisen als seinen hauptsächlichen Bestandteil. Im Menschen haben Sie das Skelett, das von einem Standpunkt aus Kalk ist; es ist sogar eine richtige Kalkanhäufung! Je älter wir werden, desto *kalkhaltiger* werden wir. Aber aus unseren Knochen entspringt das Blut, solange wie wir lebendig sind. Das Knochenmark ist der Geburtsort unsere Blutsubstanz. Im Knochen ist die Wiege des Blutes und es ist die Kraft des Eisens, die es baut. Wo immer Kalzium ist, da ist auch Eisen und wenn Kalzium kein Eisen hätte, würde es nicht geheilt werden. Es ist ein ständiger Heilungsprozess. In den Erzengel-Vorträgen spricht Rudolf Steiner vom heilenden Einfluss des Meteoreisens in unserem Blut.[34] Unser Blut ist so sehr ein Kalziumträger und wir haben so viel Kalk in unserem Blut, dass er ständig gezähmt werden muss, damit die Gier, das Wachstum und der überwältigende Strom nicht zu stark sind. Kieselsäure, andererseits, braucht einen Gemahl, der ihr ähnlich ist. Magnesium ist diese Substanz. Wo immer Magnesium erscheint, schafft es Struktur. Dies kann man auch in Mineralien sehen. Aber die Struktur des Magnesiums ist nicht wie die der Kieselsäure, die durchsichtig ist. In seiner Faserstruktur hortet Magnesium Licht und Wärme und dann explodiert es. Aber mit Hilfe dieser Mächte, ist die Kieselsäure gezwungen, zu wirken: hier gibt es keinen Heilungsprozess. *ER* muss ständig gezähmt werden, *SIE* muss ständig angeregt werden, aktiv zu sein. Alkali, Laugen sind mit Kalzium verbunden, wogegen Barium, Lithium und dergleichen mit Magnesium verbunden sind. Es ist interessant, Geologie in dieser Hinsicht zu studieren.

Frage: Könnten Sie etwas über den Unterschied zwischen Pflanzenkieselsäure und Kieselsäure im Menschen sagen?

K. König: Wenn Sie den Kieselsäure-Prozess im Menschen studieren, so werden Sie finden, dass er immer an der Oberfläche vorkommt, aber nicht nur an der äußeren Oberfläche, sondern auch an der inneren Oberfläche. Kieselsäure ist in den Haaren und über den ganzen Körper verteilt, in den Schichten der Haut, wo sich hornartiges Material ständig bildet und abgestoßen wird. Es gibt eine Schicht in den Augen und in allen Öffnungen, die unsere Sinnesorgane bilden. Nun betrachten Sie das Skelett. Die inneren und äußeren Oberflächen des Skeletts sind mit sehr feiner Kieselsäure-Substanz belegt. Rudolf Steiner nennt dies das *Kieselsäuregerüst* des Menschen. Zwischen diesen beiden gibt es einen Zwischenraum und in diesem Raum entwickeln wir unser Selbstbewusstsein. Die Kieselsäure schirmt uns sowohl vor der äußeren, als auch vor der inneren Welt ab. Die äußere Welt ist die Welt um uns herum, die innere ist das Wesen des Blutes. Als bewusste menschliche Wesen mögen wir nicht an beiden direkt teilhaben, aber dieser Raum zwischen Blut und der äußeren Welt ist für uns offen. Und diese beiden müssen ständig im Gleichgewicht sein, damit wir unsere eigene, *private* Traumwelt und unser Unterbewusstsein haben können. Dies ist die schützende und abschirmende Wirkung der Kieselsäure.

In der Pflanze wirkt die Kieselsäure ganz anders. In der wachsenden Pflanze formt die Kieselsäure einen ständigen ätherischen Mantel um sie.

So, wie im Menschen Eisen im Kalk wächst, so wächst in der Pflanze Magnesium in der Kieselsäure. Nun betrachten Sie eine Pflanze wie zum Beispiel Equisetum – Schachtelhalm. Was hat diese Pflanze getan? Sie hat sich mächtig mit einem Mantel an Kieselsäure gekleidet. Sie hat phy-

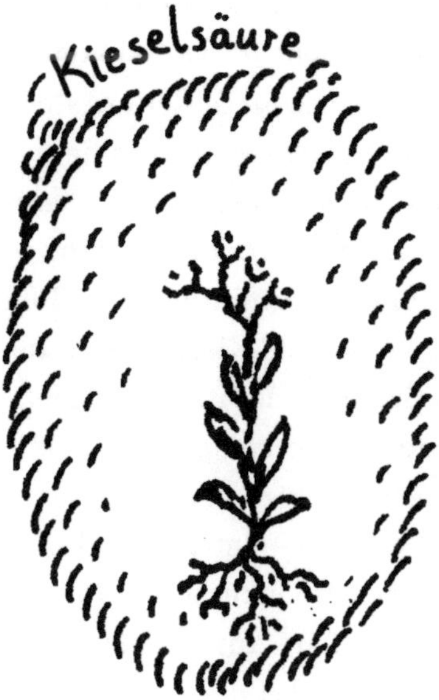

sisch gestaltet, was sonst eine Art von ätherischer Umhang ist. Das unterschiedliche Maß, mit dem eine Pflanze Kieselsäure in physische Substanz bringt, ist ein Anzeichen ihrer Kalziumkraft. Schachtelhalm besitzt eine erhebliche Kalziumkraft, die nur gemessen werden kann an der Kieselsäure-Rüstung, die er um sich trägt. Nun können wir verstehen, warum es riesige Schachtelhalm-Pflanzen während der lemurischen Zeit gegeben hat. Lemuria war ein kräftiger Angriff des *ER* – des Kalks – auf das Erdenwesen. In dieser Epoche entwickelten sich riesige Tiere. Rudolf Steiner sagte wiederholt, dass sie riesig waren, vielleicht waren sie einmal so groß wie die heutige Schweiz. Sie schwammen in der dichten Atmosphäre von Lemuria, wo auch die Kieselsäurepflanzen wuchsen, die Schachtelhalme. Ich weiß nicht, wie groß sie waren, aber ich könnte mir vorstellen, dass sie acht oder sogar dreizehn Meter hoch waren. Eine ungeheuere Gier nach Macht gab es in der frühen lemurischen Epoche, die durch Mäntel physischer Kieselsäure eingegrenzt werden musste.

Herr de Nuyl: Es ist von größter Bedeutung, dass durch Anthroposophie in dem gleichen Maße Einsicht in das Wirken geistiger Kräfte in der Stoffeswelt gewonnen wird, wie die äußere Wissenschaft Einsicht in das Wirken materieller Kräfte gewinnt. Ich würde gerne einige Worte darüber sagen, was durch die Wissenschaft mit Kieselsäure gemacht wird. Kieselsäure wird als Katalysator in der Produktion von Kohlenwasserstoff benutzt – oft zusammen mit Aluminium, dem Tonelement. Kieselsäure wird benutzt in Form von Kolloid-Kieselpulver, wobei eine Berührungsfläche von ca. 300m²/Gramm oder mehr entsteht. Nun vergleichen Sie dies mit der Kieselsäure, die wir benutzen.[35] Dr. Mier sagte gestern, dass Kolloid-Kieselpulver nicht gut für unser Präparat 501 wäre. Aber wir benutzen andere alkalische Stoffe – Kalzium und Kalium. Manchmal wirkt Eisen als Katalysator in der Produktion von Kohlenwasserstoff, aber nur in einer alkalischen Atmosphäre. Im Einsatz eines Katalysators arbeiten wir mit den gleichen Kräften über die Dr. König gerade spricht.

K. König: Das ist sehr interessant. Kolloid-Kiesel ist in der Nabelschnur enthalten und im größeren Ausmaß in der Linse des Auges.[36] Es leitet hindurch, spiegelt nicht wider. Jahrelang habe ich damit gerungen zu verstehen, wie Kieselsäure wirklich wirkt. Im 5. Vortrag des *Landwirtschaftlichen Kurses* sagt Rudolf Steiner, dass Kieselsäure im Organismus zu einer Substanz verwandelt wird, die von größter Bedeutung ist, die aber zum gegenwärtigen Zeitpunkt überhaupt noch nicht unter den Elementen benannt wird. In diese Substanz wird Kieselsäure verwandelt. Erinnern Sie sich daran? Was bedeutet das?

Frage: Es gibt ein altes Buch, das eine Analyse erwähnt, bei der eine gewisse Menge an Aluminium im Löwenzahn gefunden wurde.[37] Spätere Forscher sagten, dass es nicht gefunden werden konnte. Damals fragte ich mich, ob es möglich ist, dass die verwandelte Kieselsäure eine Substanz wird, die fälschlicherweise für Aluminium gehalten wurde und möglicherweise etwas von der Natur des Tons haben könnte?

K König: Wissen Sie, ich könnte dies sehr wohl von der Geologie und Mineralogie aus verstehen. Aluminium und Kieselsäure sind oft eng verbunden und man weiß nie genau, wie sie zusammenhalten. Vielleicht gibt es da etwas zwischen den beiden, das sich bislang der chemischen Analyse entzogen hat. Ich habe den Eindruck, dass es etwas sein müsste, das fast, aber nicht ganz Metall ist, wie Aluminium, das eben nicht ganz zu den Metallen zählt. Es wurde aber auch Kalium erwähnt, was im Löwenzahn zu finden ist. Durch den Einfluss von Kalk und Wasserstoff kann Kalium überall in der Pflanze geschaffen werden. Ich nenne das ein kosmisches Kalium, weil es nicht über die Wurzel gekommen ist, sondern direkt durch Substanz schaffende Kräfte.

Frage: Silikone sind in der Veterinärmedizin benutzt worden, um Blähungen zu kurieren. Ich frage mich, im Lichte dessen, was über Kieselsäure gesagt wurde, ob man nicht Tiere prophylaktisch mit Silikonen füttern soll, statt nach dem Befall damit zu heilen. Denken Sie, dass es möglich wäre, für diesen Zweck ein Kieselsäurepräparat zu entwickeln?

K. König: Ich bin ziemlich sicher, dass, wenn wir ein Kieselsäurepräparat entwickeln würden, es sehr viel besser wirken würde, als das Silizium. Denn in Silizium haben Sie einfach *SIE*, in eine Leiche verwandelt. *SIE* ist tot und wirkt nur noch als Substanz, was für Kieselsäure völlig falsch ist. Man sollte das nicht tun. Man sollte Kieselsäure immer eine Chance geben, sich als Substanz zurückzuziehen und nicht eingekerkert zu werden. Ich denke, es wäre weitaus besser, ein homöopathisches Präparat aus Kalzium gegen Blähungen zu entwickeln. Dann würden Sie den Rindern gerecht werden.[38]

Vortrag IV

18. Oktober 1953

Jetzt, wo wir den Punkt erreicht haben, an dem wir wirklich anfangen könnten, unser Verständnis von Substanz zu vertiefen, müssen wir den Kurs beenden. Aber das Leben ist oft so, daher braucht es uns nicht leidzutun oder uns sentimental zu stimmen.

Heute müssen wir das von verschiedenen Gesichtspunkten betrachten, was Rudolf Steiner so schön im dritten Vortrag des *Landwirtschaftlichen Kurses* beschreibt. Dort spricht er über fünf Prinzipien: Schwefel – und hinter dem Schwefel wie ein unsichtbarer Zwilling, eng mit ihm zusammenwirkend, Phosphor – und dann Kohlenstoff, Wasserstoff, Stickstoff und Sauerstoff. Je mehr Sie diesen Vortrag lesen, und wahrscheinlich hat jeder von Ihnen diesen Vortrag bereits viele Male gelesen, desto mehr können Sie sich vorstellen, wie diese fünf Wesen sich eigentlich in schönstem Rhythmus durch das ganze Dasein des Menschen und der Natur hindurchweben. Sie sind mächtige Wesen, die einen Tanz von Schaffen und Neuschaffen, Substanzen ablagernd und auflösend vollführen. Es ist durch sie, dass jeder von uns, jede Gruppenseele der Tiere, jede Gruppenseele der Pflanzen, den Boden dieser Erde betreten darf. Durch sie können wir unser Schicksal ausarbeiten – zusammen mit den Gruppenseelen der Pflanzen und den Gruppenseelen der Tiere und mit der Erde unter unseren Füßen, der Thron dieser Welt, der einst geschaffen wurde und eine Zeitlang bestehen wird. Diese fünf Substanzen wirken zusammen, spielen zusammen auf dem Hintergrund von Kieselsäure und Kalk, die das *SIE* und *ER* der Welt sind. Sie sind die großen Katalysatoren, die das Zusammenspiel und -wirken der fünf Wesen – Sauerstoff, Stickstoff, Wasserstoff, Kohlenstoff, Schwefel und Phosphor – möglich machen.

Im Jahre 1922 gab Rudolf Steiner eine Reihe von Vorträgen für eine Gruppe von jungen Menschen. Er sprach über die Natur, die Gesetze der Natur, die während des 19. und 20. Jahrhunderts entdeckt worden waren. Plötzlich sagte er: *Wie aber, meine lieben Freunde, wenn die Wirklichkeit eine Künstlerin wäre und unserer ausgestalteten dialektischen und experimentellen Methoden spottete, wenn die Natur selber nach Kunstimpulsen arbeitete?* Und er meinte damit tatsächlich, dass die Natur eine Künstlerin *ist.*[39] Er erzählte diesen jungen Leuten, dass nur der Versuch, so künstlerisch und kreativ zu leben, wie die Natur selbst, es möglich macht, zu entdecken, wie sie arbeitet. Jeder Mensch sollte dies tun. Rudolf Steiner verzichtet in diesem Sinne absichtlich auf eine Definition von Kohlenstoff, Wasserstoff und Sauerstoff. Er definiert nicht scharf, um sie herauszugreifen und zu knacken, sondern er beschreibt bildhaft ihre Wirkensweise. Sauerstoff, sagt er, ist ganz eng verbunden mit dem, was lebendig ist; wo Stickstoff ist, werden Sie immer Astralkräfte finden, aber was Stickstoff eigentlich macht, ist den Sauerstoff hinunter in den Bereich des Kohlenstoffs zu führen, wo sie sich vereinigen können. Und wenn Sie diesen Beschreibungen lauschen, liebe Freunde, werden Sie – wenn Sie es nicht intellektuell nehmen – nach und nach bemerken, dass hinter den Beschreibungen Rudolf Steiners ein wirkliches Bild steht, ein wahres Bild. Das Wesen des Stickstoffs ist wie ein Wesen mit Flügeln und auf den Flügeln trägt es Sauerstoff hinunter in die physische Struktur des Kohlenstoffs. Und wie beschreibt Rudolf Steiner Kohlenstoff? Er nennt ihn einen *schwarzen Kerl.* Gleichzeitig sagt er, dass er zwar überall zugegen ist, und aber trotzdem etwas Geheimnisvolles ist. Im Mittelalter wurde er der *Stein der Weisen* genannt.

Je mehr Sie diesen 3. Vortrag studieren, desto mehr werden Sie auch finden, dass jede dieser Substanzen sich in einer besonderen geometrischen Form ausdrückt. Je mehr Sie in die Natur von Kohlenstoff hineingehen, desto mehr beginnen Sie sich klar zu werden, dass seine Kräfte, seine Wirkensweise, sein *Charakter*, sich ganz objektiv als Viereck zeigen. Und Sie werden entdecken, dass Stickstoff, der herabsteigt und Sauerstoff mit der Materie verbindet, sich als Dreieck zeigt. Ich erwähne dies nur, um Ihnen zu zeigen, wie Rudolf Steiner vorging. Beim wiederholten Lesen und Eintauchen in diesen Vortrag, wenn Sie in der Sprache baden, werden sie beginnen, diese Substanz in gewisser Weise selber zu werden. Das Gewicht und die Eigenschaft dieser Substanzen werden irrelevant, weil sie überall gegenwärtig sind. Niemand kann darauf deuten, wo Sauerstoff im Körper erscheint, denn er erscheint eben überall, im Protein, im Fett, in den Kohlenhydraten. Dasselbe gilt für Wasserstoff. Wasserstoff wirkt so, dass alles, was aufgebaut worden ist, wieder mit dem Kosmos verbunden wird. Kohlenstoff ist allgegenwärtig, und Stickstoff ebenso.

Kohlenstoff ist die geheime formende Macht, zu der alle anderen Substanzen hin tendieren. Sauerstoff hebt die mineralisierte Substanz hinauf in die Sphäre des Lebens, Stickstoff hebt sie in den Bereich von Wärme und Feuer, und Phosphor trägt sie in den Bereich des Lichts; von dort führt sie der Wasserstoff in den Geistbereich.

Wenn wir das Kommen und Gehen dieser Substanzen verstehen, dann werden wir verstehen, liebe Freunde, was sich wirklich ereignet, wenn Speisebrei in unserem Darm gebildet wird. Durch die Organe, die ich Ihnen früher beschrieb, wird er mit der Kraft dieser Substanzen Schritt für Schritt in lebendige, empfindende und geistige Substanz gehoben. Die rhythmische Organisation hebt mit Hilfe des Sauerstoffs den Speisebrei in die lebende Substanz; die Nieren und alles, was mit ihnen und mit dem Nervensystem verbunden ist, bringen die empfindende Substanz hervor; dann erheben die Leber, die Milz und die Galle mit den Kräften von Wasserstoff das, was in uns nun gebildet wurde in die

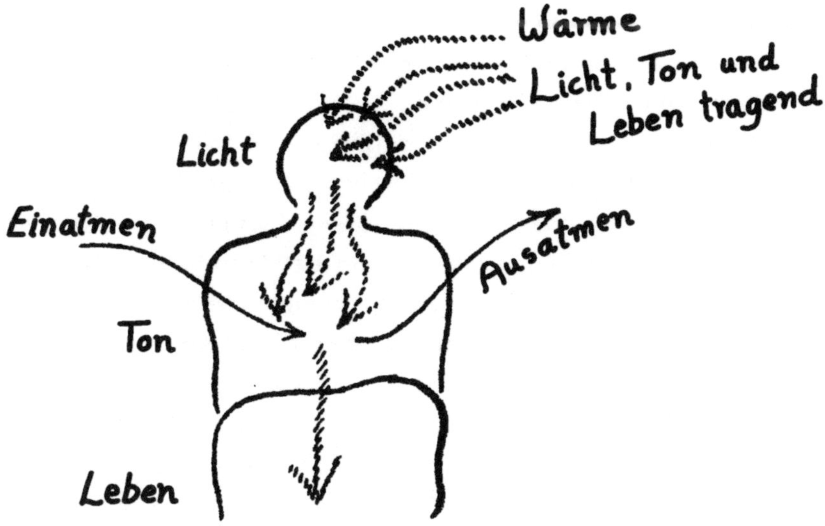

geistige Substanz und führen es hinaus, zurück in den Kosmos. Stellen Sie sich so den irdischen Ernährungsstrom vor, der auf diese Welt der brennenden und flammenden Mächte der Substanzen ausgerichtet ist. In diesem Verbrennungsprozess fällt Asche ab und wir müssen uns vorstellen, dass diese tatsächlich aufsteigt, bis sie allmählich das Gehirn erreicht, wo sie sich niederlässt. Das ist das Brot, das das Gehirn ernährt.

Lassen Sie uns dagegen die Beschreibung der Nerven betrachten, die Rudolf Steiner in seinen Vorträgen für Ärzte und Priester gab.[40] Dort beschreibt er die Nerven als eine Verdauungsorganisation. Der Äther, der in unsere Sinne strömt, trägt Licht, Ton und Leben. Er strömt hinunter durch unsere Nerven in die gesamte Organisation. Nun müssen wir uns vorstellen: ein Strom verläuft hinaus in die Welt und ihre Asche ernährt das Gehirn; der andere Strom geht in unseren Körper und versorgt uns mit Äthersubstanz. Rudolf Steiner beschreibt, wie in der Sphäre unserer Sinne wir eigentlich Wärme einatmen; und in dieser eingeatmeten Wärme Licht, Ton und Leben enthalten sind. Wir atmen auch diese Wärme aus, aber nicht in die Außenwelt hinein – die ausgeatmete Wärme fließt in unseren Körper. In unserer Brustorganisation atmen wir Luft ein, und Wärme aus, aber die Ausatmung geht nicht in die Welt, sondern hinunter in unseren Körper. Diese zwei Ströme – die ausgeatmete Wärme, die Licht, Ton und Leben trägt, und die eingeatmete Luft – begegnen sich und schließlich lassen sie sich in dem nieder, was die Wissenschaft als Lymphe beschreibt. Der kosmische Strom trägt Licht, Ton und Leben, wenn er herabsteigt und dabei lässt er das Licht in unserem Kopf zurück, wo es unser inneres Licht wird. Der Ton wird zurückgelassen, um sich in die innere Aktivität unseres rhythmischen Systems zu verwandeln. Das Leben geht hinab in die physische Substanz und dies ist es, was uns wirklich erfüllt und ernährt. Der Lebensäther ergreift den Kohlenstoff, der Ton vereinigt sich mit dem Sauerstoff und Stickstoff, und das Licht wirkt zusammen mit Schwefel und Phosphor.

Nun, liebe Freunde, dürfen wir die Frage stellen: Wo finden in unserem Körper diese Prozess statt? Soweit ich sehen kann, liegt der Schlüssel zum Verständnis der Wirkung der Substanzen, zum Strom der kosmischen Ernährung und zum Aufsteigen des irdischen Ernährungsstroms, bei einer Anzahl von Organen, die bis ungefähr vor sechzig Jahren, weitgehend missachtet worden sind. Diese Organe sind die sogenannten *endokrinen Drüsen*. Die Hormone, die sie produzieren, sind wichtige Elemente im Haushalt unserer menschlichen Organisation. Heute ist eine solche Fülle über die Organe bekannt, dass geradezu nichts mehr über sie gewusst wird. Niemand kennt den Anfang, das Ende, die Mitte, das Oben und das Unten des Themas. Dennoch sind bestimmte Einzelheiten über diese Organe bekannt und einige von ihnen würde ich gern beschreiben.[41]

Sie erinnern sich, wie ich vorgestern über die Zirbeldrüse sprach. Dies ist die Drüse, die die Asche des irdischen Ernährungsstroms von unten empfängt. Andererseits empfängt die Hirnanhangsdrüse den kosmischen Ernährungsstrom und führt ihn mit nach unten in unsere

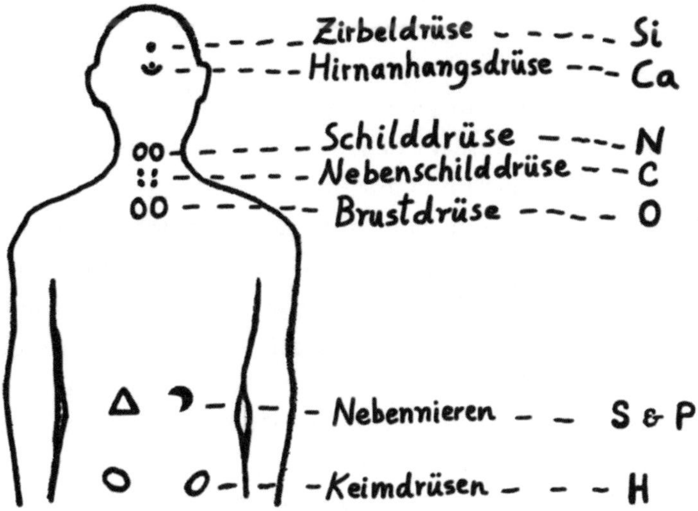

Organisation. Dieser Prozess der ausatmenden Wärme in den Organismus ist in dieser Drüse zentriert. Wenn wir uns bildlich vorstellen, wie der kosmische und der irdische Ernährungsstrom in der Zirbeldrüse und der Hirnanhangsdrüse in Verbindung mit Kieselsäure und Kalzium wirken, können wir verstehen, dass es die Zirbeldrüse ist, die die Kieselsäurestruktur in unserem Organismus ordnet, und es ist die Hirnanhangsdrüse, die das Kalzium in und aus dem Körper leitet – aber nicht in Form von irdischer Materie. Wir sollten uns nicht vorstellen, dass die Zirbeldrüse eine bestimmte Menge Kieselsäure enthält und dann dahin spuckt, wo sie gebraucht wird oder dass die Hirnanhangsdrüse dasselbe mit Kalzium macht.

Die Zirbeldrüse ist ein seltsames Organ, tatsächlich scheint sie genau das Gegenteil von dem anzuzeigen, was ich gerade sage. In der Zirbeldrüse werden Sie eine sehr schön geformte kristalline Kalziumkarbonatstruktur finden. Menschen, deren Kalziumkarbonat-Kristalle in der

Zirbeldrüse fehlen, nennen wir in unserem intellektuellen Stolz Idioten.[42] Ohne diese Kristalle können sie das niedere Ich nicht in der rechten Weise in das Wirken ihrer Kopforganisation einbringen. Die Struktur der Kieselsäure in unserer Organisation wird durch dieses Organ zusammengehalten, in dem Kalk abgelagert ist. Es ist die Kieselsäure, das *SIE*, das die innere und äußere Hülle, wie ich gestern beschrieb, aufrechterhält, wobei ein Raum für unser Bewusstsein entsteht. Dies wird mit Hilfe der Zirbeldrüse erreicht. Wenn die Zirbeldrüse durch Krankheit oder Unfall beschädigt wird, was passiert dann? Die Kindheit wird zerstört. Ein drei- oder vierjähriges Kind, dessen Zirbeldrüse beschädigt ist, verändert sich innerhalb von wenigen Monaten, und wird in gewisser Weise wie eine erwachsene Person, körperlich wie geistig. Solch ein Kind fällt herunter in die Materie, weil die Kieselsäure seinen Seelengeist nicht länger in einem Zustand des Abstands von der Materie halten kann. Das Gegenteil kommt auch vor. Wo die Zirbeldrüse zu stark wirkt, erscheinen Kinder mit Down-Syndrom – es gibt heute viele solche Fälle. Wo immer Sie ein Kind mit Down-Syndrom antreffen, wissen Sie, dass es etwas um es herum gibt, das nicht individuell, sondern allgemein menschlich ist.[43] Deshalb sehen sie alle ähnlich aus, als wären sie Brüder und Schwestern. Sie gehen durch das Leben, unberührt von irdischer Erfahrung; sie tauchen überhaupt nicht in Sexualität ein und sind auch oft unfähig, *realistisch* zu denken. Ihre Kieselsäurekräfte sind so stark, dass der erdverwandte Kalk kaum einen Eindruck auf sie macht. Natürlich haben Sie eine gewisse Menge an Kalk in ihren Körpern, aber ihr Skelett ist nicht gut geformt – es ist ein weiches, dünnes Skelett.

Wenn Sie die wirbellosen Tiere beobachten, dann finden Sie, dass sie ganz unfähig sind, ein inneres Skelett zu bilden. Sie formen, sozusagen, ein äußeres Skelett, ein Kieselsäureskelett, das bei einigen von ihnen natürlich mit Kalk imprägniert wird. Dennoch ist es ein Kieselsäureskelett. In uns ist dieser Aspekt des äußeren Skeletts um die Zirbeldrüse herum zentriert. Die Hirnanhangsdrüse dagegen steuert die Bildung des inneren Skeletts. Es wächst heraus aus einem Zentrum, an fünf Radien entlang, heruntergeführt von der Kieselsäure. Von außen wirkt der Kieselsäure-Zirbeldrüsen-Komplex, von innen der Kalzium-Hirnanhangsdrüsen-Komplex. Wenn Sie dies voraussetzen, ist es nicht weiter überraschend, dass bei Krankheiten der Hirnanhangsdrüse die Knochen der Nase, der Finger und der Zehen plötzlich zu wachsen anfangen. Solche Menschen entwickeln sehr große Hände und Füße, dies ist der sogenannte großwüchsige Zustand. Wir können sehen, wie das Wachstum besonders mit der Hirnanhangsdrüse verbunden ist und eine Störung dieser Drüse lässt entweder Riesen oder Zwerge entstehen. Schwere Mangelkankheiten des ganzen Skeletts, wie Knorpelbildungsstörungen können entstehen, wenn die Hirnanhangsdrüse nicht funktioniert. Hinter dieser Drüse steht Kalzium – nicht die irdische Substanz des Kalziums, sondern seine innere Qualität, die ihren Sitz in der Hirnanhangsdrüse hat. Das Wesen der Kieselsäure andererseits, hat ihren Sitz in der Zirbeldrüse. Und zwischen den beiden wird die Struktur unserer Organisation als Gestalt gehalten. Die Zirbeldrüse ist verantwortlich für die äußere Form, die Hirnanhangsdrüse für die innere Form: Kalzium und Kieselsäure, draußen und drinnen, Makrokosmos und Mikrokosmos, *SIE* und *ER*.

Nun kommen wir zu der Betrachtung der Schilddrüse. Sie liegt genau vor dem Kehlkopf. Die Schilddrüse enthält eine sehr besondere Substanz: das Jod. Kleine Bläschen – die Schilddrüsenbläschen – sind gefüllt mit Jod, gebunden an eine besondere Eiweißsubstanz. Und wie wirkt sie in uns? Ich werde es zunächst sehr oberflächlich beschreiben. Wenn die Schilddrüse zu stark wirkt, bringt es eine Krankheit hervor, die Sie wahrscheinlich kennen – die toxische Struma. Entweder allmählich oder auch plötzlich treten die Augen des Befallenen hervor, die Finger beginnen zu zittern, der Patient wird schlaflos, außerordentlich rastlos, von Angst und Sorge getrieben. Was steckt dahinter? Das Jod ist der Diener, der schwarze Diener des Stickstoffs. Die Schilddrüse ist in der Tat das Stickstoffzentrum in uns, aber Stickstoff agiert, indem es die dunklen Kräfte des Jods benutzt. Es ist Stickstoff, der die ganze Organisation astralisiert. Er kann dies in solch einem Ausmaß tun, dass die Menschen, die an einer toxischen Struma leiden, im Handumdrehen zwanzig bis dreißig Pfund abnehmen. Andererseits, wenn die Schilddrüse nicht stark genug funktioniert, tritt ein anderer Zustand ein, den man Myxödem nennt. Das Gesicht des Patienten wird aufgedunsen, die Haut sieht aus, als wenn sie aufgeblasen wäre und eine Person, die vor drei oder vier Monaten aktiv und lebhaft war, wird schwer und langsam und starrt ziellos in die Welt, das Haar fällt aus und die Person ist den ganzen Tag schläfrig und verträumt; jegliche Aktivität ist verlangsamt. Warum? Aus dem einfachen Grunde, weil Stickstoff seine Fähigkeit verloren hat, Sauerstoff herunter in den Kohlenstoff zu tragen. Deshalb ist kein belebender Prozess mehr möglich.

Die nächste Drüse ist die Nebenschilddrüse – vier winzig kleine Drüsen, versteckt in und unter der Schilddrüse. Diese Drüsen steuern den gesamten Kohlenstoffprozess in unserem Körper. Nur wenn diese Nebenschilddrüse richtig arbeitet, funktioniert die Interaktion von Kieselsäure und Kalzium in Blut und Knochen richtig. Nur dann können wir ein Skelett aufbauen und das Blut kann richtig fließen. Was passiert, wenn die Nebenschilddrüse zerstört wird? Eine furchtbare Krankheit, Tetanus, ist die Folge – der Leidende wird von Krämpfen befallen, weil der Kohlenstoff seine formenden Kräfte zu stark einsetzt, was den Patienten steif macht, bis er stirbt. Wenn er laufen würde und sich körperlich und geistig ertüchtigen würde, könnte er es nicht aushalten. Solche Kinder können plötzlich in der Schule oder bei einem Spiel umfallen und sofort sterben, weil sie nicht mehr in der Lage sind, ihren eigenen Sauerstoff zu ergreifen.

Wenn im späteren Leben die Thymusdrüse vorherrscht, dann finden Sie einen weiteren seltsamen Zustand. Nach und nach lässt die ganze Macht der Muskelkraft nach. Die Muskeln, als Substanz, bleiben – sie sind nicht verbraucht – aber der Patient kann nicht mehr sprechen oder seine Hand oder den Kopf heben.[44] Besondere Heilmittel werden gebraucht, um seine Muskeltätigkeit für einige Stunden zu beleben. Warum? Sauerstoff ist außen vor geblieben und es ist dadurch ganz unmöglich, den Ätherleib in die Muskeltätigkeit hineinzubringen. Ich erzähle Ihnen diese Dinge nicht, um Sie zu schockieren, sondern um zu helfen, die tieferen Eigenschaften der verschiedenen Substanzen zu verstehen.

Nun kommen wir zu den Nebennierendrüsen. Es gibt zwei von ihnen und sie sind unterschiedlich. Die linke ist wie eine Mondsichel geformt und die rechte wie eine Pyramide. Zwei Substanzen haben ihren Sitz in diesen Drüsen: Schwefel und Phosphor. Wenn diese Drüsen nicht funktionieren, welkt der Körper mehr oder weniger dahin. In den letzten Jahren sind *Wunderdrogen*[45] entdeckt worden, die innerhalb von Stunden rheumatische Arthritis *geheilt* haben. Verkrüppelte Personen, die jahrelang regelmäßige Spritzen brauchten, standen innerhalb weniger Stunden auf und konnten am Abend eine Tanzveranstaltung besuchen. Zwei Tage später waren sie allerdings zurück im Bett und wieder versteift. Was hat sich hier ereignet? Eine sehr besondere Substanz wurde in der Rinde dieser Nebennierendrüsen gefunden, die oben auf unseren Nieren sitzen und vergleichsweise kleine Drüsen sind. Die Substanz, die entdeckt wurde, hat die Wirkung, dass sie plötzlich Schwefel und Phosphor in Tätigkeit peitscht. Alle Schwefel- und Phosphorquellen im Körper werden aufgerufen und der menschliche Geist kann wieder seine Organisation ergreifen. Für eine Weile kann der Geist wirken, er kann den Körper erwärmen und erleuchten – aber dann zieht er sich wieder zurück. Sehr viel mehr könnte über diese Drüsen gesagt werden.

Schließlich kommen wir zu den Keim- oder Geschlechtsdrüsen, die der Sitz des Wasserstoffs sind. Das ist die Substanz, die uns mit dem Geist verbindet. In unserem Körper eingegliedert, ist es die Substanz, die uns durch die Generationen führt. Wenn die Kräfte des Wasserstoffs den Kräften des Schwefels begegnen – aber nehmen Sie das bitte nicht als eine chemische Formel, das würde völlig falsch sein – dann erscheint das männliche Wesen; nicht länger als *ER*, sondern als irdisch inkarniertes männliches Wesen. Und wenn sich die Kräfte des Wasserstoffs mit denen des Phosphors begegnen, taucht das weibliche Wesen auf. Wenn diese Begegnungen stattfinden, kann ein Wesen wieder physisch die Welt betreten.

Auf diese Weise können die Bilder der Substanzen, die Rudolf Steiner so schön im 3. Vortrag beschreibt, mehr und mehr verständlich werden. Aus dem träumerischen Bereich der Imagination steigen wir mit ihnen in den Bereich, wo Menschenleid und -schicksal sind. Wir sind dem Stickstoff, Kohlenstoff, Sauerstoff, Schwefel, Phosphor so weit nach unten gefolgt, dass wir schließlich in den Erbstrom eingetreten sind. Es ist eine Stufenleiter, nicht einfach Stufen der Organe, sondern Stufen von Organen als Sitz dieser Substanzkräfte. Vor wenigen Jahren schrieb ich im *Golden Blade* einen Aufsatz mit dem Titel «Meditationen über die endokrinen Drüsen».[46] Wenn Sie das, was ich damals schrieb, mit dem vergleichen, was ich jetzt versucht habe zu sagen – über die Krankheiten der Schilddrüsen und Nebenschilddrüsen zum Beispiel – und wenn Sie sehen können, wie Stickstoff und Kohlenstoff hinter den Drüsen wirken, dann werden Sie mehr und mehr Ihren Weg zum Verständnis der Substanzen finden.

Der irdische Ernährungsstrom steigt aufwärts und nach außen. Der kosmische Ernährungsstrom fließt die Leiter der endokrinen Drüsen herab und nach und nach vorbei an den Sitzen der Substanzen, der Elemente, in denen mächtige Wesen in uns weben und wirken. Durch eine solche Art des Studiums der Substanz werden wir in der Lage sein, ihre rein quantitativen Aspekte zu verlassen und uns den Qualitäten der Substanz zuzuwenden. Eigenschaften können nur in wahren Bildern beschrieben werden. So müssen wir zum Beispiel innerlich die Eigenschaft von Kohlenstoff als *schwarzen Jungen* in eine viereckige Form oder Geste des Kohlenstoffs umwandeln. Wir können studieren, wie die Knochen sich krümmen, wenn dieser schwarze Junge unfähig ist, seine wirkliche Kraft auszuüben, oder was eben erscheint, wenn er zu stark wirkt.

Was ich versucht habe, Ihnen in diesen Vorträgen zu erklären, ist wirklich nur ein erster Anfang. Wie ich zu Beginn dieses Vortrags sagte, hätten wir jetzt eine Grundlage, auf der wir wirklich etwas aufbauen sollten. Dies war ein einleitender Vortrag für das Verständnis dieser Substanzen. Ich bin zutiefst dankbar, dass Sie mir erlaubt haben, so viele Dinge zu sagen, die ich vorher nicht ausdrücken konnte.

Viertes Gespräch

Frage: Verändert sich die Kristallstruktur in der Zirbeldrüse während unseres Lebens?

K. König: Ich denke, dies ist eine sehr wichtige Frage. Die Zirbeldrüse ist mehr oder weniger herzförmig. Die Kristalle des Kalziumkarbonats – ein Kalziumsalz der Kohlensäure – sind darin geformt wie winzig kleine Rosen. Bitte nehmen Sie das nicht in irgendeiner Weise sentimental, es ist einfach eine Tatsache. In dem neugeborenen Kind sind diese Kristalle nicht da. Sie formen sich allmählich während der ersten Jahre der Kindheit aus. Sie werden aus der Asche des irdischen Ernährungsstroms gebildet. Im späteren Leben ist die ganze Zirbeldrüse mit diesen Kristallstrukturen durchsetzt und in der Tat, unser Selbstbewusstsein ist eng mit ihnen verbunden. Je selbstbewusster wir werden – und damit meine ich nicht *egoistisch* – desto gehärteter werden diese Strukturen. Obwohl die moderne Wissenschaft weiß, dass die Zirbeldrüse eine der endogenen Drüsen ist, war sie bislang unfähig, ihre Funktion auszumachen.

Nun kann es passieren, dass sich in der Kindheit, in früher Jugend oder sogar – obwohl selten – im späteren Leben, ein bösartiges Gewächs, ein Karzinom, in dieser Drüse entwickelt. Im Erwachsenen verursacht es eine Bewusstseinsveränderung. Im Kind finden Sie, was ich vorher beschrieb, einen Zustand verfrühter Großwüchsigkeit – Macrogenitosoma präcox. Ich sah einmal ein vierjähriges Mädchen, das durch einen unglücklichen Unfall einen Splitter durch das Auge in den Schädel und direkt in die Zirbeldrüse bekam, die zerstört wurde. Ich sah sie einige Monate später – sie war viereinhalb Jahre alt aber ihre Brüste waren schon entwickelt und sie begann zu menstruieren. Innerhalb weniger Wochen hatte sie alle möglichen mathematischen Vorgänge begriffen. Ihr intellektuelles Denken war ganz plötzlich erwacht. Das Kind mit Down-Syndrom dagegen hat meist große Schwierigkeiten beim Lernen.

Solche Kinder können oft etwas nachsagen: *eins und eins ist zwei* und kann Zahlen aufsagen: *eins, zwei, drei, vier, fünf,* ohne zählen zu können.

Wenn Sie die Psychologie von Kindern mit Down-Syndrom studieren, ist es höchst verblüffend zu sehen, dass sie nicht nur zur Sexualität keinen Bezug haben, sondern auch nicht zum Tod. Das Problem des Todes, das heute für jedes Kind – so klein es auch ist – so deutlich ist, besteht meist nicht für das Kind mit Down-Syndrom. Sogar wenn es aufwächst und elf, zwölf, dreizehn wird, bleibt es dem Tode gegenüber äußerst gleichgültig. Es ist auch eine der schwierigsten Erziehungsaufgaben, sie auf religiöse Erfahrung aufmerksam zu machen. Sie sind aber sehr kontaktfreudig. Wenn sich ein solches Kind unter anderen aufhält, ist alles glücklich und froh. Sie sind das *SIE*, das die Erde nicht zu stark berührt, aber alles arrangiert. Darum können sie auch am besten von allen imitieren. Ihre Haut ist hart, viel härter als irgendeine andere Haut; sie entwickeln eine Art von äußerem Skelett, weil ihr inneres Skelett so schwach ist.

Frage: Hat eine künstlich gedüngte Nahrung[47] – ich meine nicht eine synthetische Nahrung – mit der Frage des Bewusstseins und auch mit der Frage der Moralität zu tun?

K. König: Ich bin sehr froh, dass Sie diese Frage gestellt haben. Ich glaube, wir müssen uns viel klarer werden über die Auswirkungen von Nahrung, die mit chemischen Düngemitteln angebaut wurde. Was ich jetzt zu sagen habe, ist ein rein persönlicher Eindruck – ich habe bis jetzt keinen Beweis, aber es ist doch meine persönliche Überzeugung: die chemisch gedüngte Nahrung ernährt uns nicht wirklich, weil die als irdischer Ernährungsstrom beschriebenen Prozesse die Substanzen völlig auflösen und keine Asche zurücklassen, um das Gehirn zu ernähren. Wir lösen es auf, sodass es im Geistigen aufgenommen und wieder aufgebaut werden kann. Verstehen Sie, was ich meine? Richtig angebaute Nahrung ist irdischer, künstliche Nahrung ist geistiger, aber auf falsche Art und als Folge hinterlässt sie keine brauchbare Asche.

Organische Nahrung und biologisch-dynamische Nahrungsmittel lassen genug Asche zurück, um unser Ich-Bewusstsein wach und am Leben zu halten. Mit künstlicher Nahrung wird der Mensch zu geistig, aber im falschen Sinne. Ich bin überzeugt, wenn wir weiterhin nur diese Nahrung zu uns nehmen, werden wir zurückkehren in einen Traumzustand. Wir werden einschlafen, nicht recht fähig sein, wach zu bleiben – wir werden sogar zurückkehren zu früheren Zuständen des Bewusstseins, uns möglicherweise sogar Dinge von wunderbarer Schönheit vorstellen, aber unser Selbstbewusstsein, das uns mit dem Wesen Michaels verbindet, wird sich nicht etablieren können. So sehe ich es. Künstliche Methoden berühren unseren geistigen Zustand. Der Körper kann leicht genährt werden, weil er aufgebaut wird von dem kosmischen Ernährungsstrom. Aber unsere Verantwortung ist es, unser Gehirn zu ernähren.

Frage: Hat das, was Sie gerade sagten, etwas zu tun mit der Aussage von Dr. Steiner von, ich glaube, 1905 oder 1906, dass unsere Nahrungsmittel mehr und mehr mineralisch werden?

K. König: So ist es. In Zukunft werden wir Nahrung zu uns nehmen, die nur das Gehirn ernähren wird. Rudolf Steiner spricht davon als zukünftige Form richtiger Ernährung. Aber mit Zukunft meint er viele, viele hundert Jahre von nun an.

Frage: Gegenwärtig ist Salz das einzige Mineral, das wir essen. Ist das, sozusagen, der erste Same? Wenn man historisch verfolgt, wie Leute ihr Essen gewürzt haben, entdeckt man, dass sie vergleichsweise wenig Salz benutzten.

K. König: Im Brot nahmen Sie eine große Menge an Mineralien zu sich. Nicht als tatsächliches Steinsalz. Eigentlich ist es das Brot, das allmählich die mineralisierte Nahrung werden muss. Das Brot muss sich in Salz verwandeln.

Frage: Es ist wohl nicht so, dass wir uns von Mineralien ernähren müssen, wie wir sie vorfinden, sondern dass wir sie selbst produzieren müssen. Verstehe ich das richtig?

K. König: Ja, schon. Andererseits kommen durch unseren kosmischen Ernährungsstrom viele Mineralien herein – besonders Metalle. Rudolf Steiner beschrieb einmal, wie Kupfer durch die Ohren aufgenommen wird, Zinn wird durch die Augen aufgenommen und so weiter. Dies sind alles Mineralien.

Kommentar: Ich glaube, es ist ein ganz wichtiger Punkt, dass die biologisch-dynamische Methode nicht ätherischer, sondern physischer Natur ist. Rudolf Steiner sagte, dass durch die chemischen Düngemittel die Pflanze nur im wässrigen Bereich lebt und sich vom Bereich der Erde, vom Festen zurückzieht. Eine der Hauptfunktionen der biologisch-dynamischen Methode ist es, die Pflanze in stärkeren Kontakt mit den mineralischen Kräften der Erde zu bringen. Ich sehe den Koberwitzer Kurs als den ersten Schritt auf dem Wege zur richtigen Mineralisation von Nahrung an. Ich denke nicht, dass Dr. Steiner meinte, dass wir künftig Granit mahlen und unser Essen daraus machen sollten, sondern dass wir die natürlichen Mineralisierungsprozesse stärken sollten.

Frage: Würden Sie etwas sagen zu den Kalk-Nahrungs-Präparaten von Weleda?

K. König: Das Kalk-Nahrungs-Präparat war von Dr. Steiner angegeben worden nach dem I. Weltkrieg für unterernährte Kinder in Deutschland und anderen Teilen Mitteleuropas. Was ist Unterernährung? Sie kommt vor, wenn der Geist den Körper nicht ergreifen kann, wenn die Hirnanhangsdrüse ihre Kraft verloren hat, den oberen Strom, den kosmischen Ernährungsstrom mit dem Körper zu verbinden. Um den kosmischen Ernährungsstrom in den Körper zu zwingen, werden Karbonate und

Phosphate von Kalk gegeben in der Form von Kalziumkarbonat und Apatit.[48]

Frage: Wie könnte man auf die Ernährung der Tiere schauen, da jetzt zunehmend künstlich angebaute Nahrung benutzt wird? Beim Tier ist das alles sicher anders, nicht wahr?

K. König: Ich denke nicht, dass es so sehr unterschiedlich ist, wenn Sie Traumbewusstsein an die Stelle von Ich-Bewusstsein setzen. Rudolf Steiner betonte immer wieder, dass Rinder herausgehen und ihren Geruchssinn gebrauchen. Was in uns Denken ist, ist in Tieren Geruch. Diese künstliche Nahrung reduziert den Geruch der Nahrung, sodass das Vieh nicht länger weiß, was es fressen soll, wenn es mal hinausgelassen wird.

Frage: Wenn die biologisch-dynamische Methode eine physische ist, könnten Sie erklären, warum Rudolf Steiner angab, wenn man künstliche Düngemittel benutzt hatte, sie zuerst durch den Komposthaufen gehen zu lassen?

K. König: Ganz recht. Im Komposthaufen erhalten sie etwas. Sie werden nicht gehoben, sondern herabgezogen, mit der Erde verbunden. Sie sehen, liebe Freunde, was ich als irdischen und kosmischen Ernährungsstrom beschrieben habe, ist wirklich eine Art Vorhang, der etwas hinter sich verbirgt. Wenn Sie diesen Vorhang zurückziehen, kommen Sie zu dem Geheimnis – sozusagen zu der inneren Zelle. Sie kommen einerseits zum Gehirn und andererseits zur Lymphe. Im Gehirn, hinter dem Vorhang des irdischen und kosmischen Ernährungsstroms, da ruht unser vergangenes Karma. In der Lymphe ruht unser zukünftiges Karma. Wenn wir uns nicht richtig mit diesen karmischen Zentren vereinen, dann haben wir weder mit unserer Vergangenheit, noch mit unserer Zukunft eine rechte Verbindung. Hinter allem, was ich beschrieben habe, steht dies: physisch bringen wir unser Erbe mit, geistig bringen wir unser vergangenes Karma mit. Es strömt hinunter in unsere Glieder und lässt uns tun, was wir zu tun haben, bringt uns dazu, zu den Orten zu gehen, an die wir gehen müssen, um die Menschen zu treffen, die wir treffen sollen. Aber zur gleichen Zeit beginnt schon unser künftiges Karma in uns. Wo immer unsere Lymphe hinfließt, führt sie uns weiter in unser nächstes Leben. Wir leben zwischen unserem künftigen und vergangenen Karma. Es gibt sehr schwerwiegende Lympherkrankungen. Plötzlich beginnt die weiße Lymphe zu wachsen; das geschieht immer wieder in Menschen, die unfähig sind, sich in ein Verhältnis mit ihrem gegenwärtigen Karma zu setzen. Dann kommt ihr zukünftiges Karma herauf, und was richtig sein würde im nächsten Leben, wandelt sich in Krankheit in diesem Leben. Es ist nicht überraschend, dass der große Rilke,[49] beispielsweise, der nie richtig auf die Erde herabkam, an einer solchen Krankheit starb. Dies wird mehr und mehr verbreitet in unserer Zeit.

Frage: Wenn die Zirbeldrüse der Sitz des Selbstbewusstseins ist, warum wird das Bewusstsein anscheinend so hell, wenn sie zerstört wird?

K. König: Der Intellekt, nicht das Bewusstsein. Es ist der Intellekt, der klarer wird.

Kommentar: Bei Reptilien ist die Zirbeldrüse sehr gut entwickelt.

K. König: *Sehr* gut entwickelt. Es ist ein schönes Organ in einigen, wie beispielsweise in der Eidechse. Da ist es noch ein funktionierendes Auge. Wenn Sie der Entwicklung der Zirbeldrüse nachgehen, beginnt sie als ein Auge, herausragend wie eine Lampe. Aber es ist ein Auge, das nicht Licht sieht, sondern Wärme fühlt. Es ist ein Wärmeorgan. Nun, was geschieht? Im Laufe der Evolution wurde es kleiner und kleiner, jetzt hat es eine winzige Struktur. Durch die Wärme, die es aufnahm, strömten die großen Imaginationen und mythischen Bilder herein. Das starb aus, der Kopf schloss sich und der Schädel mit der Rinde schlossen die hellsehenden Kräfte aus, die uns die Zirbeldrüse übermittelt hatte. So wurden wir Denker statt Hellseher. Das ist in unseren Körper eingeschrieben und der Körper ist die Rune der Evolution der Welt. Sie können diese Schrift lesen, wenn Sie seine Buchstaben kennen. Es gibt ein sehr interessantes Buch von Gladstone und Wakely über das Zirbelorgan,[50] in dem die verschiedenen Zirbeldrüsen aller Tierarten beschrieben sind. Dort sind auch die verschiedenen Formen der Zirbeldrüsen in den verschiedenen menschlichen Rassen beschrieben worden.

Es ist also das Folgende zu beachten:

Die Nahrung, die durch den Mund aufgenommen wird, wird <u>verallgemeinert</u>, sie wird generalisierte Substanz: Chymus, das eigentlich <u>Milch</u> ist. Dann wird dieser Keim neu gebildet.

Es ist also der Verdauungsprozeß ein <u>umgekehrter</u> Embryonalprozeß, er <u>ent</u>bildet, das, was gebildet war & führt es zurück zum <u>Keim</u>. Dieser Keim wird nun durchätherisiert, astralisiert & durch-icht. (Das tun die drei Systeme: Lunge-Herz, Niere, Galle-Milz.) Das, was da gebildet wird strömt z.T. zurück in die Welt (Atmung,) z.T. hinauf in das Gehirn & wird dort abgelagert.

Dem gegenüber steht der Kosmische Ernährungsstrom. Er geht ein durch die Sinnesorgane & bleibt ein durchaus Vielfältiges, Uneinheitliches. Dieses Un-Einheitliche, Mannigfaltige befruchtet dauernd mit ätherischer Kraft den Keim der Lymphe. Daraus wird aber immer neu der Leib des Menschen entwickelt & d.h. gebildet.

Haupt: Kosmische Form & physische Substanz
Glieder: Physische Form & Kosmische Substanz.

Aus Karl Königs Notizen für einen Vortrag am 3.11.1953 in Stuttgart *Vom Wirken des kosmischen Nahrungsstroms.* Leider gibt es von dem Vortrag keine Mitschrift.

Die meteorologischen Organe der Erde und des Menschen

6 Vorträge für Landwirte*
30. Oktober – 3. November 1958 in Botton Hall

von Karl König

mit abschließenden Worten von George Adams

* Aus dem Englischen von Helga Voss und Richard Steel. Zuerst veröffentlicht in Karl König «Earth and Man», Bio-Dynamic Literature, Rhode Island, 1982.

Einführungsvortrag

30. Oktober 1958

Zu Beginn möchte ich gern Ihnen, Herr Wood,[1] sehr, sehr herzlich für Ihre freundliche Einführung danken und ich kann Ihnen versichern, dass es für mich nicht nur ein großes Vergnügen ist, diese Vorträge halten zu können, sondern ich sage, dass es eine geistige Ehre ist, als Arzt im Kreise von Landwirten und Gärtnern über solche spirituelle Themen zu sprechen, die wir nun während der nächsten paar Tage aufgreifen werden. Das letzte Mal, als ich gebeten wurde, in diesem Kreis zu sprechen, war es, so glaube ich, für uns alle ein großartiges Ereignis, weil wir unsere Gemeinsamkeit im Ringen um Erkenntnis finden konnten. Als Sie, Herr Wood, an mich herantraten, war ich sehr dankbar, noch einmal die Gelegenheit zu haben, für einige Stunden zu sprechen und für ein paar Tage mit Ihnen an diesem sehr wichtigen Thema der meteorologischen Organe des Menschen zusammenzuarbeiten. Sie werden verstehen, dass wir jetzt nicht nur Vorträge haben werden, sondern ich wäre sehr dankbar, wenn wir ein Studienkreis werden würden, in dem wir wirklich versuchen, so weit wir können, einige Hinweise Rudolf Steiners tiefer zu verstehen, die er einerseits den Ärzten, andererseits den Landwirten gab.

Während der letzten drei Jahre haben mehrere Hundert Ärzte, die in der Vereinigung Anthroposophischer Ärzte in Stuttgart zusammenarbeiten, dieses sehr wichtige Thema besprochen. Unsere letzten Konferenzen in Deutschland behandelten eigentlich genau dieses Thema der meteorologischen Organe in Verbindung mit dem ganzen Stoffwechsel im Menschen, aber besonders im Zusammenhang mit der Bildung des Proteins innerhalb des Menschen. Ich kann nicht sagen, dass wir zu irgendwelchen Schlussfolgerungen gelangt wären, auch nicht, dass wir die Hauptprobleme gelöst hätten – aber wir haben versucht, gewisse Tatsachen zusammenzustellen, Tatsachen, die während der letzten fünfzehn oder zwanzig Jahre von der modernen Wissenschaft auf erstaunliche Art und Weise unberücksichtigt geblieben sind. Bei diesen Tagungen habe ich immer wieder gedacht, es würde sehr notwendig sein, einige dieser Tatsachen auch den Landwirten nahe zu bringen. So traf die Einladung, wieder zu Ihnen zu sprechen, mit meinen eigenen inneren Absichten zusammen; deshalb sind wir nun hier und ich hoffe, es wird für uns alle eine recht fruchtbare Studie werden.

Ich würde zunächst gern bemerken, liebe Freunde, dass das, was ich bringen werde, natürlich auf den Hinweisen Rudolf Steiners basiert, aber es liegt auch das zugrunde, was während der letzten drei Jahre ausgearbeitet worden ist, und deshalb nehmen Sie bitte als Hintergrund zur Kenntnis, dass viele der Dinge, die ich sagen werde, nicht auf meinem eigenen Komposthaufen nur gewachsen ist, sondern sie sind auf vielen Komposthaufen gewachsen. Viele Ärzte haben versucht, etwas zusammenzutragen und ich bin eigentlich nicht in der Lage, diese Einzelteile auf bestimmte Freunde zurückzuführen, weil ich es nicht erinnern würde. So steht hinter mir, bei dem, was ich vorbringen werde, die Arbeit der Vereinigung der Ärzte.

Wenn wir nun heute Abend beginnen, würde ich gern erst einmal eine Art von Überblick geben, damit wir uns zunächst dem ganzen Thema nähern, das wir dann im Einzelnen besprechen werden. Ich würde gern anfangs über den Menschen im Allgemeinen sprechen –

den Menschen, so wie er vor uns erscheint, so, wie wir uns selbst erleben. Da ist es so, liebe Freunde, dass natürlich das, was wir über uns selbst wissen, was wir erleben an anderen Menschen um uns herum, was wir über die Natur der menschlichen Existenz lernen, was wir in unseren Gedanken und Ideen als die Natur des Menschen betrachten, all dies ist natürlich nur ein kleiner Teil des eigentlichen Menschen – ist nur ein Bruchteil, würde ich sagen, von dem Ganzen, was der Mensch wirklich ist.

Denn, liebe Freunde, wir haben zunächst unsere tägliche Erfahrung: Wir schauen in die Welt, wir können mit unseren Sinnen sehen und hören, berühren, schmecken und riechen; wir füllen all diese Sinneserfahrungen mit unseren Gedanken und Ideen. Wir bauen bestimmte Bilder der Welt auf, wir erleben Gefühle, wir handeln mit unserem Willen – all dies *tun* wir, all dies *sind* wir, all dies ist etwas, was uns auch in der Begegnung mit dem anderen Menschen erscheint. Es ist nichts anderes, sozusagen, als die Oberfläche von all dem, was wir sind.

Dieser Bruchteil des Menschen ist dasjenige, was wir gewöhnlich meinen, wenn wir als Anthroposophen den Menschen beschreiben, der denken, fühlen und wollen kann. Wir beschreiben dieses Wesen im Hinblick auf seinen physischen und ätherischen Aufbau, als denjenigen, der ein Sinnes-Nerven-System, ein rhythmisches System und ein Stoffwechsel-Gliedmaßen-System besitzt. Aber wiederum ist dies nichts anderes als die Oberfläche.

Es ist wichtig, die Oberfläche auf diese Weise zu ordnen, weil es uns eine sehr grundlegende Einsicht in die Oberflächennatur des Menschen gibt. Aber dahinter, liebe Freunde, darunter und darüber, gibt es viel mehr. Da gibt es soviel mehr, dass menschliche Worte es kaum beschreiben können. Hinter all dem befindet sich das eigentliche und wahre Menschenwesen. Was wir von uns selbst wissen und was wir heute tatsächlich sind, ist nicht anderes, als was wir sozusagen in unserer eigenen Weltanschauung sind. Wir erscheinen als unsere eigene Theorie und wenn wir uns doch so begegnen, wie wir manchmal imstande sind, uns zu begegnen – nämlich mit einer Ahnung für die wahre Wirklichkeit des Menschen selbst, dann, liebe Freunde, begegnet uns etwas, was uns völlig ungewohnt ist. Vielleicht treffen wir jemanden, der plötzlich sein Tagesbewusstsein verloren hat, der in unverständlichen Sätzen zu reden beginnt, der uns bestimmte Dinge enthüllt, die uns völlig fremd sind, und wir wundern uns, was diesem Menschen passiert ist. Um uns selbst zu verteidigen, um uns selbst zusammenzuhalten, nennen wir ihn verrückt; das heißt, dass wir eine solche Existenz so einordnen, dass wir uns selbst von der Last einer solchen Erfahrung befreien, um nicht selbst überwältigt zu sein von alledem, was uns da entgegen kommt.

Doch hier treffen wir auf etwas, das viel wirklicher ist, viel näher an die wahre Existenz des Menschen kommt, als was gewöhnlich durch das Maya der Oberfläche zu uns spricht. Dies ist ein Leiden, das eng verknüpft ist mit alledem, was wir in den folgenden Tagen besprechen werden.

Sie werden bald verstehen, was ich meine. Es gibt einen Vortrag von Rudolf Steiner vom 1. Juli 1921,[2] in dem er beschreibt, was sich dann ereignet, wenn der Mensch am Ende seines Lebens zwischen Tod und neuer Geburt sich allmählich wieder der Erde nähert. Rudolf Steiner sagt, dass dann die geistigen Wesen, die höheren Wesen der Hierarchien Intuitionen haben. Das Ergebnis dieser Intuitionen sind die Organe, die physischen Organe des menschlichen Körpers und er meint die großen Organe wie Leber, Milz und Nieren, wie das Herz und die Lunge.

Dieses, was wir sozusagen am allerwenigsten als Teil von uns selbst erleben, soweit wir uns selbst in unserem Tagesdasein und Tages-Bewusstsein kennen; dies, was viel allgemeiner ist, das ist keineswegs persönlich oder individuell; es ist noch Teil der Götter, liebe Freunde. Es ist als ob die Götter ihre Sinnesorgane in uns, in unserem Körper hätten; dies ist was wir lernen müssen. Wir sollten erst einmal lernen zu sehen, dass diese Organe nicht mehr zur Individualität des Menschen gehören, zur Persönlichkeit unserer Existenz, sie sind viel weiter, viel größer, viel umfassender als unsere Haut und unser Nervensystem zum Beispiel.

Einige von Ihnen werden von dem berühmten und großen Zoologen und Denker Professor Portmann[3] von der Baseler Universität gehört haben. Professor Portmann hat während der letzten paar Jahre versucht, für die, die verfolgen, was er schreibt, eine neue und, wie ich glaube, bedeutende Idee eingeführt, die eng verbunden ist mit dem, was ich eben versucht habe, auszudrücken. Er sagt, dass die Individualität einer Familie des Tierreiches sich selbst an der Oberfläche ausdrückt, aber nicht innen. Wenn Sie zum Beispiel die Haut eines Löwen und die eines Tiger entfernen, dann sehen Sie die beiden Körper, beide Kadaver, und Sie werden nicht mehr imstande sein, zu unterscheiden, welcher welcher ist. Es ist ziemlich unmöglich. Was unter der Haut des Tigers ist, ist fast genau dem ähnlich, was sich unter der Haut des Löwen befindet. Er sagt, dass Sie in vielen anderen Fällen Ähnliches finden werden. Er weist auf die Tatsache hin, dass die Oberflächennatur verbunden ist mit der allumfassenden Kraft des Lichtes. Das Licht schafft jene Individualität – und wenn ich *Individualität* sage, werden Sie verstehen, was ich meine; ich meine einfach die Gruppenseele dieses besonderen Tieres.

Beim Menschen ist das anders, weil in der Struktur unserer Nase, in der Art, wie unsere Haare wachsen, wie unsere Runzeln geformt sind, wie die Linien unserer Hände verlaufen, wie die Falten, die Nägel, wie dies alles, sozusagen sich nach außen ausdrückt, der tiefe Ausdruck unserer individuellen Existenz, unserer Persönlichkeit ist. Wenn wir aber etwas tiefer gehen, wenn wir zum Beispiel die großen Organe studieren, sind wir nicht imstande, gewissermaßen die Individualität auszumachen. Andererseits werden die Organe geformt und gestaltet von allem, was um uns ist: die Landschaft, die geologische Formation der Erde, die Natur des Wassers, das Klima, all dies formt, gestaltet, bildet diese großen Organe.

Wir können uns wohl sehr gut vorstellen, dass wir später, wenn wir in hundert Jahren mehr Einsicht in all diese Fragen und Probleme gewonnen haben werden, dass wir das Folgende sagen können: nach außen drückt der Mensch sich selbst als seine individuelle Person aus und in allem, was die Lunge, Leber, Niere, das Herz umfasst, drückt er das Leben aus, das die ganze Existenz vom Himmel bis hinunter zur Erde ihm gegeben hat, gemäß seinem individuellen Karma. Liebe Freunde, medizinisch betrachtet, aber auch für jeden, der die menschliche Existenz wirklich verstehen will, kann man nun finden, dass alles, was mit den sogenannten Geisteskrankheiten im Zusammenhang steht, auf einer physischen und ätherischen Störung dessen beruht, was dieses Allgemeine in uns darstellt.

Sehen Sie, ein Patient der Psychiatrie verliert bei der Kulmination einer Störung – ich sage nicht Krankheit – seine Persönlichkeit. Er ist nicht mehr sein individuelles Selbst. Etwas Allgemeines, etwas Universelles, etwas Kosmisches spricht durch ihn und drückt sich durch ihn aus. Es ist vielleicht die Stimme der Leber, die durch ihn ertönt und diese Stimme der Leber ist diejenige von vielen geistigen Wesen, die bei der Intuition zusammengearbeitet haben, um dieses Organ zu schaffen und dasjenige, was spricht, ist nichts anderes als das Sprachrohr von alledem.

Bitte, missverstehen Sie mich nicht, und denken nun, dass solche Menschen dadurch höherstehen als wir oder besser sind als wir: Ich versuche keineswegs zu urteilen. Ich beschreibe nur, wie unsere individuellen Krankheiten in Verbindung stehen mit der Individualität, mit dem Geist, der die Aufgabe hat, in diesem allgemein ausgebildeten Körper zu leben – als eine Individualität in all dem zu leben, was die allgemeinen Wesen, die formenden Kräfte des Universums, uns gegeben haben.

Diese Bemerkungen seien als eine Art Einführung vorausgeschickt für dasjenige, was ich Ihnen sagen möchte.

Jetzt würde ich gern Ihre Aufmerksamkeit zunächst auf diese vier großen Organe – oder Organsysteme – lenken, die Rudolf Steiner uns in verschiedenster Art und Weise und von vielen verschiedenen Seiten her näher gebracht hat. Scheinbare Widersprüche sind in diesen Beschreibungen enthalten; doch überließ er es uns, uns durch diese Widersprüche hindurchzuarbeiten, um dadurch herauszufinden, was er wirklich gemeint hat.

So ist es von besonderem Interesse, wie er über das Herz und über die Tätigkeit des Herzens spricht. Er beschreibt, wie die Pathologie der Herztätigkeit überhaupt nicht allein mit der Individualität zusammenhängt; das Herz hängt von der Mobilität, von der aktiven Beweglichkeit des Menschen selbst ab. Da beschreibt er, wie die Tätigkeit des Herzens leidet, wenn die aktive Beweglichkeit des Menschen eingeschränkt wird und die Geschwindigkeit ihm von außen her bestimmt, ihm aufgedrängt wird. Sie müssen sich vorstellen, dass Rudolf Steiner dies im Jahre 1920 gesagt hat! Nun merken wir, wie viel größer die Bedeutung und Auswirkung dessen in unserer Zeit, fast vierzig Jahre später, geworden ist.

Wenn wir zum Beispiel in einem Auto sitzen – ob wir selbst fahren oder gefahren werden – wenn wir in einem Zug sitzen, oder heute in einem Flugzeug sitzen und eine Geschwindigkeit von hundert, drei-, vierhundert Meilen pro Stunde zu erleiden haben, ist es ja nicht, dass wir diese Geschwindigkeit aktiv hervorbringen, sondern dass wir gezwungen sind – ich kann es nicht anders ausdrücken – diese Geschwindigkeit zu erleiden. In diesem Augenblick ist die gesamte Wärme-Organisation des Menschen, mit dem Herzen im Mittelpunkt, eingeschränkt, weil sie von der Wärme von außen abhängt. Unsere aktive Beweglichkeit schafft nicht mehr ihre eigene Wärme von innen, weil wir nicht gehen, nicht Arme und Beine bewegen. Wenn wir sitzen, bringen wir nicht irgendeine aktive Wärme hervor, wir brauchen die Wärme von außen. Dennoch ist die Geschwindigkeit, wie auch die Aktivität des Herzens, eine Realität. Stellen Sie sich vor; wenn Sie gehen, ist Ihr Herzschlag recht anders als wenn Sie sitzen; wenn Sie klettern ist ihre Herztätigkeit eine völlig andere als wenn Sie nur auf einer flachen Ebene gehen. Und nun werden Sie vielleicht einige tausend Meter in die Luft steigen, dabei sitzt aber das Herz sozusagen; oder Sie rasen durch die Landschaft und bewegen sich doch nicht. Dabei spiegelt sich aber die ganze Wärme-Organisation in dem Herzen und unregelmäßige Tätigkeiten ergeben sich.

Rudolf Steiner sagte einmal Folgendes: *Es wäre nötig, dass Menschen, die an Herzkrankheiten leiden, stets etwas aktive Bewegung haben sollten.*[4]

Brauchen wir uns über die Tatsache zu wundern, dass heute die größte Zahl der Todesfälle auf Herzbeschwerden zurückgehen? Wir benutzen unsere Gliedmaßen nicht mehr und deshalb ist das Herz das Organ, das leidet. Dies ist der erste Punkt. Ich stelle nur Tatsachen vor Sie hin, ich möchte nicht, dass wir bereits Schlussfolgerungen ziehen. Sie können sehen, was Rudolf Steiner mit einem meteorologischen Organ meint, wenn er vom Herzen in Verbindung mit Geschwindigkeit spricht; es ist nicht nur die Atmosphäre, Gewitter, Regen oder ähnliches, sondern auch die individuelle Geschwindigkeit oder die passive, die damit zu tun haben.

Nach dieser Betrachtungsweise ist das zweite Organ – die Blase – noch viel interessanter. Rudolf Steiner erwähnt in diesem Kontext nicht die Nieren, sondern die Blase, und man hat den Eindruck, dass er sie sozusagen als Vertreter und viel mehr im Vordergrund stehend sieht als der Rest des harnableitenden Systems.

Er beschreibt die Blase als ein hohles Organ, das saugt und ständig das saugt, was selbst nicht saugen kann. Die Blase saugt tatsächlich unseren gesamten Atem. Meine lieben Freunde, es mag sehr seltsam scheinen, aber es ist so; wir atmen nicht mit unserer Lunge. Die Luft strömt zwar in unsere Lunge hinein, aber der Vorgang des Atmens wird fortwährend durch die Tätigkeit dieses Organs, der Blase betätigt. Aus der Luft wird der Urin gebildet und Wasser tropft ständig und sehr rhythmisch herunter, aber der Prozess selbst ist das tätige Saugen der Blase. Dieses aktive Saugen der Blase, wie der rhythmische Schlag des Herzens, wird von etwas anderem gestört, und zwar durch die äußere Tätigkeit unserer Bewegungen; durch die Aktivität unserer Arme und Beine, aber vor allem wird es gestört von dem, was Rudolf Steiner *die innere Beweglichkeit* nennt.

Wie beschreibt Rudolf Steiner die innere Beweglichkeit? Wenn wir uns zum Beispiel nicht richtig zum Essen hinsetzen und nicht richtig kauen, sondern unser Essen hinunterschlingen, dann ist unsere innere Beweglichkeit gestört. Denn dann bewegen sich die Muskeln der Speiseröhre, unseres Magens, Zwölffingerdarms und unseres gesamten

Darmtraktes ruhelos und viel zu schnell und eine ständige Spannung wächst in uns, eine fortwährende ruhelose innere Aktivität.

Obwohl Rudolf Steiner es nicht erwähnt, wird es natürlich ziemlich klar, dass diese äußere Aktivität von den gestreiften, willkürlichen Muskeln hervorgerufen wird; während die innere Beweglichkeit von den unwillkürlichen Muskeln verrichtet wird, die sich in unserem Darmtrakt und in fast jedem inneren Organ befinden. Durch unsere Rastlosigkeit wird das rhythmische Saugen der Blase gestört. Der Vorgang des Atmens wird gestört und dadurch kommt das gesamte Zusammenspiel zwischen dem Physischen-Ätherischen einerseits und der Astralischen-Ich-Organisation andererseits in Unordnung. Wir sehen genau die sehr feinen Unterschiede, die unter solchen Umständen auftreten.

Ein drittes Organ, das er beschreibt, ist die Leber. In der Leber wachsen wir bereits, sozusagen, außerhalb der Masse unseres Körpers. Daher ist die Leber eine Art innerer Spiegel für die Beschaffenheit des Wassers in der Gegend, wo wir leben; ob dieses Wasser eine größere Menge Kalk oder Kiesel oder sonst etwas enthält. Dies spiegelt sich in der Tätigkeit und im Zustand der Leber.

Das vierte Organ ist die Lunge. Nun gehen wir noch weiter nach außen, weil die Lunge und alles, was mit Atmen verbunden ist, sich auf die ganze Welt um uns herum bezieht, nicht nur auf die Luft selbst, sondern auf die ganze Geologie der Erde. Die Geologie einer bestimmten Region der Erde zu studieren, bedeutet dasselbe, wie die menschlichen Lungen dieser Region zu studieren. Hier findet wirklich ein Aufbauprozess statt, wogegen es sich bei der Leber um einen Abbauprozess handelt. Die Blase ist beschränkt auf die innere Beweglichkeit, beim Herzen bleibt aber die Welt sozusagen gänzlich draußen. Dies sind Tatsachen, liebe Freunde, die wir noch gründlicher im Verlauf unserer Überlegungen zu berücksichtigen haben werden.

Nun hat Rudolf Steiner diese vier Organe auch in einem ganz anderen Kontext beschrieben, wo er sie wieder völlig anders angeschaut hat. Ich will jetzt nichts anderes, als diese Tatsachen zusammentragen.

Er beschreibt, wie in uns diese vier Organe Regionen sind, die etwas wiederholen, das zur Struktur der ganzen Erde gehört.

Wir haben den physischen Grund der Erde und hier herum die Hydrosphäre und die Atmosphäre (s. Zeichnung Seite 262) und dann beschreibt Rudolf Steiner, wie um die Atmosphäre eine Schicht von Wärme liegt und über dieser Wärmesphäre erscheint die Sphäre des Lichts. Er sagt da etwas, auf das ich mich nur beziehen kann, aber ich denke, dass es gerade für unsere Zeit von außerordentlicher Wichtigkeit ist – er sagt, dass in dieser Sphäre das Licht selbst wächst, das Licht geschaffen wird. Er gebraucht den Ausdruck, wie wir es tun würden, wenn wir von Pflanzen sprechen, die hier auf der Erde wachsen. Hier wächst das Licht – ursprüngliches Licht – und strömt von hier zur Erde herunter, nicht von der Sonne. Jenseits dieses Lichtstromes gibt es eine Sphäre, die er *Echte Chemie* nennt; und noch darüber gibt es die Sphäre der Vitalität, des Lebensäthers.

Dann weist Rudolf Steiner auf die Tatsache hin, dass wir in uns auch diese Sphären tragen, wo wir Wärme, ursprüngliches Licht, echte chemische Kräfte schaffen und wo wir diese mächtige Vitalität in uns, in den einen Organismus hinein ins Gleichgewicht zu bringen haben. Daraus entstehen das Herz, die Blase – wieder in Verbindung mit den Nieren – die Leber und die Lunge.

Was rund um die Erde liegt wird in unseren Körper hinein umgestülpt und erscheint als das Organ Herz, das Organ Niere, das Organ Lunge und Leber. Rudolf Steiner sagt dann das Folgende: Diese vier Systeme, diese vier Organe sind in Wirklichkeit die Schöpfer der Substanz Albumin. Von Durchtritt der Stoffe durch die Darmwand gibt es verschiedene Aussagen. Versuche mit radioaktiv markierten Substanzen, mit einem «harmlosen» Kohlenstoff-Isotop, sind am Menschen gemacht worden und zeigen diese Elemente dann in verschiedensten Organen. Auch von Schadstoffen wie DDT kennt man den Durchtritt (Persorption), bei Kleinkindern ist diese Rate noch höher als bei Erwachsenen. Aber Albumin wird sozusagen ständig geschaffen, ich kann nicht sagen in unserem Körper, das wäre nicht ganz richtig, aber eher in dem System unserer Existenz.[5] Die vier Punkte: Leber und Herz, Lunge und Niere, sie erzählen uns von den Intuitionen der geistigen Wesen um sie herum. Ein ständiger Prozess von Aufbau und Auflösung findet statt; das Herz gibt in diesen Vorgang der Albuminbildung Wasserstoff hinein, die Niere Sauerstoff, die Leber Stickstoff und die Lunge Kohlenstoff.

Wenn wir uns nun, liebe Freunde, an diese Beschreibung erinnern, die Rudolf Steiner uns vor der Weihnachtstagung am 1. Dezember 1923[6] über das Werden der Erde gab, in der er beschreibt, wie in der lemurischen Zeit, wahrscheinlich in der ersten oder zweiten lemurischen Epoche, die ganze Erde nicht von einer Atmosphäre umgeben war, sondern eine Atmosphäre aus Albumin *selbst war*. Wenn wir diese Feststellung ernst nehmen, bedeutet es, dass es damals unmöglich gewesen wäre, die fünf Elemente oder Substanzen zu unterscheiden: Kohlenstoff, Wasserstoff, Sauerstoff, Schwefel und Stickstoff, weil sie noch nicht existierten. Es war eine höhere Substanz, die da war: Albumin.

Lassen Sie uns einiges von dieser Beschreibung in die Erinnerung rufen; wie plötzlich Pflanzenwesen, wie Wolken erschienen und wieder verschwanden; wie durch die Einwirkung des kosmischen Lebens, Teile des Albumins zu Klümpchen gerannen; es gab einen Regen aus Kalk, der diese Formen mit verklumptem Albumin füllte und die ersten Tiere begannen sich in das Leben der Erde einzufügen. Wenn wir uns dies so lebendig wie möglich vorstellen und wenn wir diese Sphäre des Albumins, diese höhere Substanz, bedenken und versuchen zu verstehen, wie sie sich mehr und mehr verdichtete und Wasserhülle (Hydrosphäre), Lufthülle (Atmosphäre) und der harte physische Kern der Erde wurde. Wir müssen uns vorstellen, wie sich diese Sphären mehr und mehr nach oben anhoben, sodass die Vorgänge der Ausdifferenzierung entstanden und aus der Luft, die klar wurde, das Licht erwuchs; aus der Hydrosphäre Chemie, chemischer Äther erschien, und als eine Gegenkraft der physischen Verdichtung die ursprüngliche Lebendigkeit, der Lebensäther ihren Mantel über diesen Planeten ausbreitete.

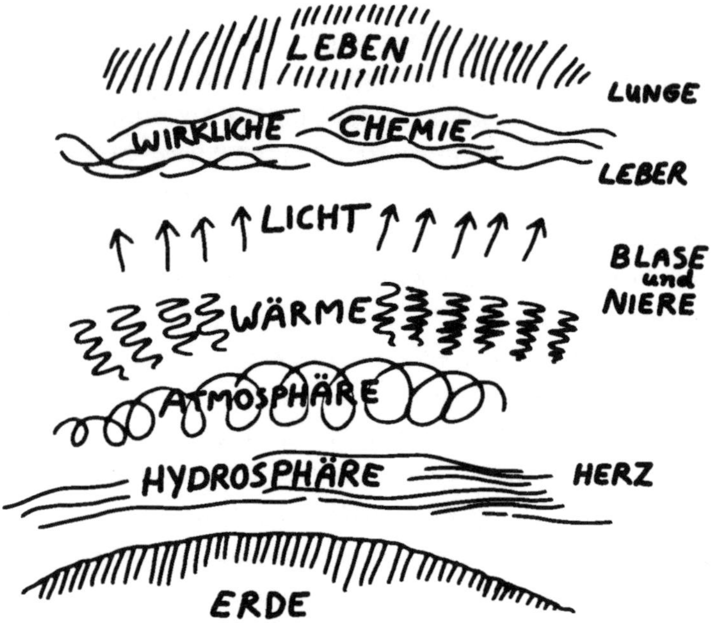

Wenn wir sehen, wie sich aus dieser Einheit mehr und mehr die sieben Sphären entwickelten, sich selbst ausformten, dann lernen wir zu verstehen, wie der Mensch sich allmählich in seinen physischen Leib einlebte. Und erinnern Sie sich, wie bei der Beschreibung davon, Rudolf Steiner plötzlich sagt, wie es so ist, als ob wir intim mit alledem zu tun haben. Es ist so, wie wenn wir uns in unsere eigene Kindheit zurückerinnern. Es ist wie ein Erlebnis aus meiner Kindheit, das später wieder in mir erscheint, sodass ich mich daran erinnere. So verhält sich das Erlebnis der Schöpfung auch, und zwar deshalb, weil der Mensch an alledem teilhatte, was sich ereignet hat; es gehört zu ihm und so, wie eine Erinnerung im Laufe seines Lebens zu ihm zurück kommt, kann in einer bestimmten Weise das Erleben dessen wieder auftreten. Es ist die Erinnerung, auf die Rudolf Steiner uns hinweist. Es ist unsere Erinnerung, von der wir sprechen.

Dies gibt uns ein mehr oder weniger genaues Verständnis davon, wie dieser Aufbauvorgang des Albumins in uns nichts anderes ist – in Miniatur, auf eine mikrokosmische Art – als dasjenige, was zu Beginn von Lemuria für die ganze Erde anwesend war. Wir tragen dies in uns als eine Art lebende Erinnerung. Geistige Wesen wirken in diesem fortwährenden Prozess des Aufbaus von Protein. Geistige Wesen haben ihren Platz innerhalb unserer Existenz. Es ist eine allgemeine Existenz. Es ist eine Existenz, in der der ganze Kosmos unsere eigene, individuelle Existenz durchdringt: das Äußere wird zum Innenraum. Durch alle meteorologischen Tatsachen reichen diese Organe in weite Entfernungen jenseits von Raum und Zeit. Jedoch sie sind in uns, so weit wir ein Körper sind. Sie verbinden uns mit dem Kosmos, so lange wir sie mit ihren Rhythmen nicht völlig zerstören, was ebenfalls die Zerstörung der Herztätigkeit, der Tätigkeit unserer Blase bedeuten würde. Und wenn wir uns auch noch von dem lebendigen Strom des Wassers abschneiden, von der richtigen Einwirkung des Bodens und der Erde, dann werden wir nicht mehr unserer eigenen Anschauung entsprechen, sondern wir werden nicht anderes sein als ein Schatten, ein Gespenst dessen, was einst im Menschen gelebt hat.

Die Dinge sind viel ernster heutzutage als je zuvor. Wir wissen, dass es nicht darum gehen kann, wenn wir zusammen über solche Wirkungen und Ideen sprechen, uns selbst zu erleuchten, sondern einen bestimmten geistigen Umkreis wenigstens um einen Teil der Menschheit zu erleuchten.

Nun haben wir eine erste Hinführung zu unserem Thema und ich dachte, dass wir morgen beginnen sollten, in die Einzelheiten zu gehen. Ich würde gerne vorschlagen, dass wir zunächst über das System der Lunge sprechen, um zu versuchen, die Natur des Organs Lunge in Verbindung mit alldem zu verstehen, was ich versucht habe, heute Abend zu skizzieren.

Die Lunge

Vortrag II

31. Oktober 1958

Wir werden nun versuchen und es wagen, die ersten Schritte in das Gebiet der vier großen Organe zu tun. Aus diesen wird das Albumin innerhalb der menschlichen Form wirklich geschaffen, immer neu geschaffen und gleichzeitig aufgelöst. Manchmal, wenn ich versuche, in Gedanken dieses Gebiet zu betreten – und natürlich ist dies nur durch die Hilfe von Rudolf Steiner möglich – habe ich folgenden Eindruck: diese Region ähnelt irgendwie der, die von Goethe in seinem *Märchen von der Grünen Schlange und der Schönen Lilie* beschrieben wird. Der Mann mit der Lampe betritt die Höhle zum ersten Mal und findet die vier Könige. Es ist dunkel und seine Lampe ist nur in der Lage, eine bestimmte Stärke an Licht auszustrahlen, um die Figuren der vier Könige auszumachen. Dann erscheint die grüne Schlange und in dem strahlenden Licht, das von ihr ausgeht, erscheinen allmählich die Gestalten dieser Könige und ihre Stimmen können vernommen werden.

Dies ist ein Bild, das uns immer wieder leiten kann. Es ist so gut wie unmöglich, auf intellektuelle Weise sich der Wirklichkeit dieser vier Organsysteme zu nähern. Wir müssen versuchen, Imaginationen zu benutzen – Imaginationen, die uns von den großen Sehern, wie Goethe,

Rudolf Steiner und anderen, übergeben worden sind. Am Ende werden uns diese Bilder vielleicht helfen können, dem Verständnis dessen, wonach wir suchen, näher zu kommen.

Ich würde Sie gern gleichzeitig an etwas erinnern, das Rudolf Steiner den Ärzten erzählte. Wenn ich über dieses Thema spreche, beziehe ich mich auf den grundlegenden Vortragszyklus: *Geisteswissenschaft und Medizin*,[7] den Sie in Vorbereitung auf diese Tagung gelesen haben. Indem er über Proteine spricht, macht Rudolf Steiner eine sehr grundlegende Unterscheidung zwischen den zwei Formen von Protein; aus der einen werden die Pflanzen gebildet, aus der anderen nehmen die Tiere ihre beseelte Natur. Rudolf Steiner sagt ziemlich klar, dass diese beiden Formen von Protein nicht miteinander kompatibel sind. Das tierische Protein, vor allem das menschliche, wird sozusagen zerstört, wenn ihm das pflanzliche Protein nahekommt, und umgekehrt. Sie vertragen sich nicht, obwohl vom Standpunkt der Chemie das pflanzliche Protein aus genau derselben Substanz besteht wie das tierische und menschliche Protein.

Dann fügt Rudolf Steiner etwas hinzu, das wir als eine Art Bild ansehen sollten. Das tierische und besonders das menschliche Protein wird von den vier Organ*systemen* gebildet, nicht durch die Organe. Wenn ich hier also immer wieder von Organen spreche, meine ich in diesem Sinne stets die Systeme. Sie müssen sich zunächst diese Sphäre des menschlichen Proteins vorstellen.

Diese riesigen Systeme von Lunge, Leber, Herz und Niere – zusammen mit der Blase – sind die Schöpfer. Pflanzliches Eiweiß wird nicht von diesen vier «Wächtern» geschaffen, die der Geist in uns hinein gesandt hat. Es wird durch das Zusammenwirken von Kohlenstoff, Wasserstoff, Sauerstoff und Stickstoff geschaffen. Die weltbildenden Mächte dieser Substanzen schaffen direkt das Protein der Pflanze. Die direkten, unmittelbaren Kräfte, die dort wirken, ziehen aber ein neues Gewand an; sie werden selbst zu etwas. Die Weltenmächte des Kohlenstoffs werden das Lungensystem. Dasselbe gilt für die anderen drei. Wenn wir das in

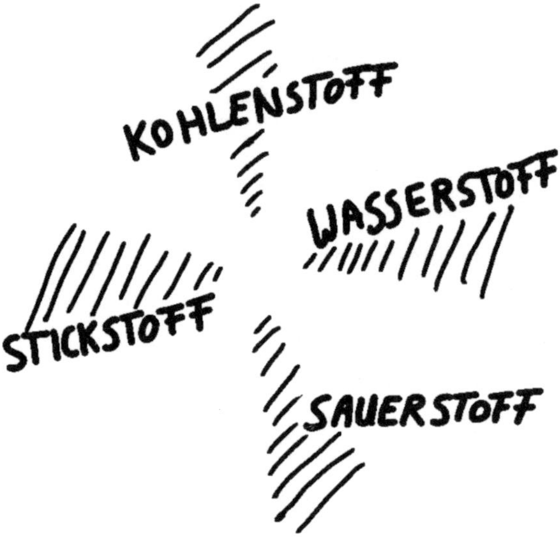

einem Bild sehen, können wir sagen: sie werden Könige. Es sind nicht die Weltmächte selbst, sondern sie haben sich verkleidet; es sind die verwandelten Weltmächte innerhalb der menschlichen Gestalt, die das Protein schafft. Dies ist eine Art von Einleitung zu dem, was wir nun versuchen, auf eine ausführlichere Art zu besprechen.

Lassen Sie uns uns dem Organsystem der Lunge zuwenden. Wir kennen alle die Lunge. Wir kennen auch gewisse Ausmaße ihrer Form. Wir wissen auch etwas über ihre Funktion. Wir wissen, dass die Lunge – wenigstens in unserem oberflächlichen Wissen – ein Organ des Atmens ist. Jedoch spricht Rudolf Steiner immer wieder von der Lunge als einem Organ, das die Nebenaufgabe hat, Luft hereinzunehmen, um dadurch den Austausch zwischen Luft, Licht, Sauerstoff und Kohlendioxid möglich zu machen.

Die Lunge ist in ihrer Wirklichkeit oder dem Wesen nach etwas ganz anderes. Ich habe schon in einem Überblick, den ich gestern Abend gab,

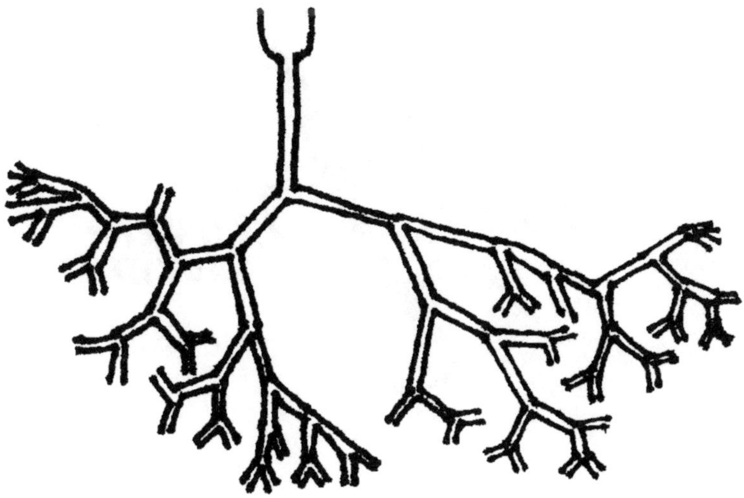

erwähnt, dass die Lunge besonders mit dem Element der Erde zu tun hat, und nicht mit dem der Luft. Rudolf Steiner weist darauf hin, dass die Lunge als meteorologisches Organ eng mit der Struktur des Erdbodens in der Region, in der wir leben, verbunden ist. Tatsächlich bedeutet das Studium der Geologie nichts anderes, als die Lungen der Leute jener Region zu studieren.

Wie ist dies zu verstehen? Wenn wir die Anatomie der Lunge untersuchen, finden wir, dass in der sehr frühen Entwicklung von Mensch und Tier, die Lunge aus dem Verdauungstrakt herausknospt. Dies stellt in sich eine sehr große Frage. Warum geht die Lunge, die ein Atmungsorgan ist, das so eng zum rhythmischen System gehört, aus dem Verdauungstrakt hervor? Warum ist ihr Ursprung der Existenz mit den Organen des Stoffwechsels verbunden? Für den Augenblick, lasse ich dies als eine Frage stehen.

Die Lunge entwickelt sich in einer Weise, die als ein ständig knos-

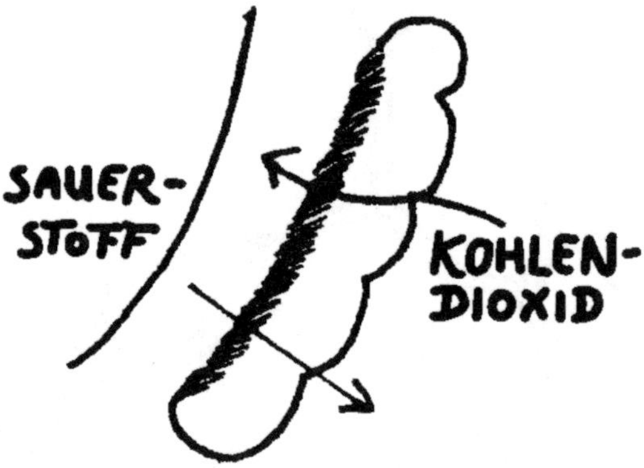

pender Vorgang, immer zu zweit knospend, beschrieben werden kann. Ein sogenannter dichotomischer Prozess der Entwicklung setzt ein. Es ist ein sehr pflanzenähnlicher Vorgang. Es ist, als wenn eine Pflanze wachsen und sich teilen und wieder teilen und wieder teilen würde. Man kann schließlich von einem Stamm und von Ästen sprechen. Aus den Ästen kommen die Zweige heraus, immer zwei, und Sie können sich vorstellen, dass sich auf diese Weise das Ganze entwickelt, das wir sehr richtig den Bronchialbaum mit seinen Ästen nennen.

An den Enden dieses Bronchialbaumes, in den Millionen dieser winzigen Zweige, sitzen die Lungenbläschen. Innerhalb dieser Bläschen findet der Austausch zwischen Sauerstoff und Kohlendioxid statt. Jedes dieser Bläschen ist umgeben von einen Netzwerk von Blutkapillaren. Sie müssen sich vorstellen, dass die Oberfläche der Bluthärchen, wie auch die Konsistenz der Lungenbläschen sehr zart ist. Sie besteht aus einem außerordentlich dünnen Film, wie eine Lage von Gaze. Durch diesen Film strömt Sauerstoff hinein und Kohlendioxid heraus. Es ist ein Austausch.

Wie findet dieser Austausch wirklich statt? Man kann es mit den physikalischen Gesetzmäßigkeiten gar nicht erklären. Aber stellen Sie sich die riesig große Oberfläche dieser Millionen von Bläschen vor. Wenn ich es richtig erinnere, hat jemand herausgefunden, dass diese Oberfläche, die sich in unserem Brustkorb entfaltet, gleichzusetzen ist mit der Oberfläche des Genfer Sees oder des Bodensees. Jedenfalls ist sie sehr groß. Auf dieser enormen Oberfläche in uns findet der Austausch statt.

Dennoch ist die Lunge, wenn sie beginnt zu knospen, auf dem Wege, eine Drüse zu werden – ähnlich unserer Speicheldrüse oder jeder anderen unserer Körperdrüsen. Jedoch ist es der Lunge nicht möglich, ihren Drüsenstatus zu erfüllen, denn diese Drüse ist ausgehöhlt. Es wird kein schöpfendes Organ, sondern ein Organ, das sich selber opfert, anstatt zu schöpfen. Es wird hohl, leer, um die Luft einströmen zu lassen. Dies gibt der Lunge ihre etwas zweifelhafte Stellung, die sie sich erlangt hat. Sie sollte eine Drüse sein, ist es aber nicht. Sie beginnt damit, aus dem Verdauungssystem erschaffen zu werden. Dann ist sie nicht länger eine Drüse, und nicht länger Teil des Verdauungstrakts. Nun fragen wir uns selbst: ist es möglich, auf die eine oder die andere Weise, das Wesen der Lunge als Organ aufzufinden? Können wir es finden? Können wir lernen, es als solches zu verstehen?

Wenn wir die Anatomie der Fische untersuchen, finden wir, dass es in vielen Fischen eine *Lunge* gibt. Aber die Lunge ist keine Lunge; die Lunge ist hier eine Blase, obwohl in diesem Falle nicht eine Urinblase.

Es ist eine Blase, die so liegt, wie in der Zeichnung ungefähr angedeutet, und mit Luft gefüllt ist. Sie ist mit Luft gefüllt, aber *nicht von außen*. Die Luftblase im Fisch produziert ihre eigene Luft. Die Luft kommt wirklich in diese Blase hinein. Es geschieht nicht nur einmal und dann bleibt die Luft für immer darin. Wie Sie hier sehen können, offenbart die Lunge ihre Natur als eine *Luftblase*. Wir sind an Drüsen gewöhnt, die Flüssigkeiten produzieren. Die Lunge ist eine Drüse, die einstmals Luft produzierte. Die Produktion und Auflösung der Luft innerhalb dieser Drüse der Lunge, wie in einer Luftblase, ist ein ständiger Vorgang. Allmählich lernen wir ihn zu verstehen, wenn wir berücksichtigen, dass diese Luftblase verbunden ist mit einer Reihe von winzigen Knochen.

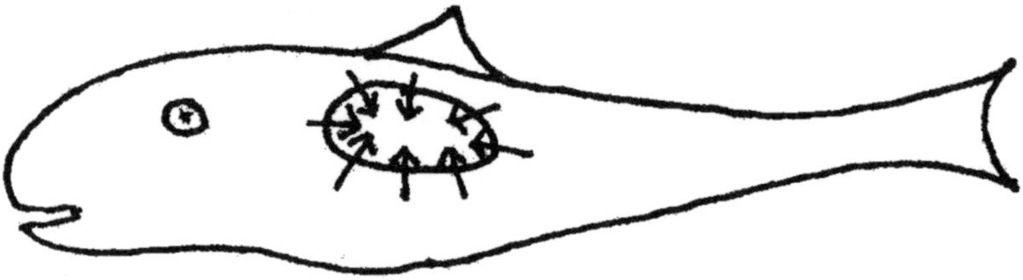

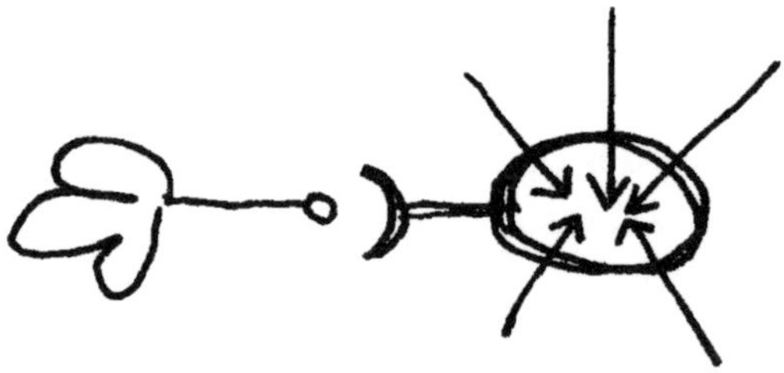

Diese sind Knöchelchen, wie die, die unser Trommelfell im Mittelohr mit dem Innenohr verbinden. Diese kleinen Knochen reichen bis zu dem Gleichgewichtsorgan, den drei halbkreisförmigen Kanälen.

Durch das Gleichgewichtsorgan, das im Fisch mehr oder weniger entwickelt ist, hält der Fisch seine Balance gemäß seiner Tätigkeit in seiner Umgebung. Die Blase wird kleiner oder größer und beeinflusst ständig den Fluss der Flüssigkeit innerhalb der drei halbkreisförmigen Kanäle und dirigiert dadurch das Gleichgewicht des schwimmenden, treibenden Fisches.

Nun stellen Sie sich vor, wie Rudolf Steiner über das Wesen des Fisches sprach in jenen wunderbaren Vorträgen, die er im Jahr 1923 über die tierische Natur hielt.[8] Als er über die Natur des Fisches sprach, sagte er, dass der Fisch eine Art von Bewusstsein für die ganze Äthersphäre des Erdballs habe. Der Fisch schwimmt innerhalb dieser ganzen Äthersphäre der Erde und – das sind jetzt nicht die Worte Rudolf Steiners – der Körper des Fisches muss seine Balance innerhalb der Struktur des

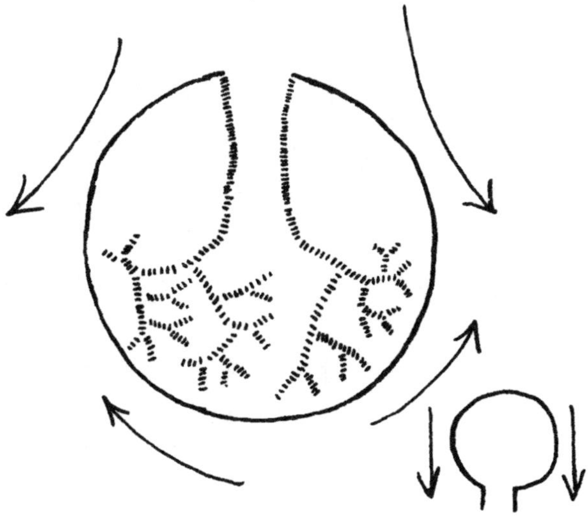

ganzen dreidimensionalen Raumes halten. Damit ist die Luft-Drüsen-Blase, welche die Lunge ist, aufs Engste verbunden.

Vorher beschrieben wir die Lunge als ein Organ, das seine Drüsen-Natur – seine Fähigkeit, seine eigene Luft zu schaffen – geopfert hat, sodass die Luft von außen einströmen kann. Nun erinnern wir uns an Rudolf Steiners Beschreibung dieser Urinblase als ein saugendes Organ, ein Organ das, weil es hohl ist, ständig die Fähigkeit besitzt, zu saugen. Verwandt mit diesem Organ ist die Lungenblase, die im Fall des Fisches, mit dieser Struktur vorgestellt werden kann (s. Zeichnung).

Die Lunge hat Folgendes getan: sie hat begonnen, sich diesem Vorgang zu unterwerfen, um nicht die eigene Luft zu schaffen, sondern der Träger der Luft von außen zu werden. Was ist geschehen? Die Lunge selbst ist natürlich durch diesen Prozess ganz unfähig, zu atmen. Die Lunge ist durch das Opfer vom Zustand einer aktiven Luftdrüse im Fisch zu einem völlig passiven Organ geworden. Hier muss das Einatmen ständig warten, damit die Luft von außen einströmen kann. Und wie-

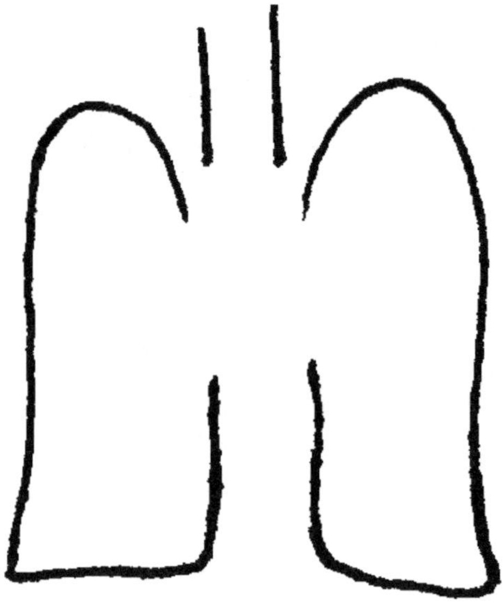

der muss der Schub von Seiten der Nieren kommen, damit die Lunge die Luft herauspressen kann. Nur wenn Sie sich vorstellen, dass sie die Lunge eine völlig passive Organisation ist – sie sitzt, sozusagen – und dass die aktive Seite das Uro-Genital-System ist, dann sehen Sie, wie das ganze Einziehen und Entlassen der Luft möglich ist. Wenn Sie dann den Spuren der Lungenentwicklung folgen, wie die Lunge sich in ihren vielen verschiedenen Formen im Tierreich verhält; und wenn wir dies tun können, ohne es mit der falschen Idee von Evolution zu verknüpfen, dann finden Sie etwas, das meiner Meinung nach von größter Wichtigkeit ist. – Ich werde Ihnen ein anderes Beispiel geben. Wenn Sie nun die Vögel, die Fische der Luft, untersuchen – diesen Ausdruck habe ich von Dr. Kolisko[9] geliehen – dann sehen wir, dass in ihnen die Lungen etwas aufweisen, das zu einem Verständnis dessen beitragen kann, was die Lunge in ihrem Wesen und ihrer Geste, eigentlich will. Wir finden, dass die Lunge des Vogels nicht wie die menschliche Lunge ist (im ersten

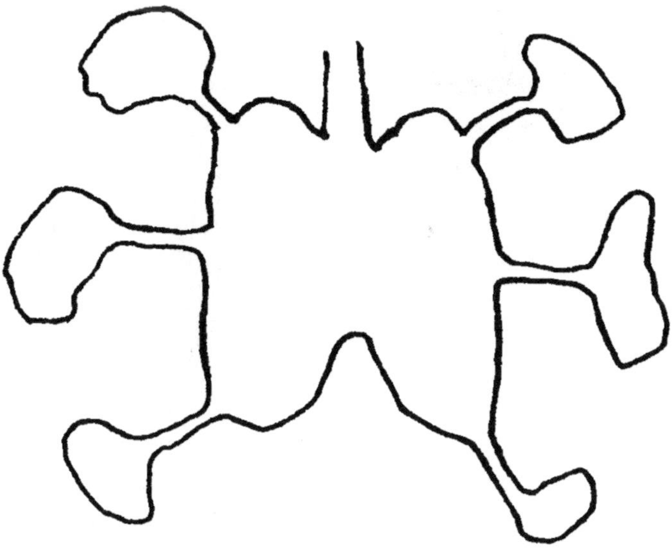

Teil der Abbildung); nicht rechts und links in unserem Brustkorb eingeschlossen ist, sondern dass sie viele Säcke und Taschen hat, die sie ausstreckt (im zweiten Teil der Abbildung). Diese Taschen wachsen in die Knochen hinein, in die langen Knochen der Vögel, und hier innerhalb der Knochen ersetzen sie das Knochenmark. Sie ersetzen dieses Gewebe, wo sonst das Blut ständig hervorgebracht wird.

Sie müssen sich vorstellen, dass ein bestimmter Teil des Knochens im Vogel mit Luftkissen gefüllt ist. Wieder treffen wir auf die Luftblase des Fisches, aber wir treffen es direkter. Wir treffen es auf solche Weise, wie es mit dem besonderen Aufbau dieser bestimmten Tierart verbunden ist. Im Fisch zeigen die Knöchelchen, die die Luftblase mit dem Gleichgewichtsorgan verbinden, eine Tendenz, die diesen Luftkissen ähneln, die nicht ihre eigene Luft hervorbringen, aber sich selbst mit der Luft von außen füllen. Diese Eigenschaft macht es dem Vogel möglich, zu fliegen und in der Luft das Gleichgewicht zu halten.

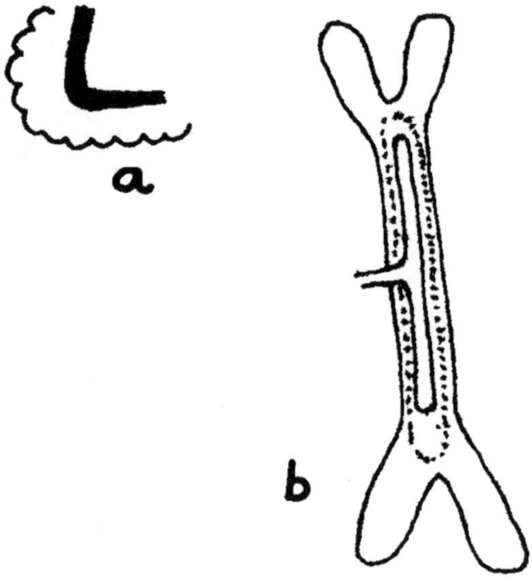

Verbunden damit ist etwas, was ich für noch wichtiger halte. Um diese Luftkissen ist Knochenmark, die Medulla. Dieses Knochenmark ist umgeben in genau derselben Weise, wie die Lungenbläschen von den Blutkapillaren (Zeichnung: a).

Hier jedoch haben wir eine unterschiedliche Oberfläche von der der Lunge. Hier korrespondiert die millionenfache Oberflächenausbreitung mit der ein-, zwei- oder zehnfachen Fläche des anderen (Zeichnung: b).

Wenn wir dies als eine Geste auffassen, was drückt sie aus? Als eine Art innerer Haltung zeigt das Lungenorgan, das eng mit der ganzen räumlichen Anordnung der Erde verbunden ist, die Tendenz, sich selbst auf die Natur des Blutes zu beziehen. Wenn wir die Lunge studieren, finden wir, dass sie eine ständige Tendenz hat, sich selbst so eng wie möglich auf das Blut zu beziehen. Die Lunge wächst so nahe wie möglich am Blut, lehnt sich sozusagen zum Blut hin.

Dies ist eine sehr intime Geste. Es ist eine Geste, die Sie oft in der

Skulptur ausgedrückt finden. Einige von Ihnen kennen sie vielleicht; Sie können sie auch vielfach in der Malerei sehen. Es ist eine ähnliche Geste, wie sie in der Schilderung des Letzten Abendmahls beschrieben wird. Nicht dass ich die eine Haltung auf die andere beziehen will; ich möchte aber beschreiben, was innerhalb der Lunge ist und wie sie sich sozusagen innerlich danach sehnt, an der Brust des Blutes zu liegen. Dabei wird dann der Austausch von Sauerstoff und Kohlendioxid für das Blut möglich. Hier haben wir wieder die Tendenz der Lunge, sich selbst aufzugeben. Diese Tendenz lebt in der Lunge und macht zwei Dinge offenbar: Das Eine ist, dass sich nun der kosmische Rhythmus von 25.920 ausdrücken kann. Sie wissen alle, dass wir während des Tages so oft atmen, wie ein platonisches Jahr in Jahren misst.[10] Deshalb durchpulst der gleiche Rhythmus – dieselbe innere rhythmische Möglichkeit – ungebrochen, wenn auch kürzer, sowohl durch den Menschen wie durch das Universum. Dies verdanken wir der Opferhaltung der Lunge.

Was den zweiten Punkt angeht, würde ich gerne auf den 3. Vortrag des *Landwirtschaftlichen Kurses*[11] verweisen, den Sie natürlich fast auswendig kennen! Darin spricht Rudolf Steiner über Kohlenstoff und wie wir dem näher kommen, was die mineralische Natur, die Erdenexistenz der Lunge sein könnte. Er versucht, uns die Idee nahe zu bringen, dass Kohlenstoff nicht ist, was er *diesen schwarzen Kerl* nennt, den wir gewöhnlich vor Augen haben, wenn wir an Kohlenstoff denken und wie wir ihn in Kohle oder Graphit sehen. Kohlenstoff ist eigentlich die Substanz, wodurch die Welt der Urbilder sich in die organische Gestaltung hinein senken können.

Kohlenstoff ist die Substanz, die sich ständig selbst den kosmischen Bildern hingibt – den Weltideen – den Ur-Ideen alles Daseins. Diese werden erfasst durch Schwefel. Der Schwefel führt sie und der Kohlenstoff nimmt sie auf, formt sie, löst sie auf, formt sie wieder aus und löst sie wieder auf. Dann bezieht sich Rudolf Steiner auf das Blut mit diesen Worten: *Blut ist ein ganz besonderer Saft,*[12] weil in dem Blut das menschliche Ich wirkt und seinen physischen Ausdruck findet. Indem er jedoch genauer, gründlicher über das Wirken des menschlichen Ich spricht, sagt er, dass wir von dem Kohlenstoff im Blut sprechen müssen, weil es der Kohlenstoff ist, der den Geist dort hineinführt.

Der kosmische Geist und der menschliche Geist – der kosmische Geist und das menschliche Ich – treffen sich, wenn Lunge und Blut zusammentreffen. Die Lunge hat sich selbst geopfert. Sie ist ein bedenkliches Organ geworden, aber indem sie sich opfert, erlaubt sie den Urbildern in einem rhythmischen Verhältnis von 25.920 einzuströmen. Dort treffen sich der kosmische Geist und das menschliche Ich. Danach strebt die Lunge ständig, eng mit der Oberfläche des Blutes verbunden zu sein. Es begegnet im Blut dem sehr Besonderen, das in dem Kohlenstoff wirkt und das wiederum das Wirken der individuellen Persönlichkeit ist; das Ich. Durch solche Gedanken kommen wir einen sicheren Schritt näher an ein Verständnis des Organismus Lunge heran. Die Begegnung von Blut und Lunge ist auch ausgedrückt durch eine andere sehr wichtige Tatsache, eine Tatsache, die besonders wichtig für Ärzte ist. Wenn wir die menschliche Lunge studieren – und ich sage menschliche Lunge, weil es hier besonders offensichtlich ist – finden wir, dass sie sozusagen das Herzorgan wie in einem Schrein umschließt. Die linke Lunge ist zurückgewichen und hat einen Teil von sich freigegeben, um das Herz zu umschließen. Dies ist dasselbe, wie ich zuvor beschrieben habe, die Tendenz, dem Blut sehr nahe zu kommen und sich selbst sehr eng damit zu verbinden. Wissen Sie, unsere Arme und Hände sind von der Lunge durchdrungen.Wir umarmen, wir arbeiten, wir gestalten. Unsere Beine sind durchdrungen vom Herzen, und wie wir wissen, arbeiten unsere Arme und Beine zusammen und durchdringen sich gegenseitig.

Ich würde lange sprechen müssen, um genau zu definieren, welche Art von Strömen es ist, aber ein sehr besonderer Strom des Eisens geht vom Blut aus und entgegnet ständig der Entstehung des Albumin. Ich werde darauf zurückkommen, wenn wir über die Leber sprechen und besonders wenn wir über das Herz selbst sprechen. Wiederum ist dies nur eine erste Ankündigung dessen, was uns bevorstehen soll.

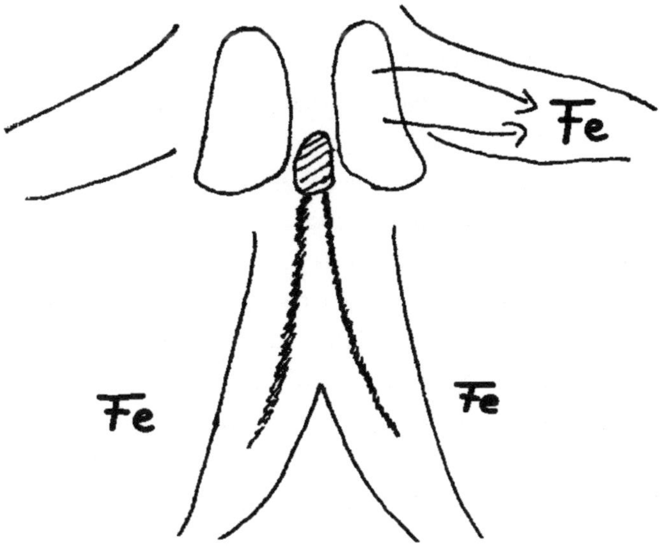

Gestern hörten wir, dass Rudolf Steiner von den Organen als Intuitionen der Hierarchien gesprochen hat. Nun wollen wir versuchen, so die Lunge anzuschauen, dass wir uns fragen: Ist es möglich, die Intuition der Lunge zu definieren? Einige von Ihnen werden mit dem sehr wichtigen Vortrag vertraut sein, den Rudolf Steiner am 3. Juli 1921 gab,[13] als er über die unterschiedliche Natur der vier Hauptorgane sprach. Er beschrieb, wie das Gedächtnis im Menschen sehr eng mit der Oberfläche dieser Organe zusammenhängt. Er sprach über die Lunge auf folgende Weise: die Lunge nimmt, als Gedächtnis, solche Gedanken auf, wie sie verbunden sind mit unseren Vorstellungen von der Welt um uns herum; klare Formen der Ideen, Begriffe. Diese klaren Begriffe werden durch die Oberfläche der Lunge aufgenommen, hinein in das Innere des Organs. Dort wachsen sie zu einer Art von Kraft oder Macht. Nach dem Tode wird diese Macht entlassen. Diese Macht wächst durch das Leben zwischen Tod und Wiedergeburt. Wenn wir uns wieder inkarnieren, ist das Ergebnis die Gestalt unseres Schädels. Rudolf Steiner sagte etwas, was manche Phrenologen versuchen zu verstehen: dass die Oberfläche des Schädels nichts anderes ist als die Widerspiegelung all der Begriffe und Ideen, die wir von außen hereingenommen haben in unserem früheren Leben.

Aber was ist der Schädel? Der Schädel ist das Oberflächenbild der Erde. Der Schädel ist sozusagen der Abdruck der Geologie der gesamten Erde. Nur wenn wir dies wissen, lernen wir zum ersten Mal zu begreifen, warum Geologie und die Lunge so eng verbunden sind. Dieses Verhältnis wird erst in unserem nächsten Leben offenbart. Wir haben die ausgeformte Landschaft, gebildet und geformt als unseren Schädel. Wenn diese Formkräfte so stark sind, dass sie die Lunge überwältigen, oder wenn die Lunge selbst in einem Leben so schwach ist, dass sie unfähig ist, diese Kräfte festzuhalten, dann erscheint etwas, das ich gestern Abend versuchte zu beschreiben. Wir stehen verblüfft davor und versuchen, es dadurch von uns zu weisen, dass wir sagen, dass jemand verrückt geworden ist. Denn, wenn die Mächte, die im nächsten Leben den Schädel formen, bereits in dieses Leben hineinwirken, dann kann die Person dasjenige entwickeln, was wir als Zwangsgedanken kennen. Ich könnte Ihnen Beispiele nennen. Kurz gesagt, paranoide Ideen, fixe Ideen, gehen von einem solchen Zustand aus. Wiederum ist es nichts anderes als eine Geologie, aber eine solche, die die einmaligen, persönlichen, irdischen Bilder trägt, statt kosmische.

Sie werden verstehen, dass ich es vermeide, all dies mit harten und scharfen Grenzen zu umgeben. Die Tatsachen sprechen für sich selbst. Abschließend möchte ich sagen, dass die Lunge eine sehr besondere Stellung unter den Organsystemen einnimmt. Die Lunge ist gewöhnlich das Gegenteil der Kräfte, die einfließen durch das Opfer der Lunge. Deshalb habe ich versucht zu zeigen, dass die Lunge ein bedenkliches Organ ist. Es ist ein Organ, das sozusagen *vorübergehenden* Charakter hat. Aber in der Metapher von Goethes Märchen von der grünen Schlange und der schönen Lilie, können wir sagen, wenn der Ruf hinausgeht, wenn die Zeit gekommen ist und die grüne Schlange dem alten Mann ins Ohr flüstert,

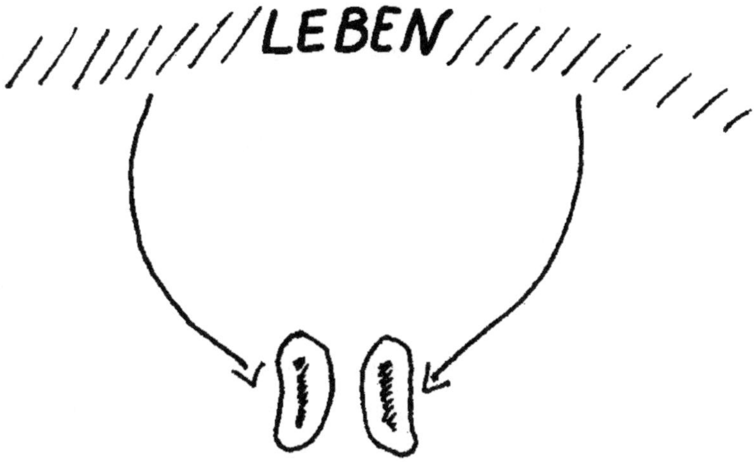

dann wird die Zeit des gemischten Königs, der Lunge, zum Ende gekommen sein. Aber, obwohl die Lunge in sich zusammensinken wird, wie der gemische König, müssen wir uns erinnern, liebe Freunde, dass der gemischte König nicht nur eine lächerliche Figur ist. Er spielt die größte Rolle in seiner Zeit, die die unsrige ist. Deshalb sollten wir die Lunge verstehen lernen, weil die Zeit gekommen ist und die Zeichen der Lunge anzeigen, dass die Zeit gekommen ist. Während der letzten fünfzehn Jahre ist eine furchtbare Krankheit, die bis vor kurzem eine der seltensten war, zu einer Epidemie überall in der zivilisierten Welt geworden.

Der Krebs des Bronchialbaumes ist eine Epidemie geworden, besonders unter Männern, aber auch unter Frauen. Zweifellos ist diese Epidemie eng verknüpft mit dem Rauchen. Wer immer dieses Thema umgehen will, kann es tun, aber er ist weit davon entfernt, die Wahrheit zu denken. Ich habe nicht den Eindruck, dass es der Einfluss des Nikotins ist, sondern gerade andersherum. Rauchen zerstört die aufrechte

Haltung des vierten Königs. Rauchen – ich bleibe bei dem Bild – zerstört die Adern des Goldes und des Silbers, die den vierten König in seiner Stellung halten. Die gesamte Anpassungsfähigkeit des Lungenorgans zur umgebenden Natur und Geologie wird dadurch vollständig zerstört. Kein Arzt oder Bauer wird jemals in der Lage sein, die Geologie der Umgebung zu fühlen, wenn er raucht, denn Rauchen zerstört dieses feine Geschenk. Als ein Ergebnis, strömt nun die allerhöchste Sphäre, die Sphäre des Lebens, von der wir gestern Abend sprachen, herab von ihrer rechtmäßigen Sphäre.

Rudolf Steiner beschreibt diese als eine Sphäre, die ständig zurückgehalten werden muss, sonst werden überall auf der Erde die krebsartigen Auswüchse vorkommen. Sie treten auf, wenn die Lunge versagt. Diese zwei Tatsachen gehören zusammen. Die Lebensmächte strömen herein und die krebsartigen Auswüchse ergeben sich daraus.

Wir sollten erkennen, dass die Lunge mit der Sphäre des Lebens verbunden ist und dass die Zeit des vierten Königs, die seit einigen tausend Jahren existiert hat, beginnt zu einem Ende zu kommen.

Dies ist eine erste Art von Einführung in das Organsystem der Lunge. Wir werden uns weiter darauf beziehen, wenn wir über die drei anderen Systeme sprechen.

Gespräch

K. König (in Antwort auf eine Frage über Atmen durch die Lungen): Rudolf Steiner sagt, dass die Begriffe, die wir von der Welt um uns haben, die gewöhnlichen Begriffe, die wir während des Lebens zwischen Geburt und Tod erwerben, die nichts mit den kosmischen Ideen zu tun haben, die aber die harten und schnellen Eindrücke der Umwelt sind, besonders mit der Lunge verbunden sind. Weiterhin bezieht sich Rudolf Steiner auf die Tatsache, dass die Oberfläche unserer Lunge ein Organ ist für die Erinnerung abstrakter Ideen, abstrakt nicht im kosmischen Sinne, sondern im intellektuellen Sinn. Diese geisterhaften Ideen haben ihren bildhaften Inhalt verloren.

Daher ist die Lunge mit etwas anderem verbunden. Sie finden oft sogenannte Fanatiker, Leute, die unfähig sind, sich selbst zurückzuhalten und ständig über die gleiche Sache reden. Wann und wo immer Sie sie treffen, fangen sie wieder an, auf bestimmten Dingen herumzuhämmern, mit denen sie Sie beeindrucken wollen. Das hat mit der Lunge zu tun. Stellen Sie sich vor, die Lunge arbeitet nicht richtig. Nehmen Sie an, sie hat nicht das richtige Verhältnis zu dem Rhythmus 25.920, will aber kleiner werden, und dadurch, im Sinne der Lunge, besser. Dann drückt sie ein gewisses Pharisäertum auf. Wir sagen in Deutschland: Man kann eine Katze so weit werfen, wie man will, sie fällt immer auf ihrer Füße. So ist es mit manchen Menschen. Jedes dieser Organe trägt ein Potential für solch eine Auswirkung. Wenn man mit Menschen spricht, die durch die Leber beeinflusst sind, werden sie merken, dass Sie zwischen zwei Worten einen Spaziergang machen können und erst wenn Sie zurückkommen, wird das nächste Wort folgen. Dies hat mit der Leber zu tun.

Eine andere Sache, die ein völlig neues Bild der Lunge zeigt, jedoch eins, das sich allmählich in das, was ich heute Morgen versuchte zu entfalten, einfügt, ist das Folgende. Rudolf Steiner sagt, wenn Sie Leute studieren, die unter Lungenkrankheiten leiden – und ich würde besonders jene hinzufügen, die unter Tuberkulose leiden – werden sie merken, dass sie seltsame Ideen entwickeln. Es gibt einen berühmten deutschen Roman von Thomas Mann, *Der Zauberberg*. Er spielt in einem Sanatorium. Mit großer Kunstfertigkeit zeigt Mann, wie Leute eine Art von verzauberter Welt um sich herum schaffen. Sie leben nicht mehr in der Wirklichkeit, sondern sie leben in einem Traumland. Wenn dies sich weiterentwickelt, entstehen Phasen einer Art religiöser Manie, Wahn. Nun, Sie können diese religiöse Manie nicht als das letzte Stadium der Geologie der Lunge beschreiben, aber Sie können wissen, dass es eine weitere Auswirkung der Intuition dieser Wesen ist, die die Lunge schaffen. Da wird die enge Verbindung der Lunge zu der Sphäre der Venus, und eigentlich zu der des Merkur, recht klar. Dies ist die Sphäre, wo wir unsere religiösen Ideen erhalten in dem Leben zwischen Tod und neuer Geburt. Sie sehen, wir haben so viele Dinge zusammenzubringen, um in der Landschaft der Lunge spazieren gehen zu können. Ich bin überzeugt, dass es die umgebende Landschaft ist, die Geologie der Region, die solch eine beträchtliche Zahl an Tuberkulosekranken möglich macht. Ja, aus Gründen, die aus bestimmten geologischen Zügen herauskommen, leben gewisse Leute in einem Traumzustand. Wenn ich in Irland bin, habe ich ständig den Eindruck, dass da eine enorme Macht des Kupfers am Werke ist. Ich finde dagegen aber kein Eisen. Vielleicht ist es doch im Boden aber ich erlebe es nicht. Dieses intensive Erlebnis, das man manchmal haben kann, wenn man eine Atmosphäre, angefüllt mit Eisen einatmet, ist nicht da. Ich würde sagen, dass hier das Ei ist, aus welchem die Henne Tuberkulose stammt: meines Erachtens hängt es zusammen mit dem Mangel an Eisen. Ich glaube, es ist der Mangel von alledem, was mit der Lunge zu tun hat, wie Kohlenstoff und Eisentätigkeit. Dies ist mein Eindruck, aber ich habe keinen Beweis. Das ist nur ein persönlicher innerer Eindruck. Das erste Mal, als ich in Irland war, und wir mit dem Auto unterwegs waren, kann ich nur sagen, dass ich ständig das Gefühl hatte, dass ich nichts an Eisen finden konnte. Es fehlte.

Diese zwei, Eisen und Kupfer, sind sonst immer im Gleichgewicht miteinander. Wenn Sie zum Beispiel Blut untersuchen, in dem der Eisenpegel heruntergeht, geht gleichzeitig der Kupferpegel immer hoch. Diese zwei sind wie eine Waage. Sie stehen sich nicht nur, sozusagen im Planetenbereich gegenüber – Venus und Mars in ihrer Bahn um die Sonne – sondern in der ganzen Natur werden Sie immer finden, dass sich die beiden die Waage halten. Sobald sich das Eisen zurückzieht, zieht Kupfer ein. Eisen muss sich ständig gegen den Druck des Kupfers wehren. Sie können dies leicht verstehen, wenn sie es auf folgende Weise sehen: Kupfer – und dies ist natürlich ein sehr zarter Vorgang – hängt zusammen mit dem Vorgang des Wachsens: Alles, was grün ist, ist verbunden mit dem Kupferprozess; wogegen Eisen den ganzen Einatmungsprozess in jedes Stückchen organischen Lebens leitet. Die Pflanzen brauchen eine Umgebung von Eisen. Tier und Mensch brauchen Eisen in sich als Element. Es ist kein Spurenelement: Es ist das einzige Metall, das als tatsächliches Metall dort zu finden ist. So muss ich diese Metallstrahlung in Verbindung mit der Lunge schildern, weil es zu dem Einatmungsprozess gehört; Eisen durchdringt immer – ich glaube, es gibt keine Ausnahme – die wachsende Substanz durch die Einatmung. Das bedeutet, dass Eisen ständig Abbauprozesse einleitet, während Kupfer für die Wachstumsprozesse ausschlaggebend ist. Dies wird besonders offensichtlich durch das Studium des Blutes bei Kleinkindern und Kindern überhaupt. Sie können das System des Kindes, gemäß seiner Konstitution, wirklich mit Kupfer und Eisen regulieren und dadurch sein Wesen im Gleichgewicht halten. Dies ist wissenschaftlich belegt.

Wir wissen heute, dass Kupfer wenigstens eine ebenso große Rolle spielt im Stoffwechsel des Blutes wie Eisen. Ich habe den Eindruck, dass, wenn wir allgemein von Tuberkulose und Krebs sprechen, beide mit Licht zu tun haben. Dennoch, Lungentuberkulose und Bronchialkrebs sind Krankheiten eines besonderen Typus – beide, Tuberkulose und Krebs, können jedes Organ des Körpers befallen. Ich habe den Eindruck, dass im 19. Jahrhundert, besonders während der letzten Hälfte, Tuberkulose *die* Krankheit war; sie stand in Verbindung mit der industriellen Revolution und mit all ihren Auswirkungen, wie Kinderarbeit. Heute nimmt Tuberkulose ab und in genau derselben Geschwindigkeit nimmt der Krebs zu. Dennoch, Tuberkulose ist eine allgemeine und Lungenkrebs ist eine spezielle Krankheit. Lungenkrebs, eigentlich Bronchialkrebs ist eine sehr spezielle Krankheit, die wirklich zu tun hat mit den überwältigenden Kräften der Lebenssphäre, des Lebensäthers in uns. Die Lunge sollte eigentlich ständig die Wirkung des Lebensäthers einengen.

Rudolf Steiner machte eine sehr besondere Bemerkung in seinem Vortrag für Ärzte, als er über die Lebenssphäre in Verbindung mit der Lunge sprach. Er sagte, dass die überwältigenden Kräfte ständig eingeengt werden müssen; und das, was eingeengt werden muss, ist die Macht des Merkur. Die Lunge muss in sich die Kraft haben, die Macht des Merkur in sich zu halten. Sobald die Lunge in ihrer Kraft und Struktur herabgesetzt wird – was vor allem durch das Einatmen von Nikotin und Tabak geschieht – brechen diese Mächte durch anstatt eingeengt zu werden.

Es gibt noch etwas anderes. Merkur wird mit dem Metall Quecksilber in Verbindung gesehen. Es hat eine außergewöhnliche Stellung, weil es das einzige unter den Metallen ist, das flüssig bleibt. Ich habe zwar keinen Beweis, aber ich kann nur sagen, dass ich keinen Zweifel habe, obwohl es das Merkur-Metall Quecksilber ist, die Kräfte des Metalls Quecksilber, dass es sich doch um die Sphäre der Venus handelt. Aus dieser Sphäre stammt der religiöse Wahn. Wenn wir dann über die Nieren sprechen, müssen wir in den Prozess der Verwandlung eintreten, der zwischen Merkur und Venus stattfand: Die Lunge wanderte in dem gleichen Maße von unten nach oben, wie die Nieren von oben nach unten zogen. Deswegen müssen wir nun wieder feststellen, dass die Lunge ein recht befangenes Organ ist.

Vortrag III

31. Oktober 1958

Ich würde gern erwähnen, dass wir bei dem Ärzte-Treffen auf dem Kontinent, immer wieder mit einem bestimmten Problem zu tun hatten, das wir gestern berührt haben. Es ist nur dem sehr tapferen Einsatz von Dr. Husemann zu verdanken, dass ein erster Ansatz zu einem Verständnis dessen geschaffen wurde.[14] Nun können wir einen Schritt weitergehen und wirklich versuchen, diese große Schwierigkeit, die über die letzten sechsunddreißig Jahre bestanden hat, endgültig zu überbrücken. Ich hoffe besonders, dass das sich daraus ergebende Wissen für unsere landwirtschaftlichen Freunde von Wert sein wird, denn ich bin mir ziemlich sicher, dass sie sich auch mit diesem Problem herumgeschlagen haben.

Ich habe auf mehr oder weniger bildhafte Weise die vier meteorologischen Sphären der Erde in Verbindung mit den vier meteorologischen Organen erwähnt. Im 2. Vortrag sprachen wir über das Lungenorgan. Am Ende unseres morgendlichen Vortrags erwähnten wir die höchste Sphäre, die Rudolf Steiner die Sphäre des Lebensäthers nennt. Morgen werden wir eine Stufe tiefergehen und über die Leber sprechen, wo wir die nächste Sphäre, die des chemischen oder Zahlenäthers, antreffen. Darunter stoßen wir auf die nächste Sphäre, wo das Licht herkommt, nicht das Sonnenlicht, aber das Licht, das sprosst und wächst, wie Rudolf

Steiner sagt, wie die Pflanzen hier auf Erden wachsen – das ist der Lichtäther. Nur dann treffen wir auf die Sphäre der Wärme, des Wärmeäthers, die in uns mit dem Herzen verbunden ist.

Besonders in einer Zeit, wie der unseren, ergibt sich die Frage: Wo können wir in der Umgebung der Erde diese Sphären antreffen? Sind sie wirklich eine physische Realität? Untersuchungen sind während der letzten zwanzig Jahre durchgeführt worden, was die unterschiedlichen Lagen und Schichten der Erde betrifft. Es ist unmöglich, diese Sphären zu entdecken. Gibt es irgendwelche Hinweise, wo diese Schichten gefunden werden können? Ich glaube, es ist notwendig, dass wir uns selbst, wenigstens kurz, mit der Anatomie und der Morphologie dieser Sphären beschäftigen.

Während der zwanziger und dreißiger Jahre wurde es klar, dass die Sphäre der Wärme weiter entfernt ist, als früher angenommen wurde, in einer Höhe von ungefähr 45 Kilometern über der Erde. Darunter liegen die Stratosphäre und die Atmosphäre. Jenseits der Stratosphäre, wo eine Lage von Ozon dabei ist, sich zu entwickeln, steigt die Temperatur plötzlich auf 30° Celsius.[15] Als eine Erklärung dafür gefunden wurde, war sie entgegensetzt zu allem, was vorher erwartet worden war. Wissenschaftler entdeckten, dass in dieser Sphäre das ultra-violette Licht das Sauerstoffatom zerstört. Als Ergebnis dieser Zerstörung wird Wärme freigesetzt, die diese ganze Schicht und Sphäre durchsetzt.

Nicht einmal Dr. Wachsmuth erwähnt diese Sphären, obwohl er versucht hat, die verschiedenen Sphären, auf die Rudolf Steiner hinwies, gemäß der heute bekannten Struktur des Erdballs in ihrer Ordnung darzustellen.[16] Über diese Sphären möchte ich versuchen, einige Worte zu sagen.

Die Wissenschaft hat besondere Schichten entdeckt, die sie mit elektrischen Kräften in Zusammenhang sieht. Sie nennt diese Schichten E1 und E2 und F1 und F2. Das Interessante ist, dass diese Schichten kommen und gehen. Sie kommen mit der aufgehenden Sonne und verschwinden mit der untergehenden Sonne. Die Wissenschaft ist im

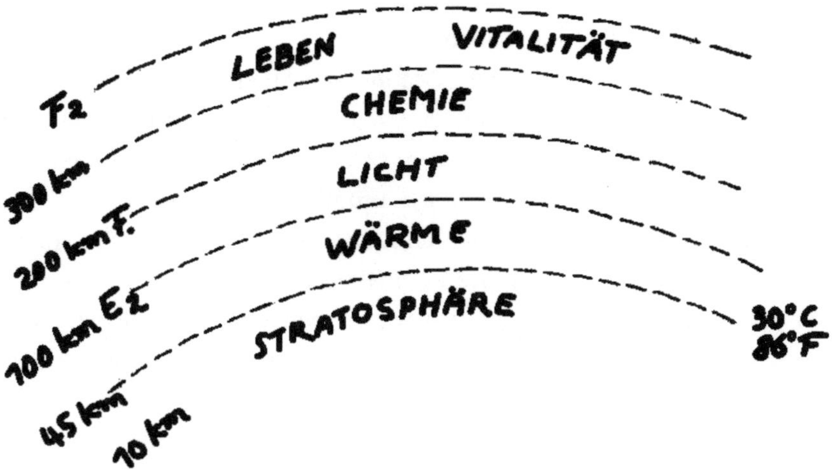

Augenblick ziemlich unfähig, zu sagen, was diese Schichten bedeuten. Da ich in diesen Angelegenheiten nur ein Laie bin, bitte ich Sie dies mit Vorsicht aufzunehmen, aber soweit ich informiert bin, ist die Wissenschaft auch nicht in der Lage zu erklären, warum diese Schichten überhaupt da sind. Es gibt sonst keinerlei Verteilung von elektrischen Potentialen in den umgebenden Schichten. Diese elektrischen Potentiale sammeln sich nur in bestimmten Höhen. Sie können ungefähr in 300 Kilometer Höhe gefunden werden, dann wieder bei ungefähr 200 Kilometern und wiederum bei ca. 100 Kilometern, grob gesprochen.[17]

Ich bin mir nicht sicher, aber es ist durchaus möglich, dass das Grenzland zwischen diesen Äthersphären, Schichten schafft, wo sich die elektrischen Potentiale unter dem Einfluss des Sonnenlichtes besonders sammeln. Wenn Sie mir diese sicher recht ungenaue Schätzung erlauben, dann können Sie sich aber doch vorstellen, wo diese vier Sphären zu finden sind. Die Stratosphäre ist etwa 100 Kilometer über der Erde.

Darunter ist alles, was wir als Himmel und Wolken über uns erleben. Sie müssen sich vorstellen, dass wir in dieser sehr kleinen Schicht unser Leben und unsere Existenz haben.

All dies setzt voraus, dass der Mantel, die Ätherhülle der Erde nicht abgenützt, zerrissen und zerstört ist. Ich glaube nicht, dass es notwendig ist,über die ungeheueren Gefahren zu sprechen, die während der letzten zehn Jahre durch die vergleichsweise unnötigen Explosionen von Titan- und Wasserstoffbomben und das Ausschicken von Satelliten entstanden sind. All dies hat unser Gewissen ergriffen. Ich hoffe, dass es das sehr fest und tief getan hat, weil das, was wir erleben, eine ständige, willentliche Zerstörung der Atmosphäre, Stratosphäre, tatsächlich der gesamten Ätherschichtung unserer Mutter Erde darstellt. Die Resultate zeigen sich schon. Weitere Symptome werden sich bestimmt bemerkbar machen, weil wir nicht erwarten können, dass Leute in nächster Zukunft besser verstehen werden, was sie tun.

Diese Bemerkungen sind eine Art von Hinzufügung zu dem, was wir gestern Abend diskutierten. Ich hatte den Eindruck, dass es notwendig ist, als Hintergrund ein konkreteres Bild dieser Sphären zu geben.

Wir kehren nun zu den vier Königen zurück. Wir kehren zurück zu Lunge, Herz, Leber und den Nieren. Wir erinnern uns an Kohlenstoff, Stickstoff, Sauerstoff und Wasserstoff und wir erinnern uns – gemäß dem Vortrag an die Ärzte[18] – an Erde, Wasser, Luft und Wärme. Dies ist das Gebiet, das wir versuchen zu betreten. Es ist die Höhle, wo die vier Könige ruhen und wo sie gefunden werden können. Diese Könige geben uns eine kosmische Grundlage für unsere Existenz. Sie sind die Intuitionen der Hierarchien, die die physische Existenz geschaffen haben.

Zweieinhalb Jahre später, in Vorträgen an die Mitglieder der Anthroposophischen Gesellschaft in Dornach[19] und dann an eine große Zuhörerschaft von Medizinern in Stuttgart[20] sprach Rudolf Steiner wieder über diese vier Organe, über die Elemente und über die Bildung von Protein. Aber zu dieser Zeit sprach er in einer ganz unterschiedlichen Weise, anscheinend all dem widersprechend, was er hier bekannt

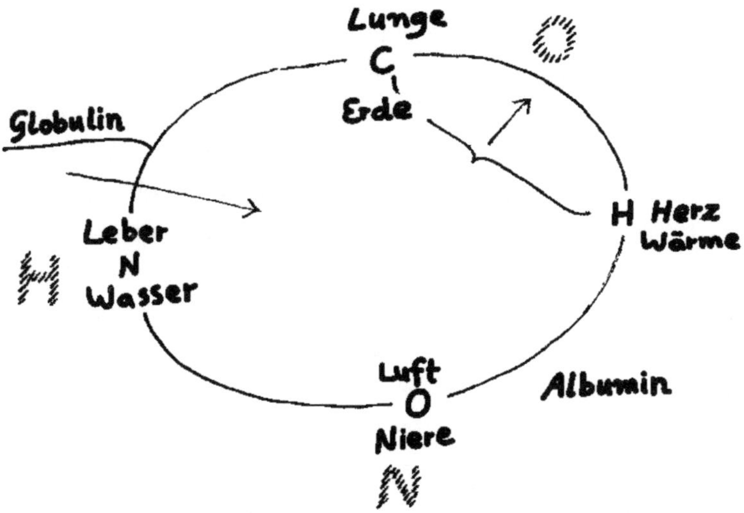

gegeben hatte, denn jetzt verband er den Sauerstoff mit dem Herz- und Lungensystem.

Er unterschied nicht zwischen Herz und Lunge, sondern sprach vom Herz- und Lungensystem, das er nun mit Sauerstoff verband, die Niere mit Stickstoff und die Leber mit Wasserstoff; Kohlenstoff wird überhaupt nicht erwähnt.

Nun erhebt sich die Frage: Wer hat recht? Rudolf Steiner 1920 oder Rudolf Steiner 1922? Wie sind diese zwei Ansichten zusammenzubringen? Oder haben wir nur einen kosmischen und einen irdischen Standpunkt einzunehmen?

Wir helfen uns oft selbst damit, dass wir uns klar machen; wenn wir um einen Baum herumgehen, sieht er von der anderen Seite auch anders aus. Aber dies ist in diesem nicht so. Wenn Sie wirklich diesen Vorträgen folgen, wenn Sie wirklich versuchen zu verstehen, was Rudolf Steiner sagen will und was er beschreibt, dann werden Sie allmählich entdecken, dass diese zwei Anordnungen von völlig unterschiedlicher Art sind. Was beschreibt Rudolf Steiner tatsächlich im Jahre 1922? Er spricht sehr bewegend zu den Mitgliedern in Dornach, sehr viel bewegender als wenn er eindringlich zu den Ärzten in Stuttgart spricht. Er erklärt sehr große historische Tatsachen. Er spricht auf sehr bewegende Art über den Vorgang der Verdauung. Er beschreibt – wie er es schon so oft früher getan hatte – wie der Vorgang der Nahrungsaufnahme in den Körper zwangsläufig verbunden ist mit dem Abbau aller Substanz – der mineralischen, pflanzlichen oder der tierischen. Soweit ich weiß, beschreibt er an dieser Stelle zum ersten Mal, wie die Nahrung, wenn sie durch den ganzen Prozess in Mund, Magen, und Dünndarm gegangen ist, wenn sie vollständig aufgelöst ist, wenn nichts mehr von ihrer eigenen «Individualität» übrig geblieben ist, sie gleichsam einen Zustand annimmt, den er *mineralisch* nennt. Er sagt nicht *physisch*. Er benutzt mehrere Male recht ausdrücklich das Wort *mineralisch*. Sie ist nun *mineralisierte Substanz* und als mineralisierte Substanz durchdringt sie die Wände des Darms. Auf der anderen Seite, in den Lymphgefäßen – in den den Darm umgebenden Lymphseen – erscheint sie wieder.

Später werde ich zurückkommen zu dem kosmischen Ernährungsstrom, über den wir uns in Verbindung mit diesem sehr besonderen Vortrag klar werden müssen. Rudolf Steiner beschreibt nun auf fast dieselbe Weise, was wir durch wissenschaftliche Untersuchung wissen: dass innerhalb der ganzen Ausdehnung der Lymphe diese mineralische Nahrung nun gesammelt wird und in die Gegend der rhythmischen Organisation, in die Gegend von Lunge und Herz hinaufströmt. Noch ist sie mineralisch. Noch ist sie nicht lebendig, sie ist eine bloße Substanz.

Das ganze Lungen- und Herzsystem empfängt diese Substanz. Ich habe heute Morgen versucht, die Geste, die Tätigkeit der Lunge in ein Bild zusammenzubringen, indem ich sagte, dass sie immer zum Blut hin tendiert, dass in der menschlichen Morphologie das Herz von der Lunge umschlossen ist. Diese beiden haben sich sozusagen gefunden. Dies ist die Organisation, die die mineralische Substanz aufnimmt und belebt. Es wird auf folgende Weise beschrieben: die mineralische Substanz wird von dem individuellen Äther durchzogen, durch den menschlichen ätherischen Leib. Sie wird aufgenommen in den Ätherleib, wird aber durch die Macht des Sauerstoffs körpereigen gemacht. Die Kraft des Sauerstoffs bindet die ätherischen Kräfte an die physische Existenz und dies geschieht in der Herz-Lungen-Gegend.

Das Ergebnis aber ist nur lebende Substanz, sie ist überhaupt keine *empfindende* Substanz. Ich benutze hier die Terminologie, die Rudolf Steiner in den Anfangskapiteln des medizinischen Buches benutzt, das er mit Ita Wegman zusammen schrieb.[21] In der mittleren Gegend wird die mineralische eine lebende Substanz. Nun muss die Nahrung jedoch in unsere *empfindende* Region gebracht werden, in das, was wir den Astralleib nennen. Dies geschieht nur durch die Kräfte, die aus der Region der Nieren strömen. Hier – von den Nieren aus – werden die astralen Kräfte in eine Substanz umgewandelt, die mehr und mehr vermenschlicht werden kann. Wieder ist es das Element des Stickstoffs, das es möglich macht für die Nahrung, die soweit nur *belebt* worden ist, *empfindende* Substanz zu werden. Sie wird Teil unserer astralen Natur. Sie ist aber noch nicht völlig zu eigen geworden. Sie wird völlig zu eigen gemacht, wenn das Ich, unsere Individualität selbst, sie durchdringen und sie ihr eigen machen kann. Dies geschieht wiederum durch die Kräfte des Wasserstoffs, nicht von Seiten des Herzens, aber völlig von Seiten der Leber und der Galle. Rudolf Steiner spricht hier nicht nur von der Leber; er spricht von dem Leber- und Gallensystem. Er beschreibt klar dieses Leber- und Gallensystem als eine Organisation, die eng mit dem Ich selbst verbunden ist. Er sagt sogar, dass Sie in der Evolution finden werden, dass Leber und Galle nur richtig gebildet sind, wo die höheren Tiere dabei sind, sich der Aufnahme des Ich zu nähern. Wenn dies erreicht ist, wenn die Kräfte des Wasserstoffs das Ich in die Substanz binden und die Substanz in unsere ganze Existenz und unser Selbst aufgenommen ist, dann ist die Nahrung unser eigen geworden: die Ernährung hat ihre Aufgabe erfüllt.

Dies ist ein sehr mächtiges Bild, weil es ein sehr mächtiger Vorgang ist, dem wir hier folgen. Eine Frage steht aus: *Wie gehört der kosmische Ernährungsstrom dazu?* An diesem Punkt spricht Rudolf Steiner über unsere irdische Ernährung, indem er dieser irdischen Ernährung weiter folgt durch unsere Gedärme in das ganze System unserer Existenz hinein – ätherisch, astralisch, Ich. Wir müssen uns selbst fragen: Wo ist der kosmische Ernährungsstrom? Ist er gänzlich ausgelassen? Wir erinnern uns, wie Rudolf Steiner auf die Tatsache aufmerksam machte, dass nur bestimmte Teile unseres Vorderhirns all das annehmen, was wir durch den irdischen Ernährungsstrom erhalten. Alle anderen Substanzen, die unseren Körper ausmachen, sind das Ergebnis des kosmischen Ernährungsstroms, der in unsere Existenz auf dem Wege der Sinnesorgane hineinströmt.[22]

Es ist von größter Bedeutung, dass wir solche Tatsachen nicht übersehen, dass wir nicht das eine Mal über die irdische Ernährung sprechen und das andere Mal über die kosmische Ernährung. Wenn wir nicht beide Arten der Ernährung durch das zusammensehen, was Rudolf Steiner gesagt hat, dann reduzieren wir unsere Möglichkeiten des Verstehens. Wir müssen wenigstens eine Art von Synthese dieser Tatsachen versuchen.

Ich habe nicht den Eindruck – und ich schildere Ihnen aus dem eigenen Verständnis der Sache – dass jenseits der Darmwand diese mineralisierte Substanz, von der Rudolf Steiner spricht, allein das Ergebnis der irdischen Ernährung ist. Wir wissen, dass die mineralische Substanz in diese weiten Sphären der Lymphe eintritt, in die die kosmische Ernährung auch einströmt. Dort tritt die mineralisierte, aufgelöste Substanz, die aus der irdischen Ernährung kommt ein und lässt sich in den riesigen Lymphseen nieder; in unserem Darmbereich, besonders in den Bereichen, die den Dünndarm umgeben.[23] Dort begegnet der irdische Strom dem kosmischen Strom, vermischt sich, und vereinigt sich mit den Substanzen des kosmischen Ernährungsstroms. Es geschieht, weil wir nur teilweise kosmische Wesen sind und weil wir nicht leicht die kosmische Ernährung verdauen, ebenso wie wir den irdischen Ernährungsstrom nicht ertragen können, wenn seine Substanz nicht abgebaut wird.

Es gibt keine Substanz in dem kosmischen Ernährungsstrom, die aufgelöst zu werden braucht. Der kosmische Ernährungsstrom, zusammengesetzt aus ätherischen Kräften, tritt durch unsere gesamte ätherische Organisation ein. Sie regnet herab und lässt sich nieder in den Lymph-Räumen als physische, mineralische Substanz. Diese beiden Ströme vereinen sich dann und werden zusammen aufgenommen und individualisiert. Aus ihnen machen wir, mit Hilfe von Sauerstoff, Stickstoff, Wasserstoff und durch die vier Organe, die individualisierte Ernährungssubstanz. Dies ist der erste Schritt.

Nun können wir sehen, wie die vier Könige im physischen Bereich unserer Körpernatur darinnen stehen. Um sie herum können wir uns die Sphären der Erde denken; die Schichten der irdischen Hüllen, die da sind. In gleicher Weise sind sie hier in uns; sie sind statisch geblieben – innen. Sie sind wie Pfeiler und um sie herum ist ständig, in dem Ätherbereich, diese Atmosphäre des urzeitlichen Albumins, das unseren Erdball einmal umgab. Diese Ur-Eiweiß-Atmosphäre ist nun ein individualisierter Tropfen in uns. Es ist sozusagen ein Prozess des ständigen Werdens. Da hinein jedoch tritt etwas ganz anderes, nämlich der ganze irdische Ernährungsstrom, den ich gerade beschrieben habe. Laut Rudolf Steiner, ist dies nicht ein statischer Strom, sondern ein Strom des Kommens und Gehens.

Diese vier Organe, in der Form, in der sich die vier Könige darstellen, haben nichts zu tun mit dem Binden des Ätherischen, Astralischen und des Ich hinunter in das Physische. Sie sind nicht beschäftigt mit der Individualisierung des Ernährungsstroms. Wie in einer großen Zelle, schaffen sie Protein und, durch diese Schöpfung, erscheinen Wärme, Luft, Flüssigkeit und Erde, die vier Elemente. Wo das Physische und Ätherische vereint sind, wie zwei gefaltete Hände, wird in diesen Elementen die ständige Schöpfung von Protein weitergeführt.

Während der letzten zwanzig Jahre haben moderne Wissenschaftler eine beträchtliche Menge an Informationen über Protein entdeckt und besonders über Proteine, die in unserem Blutplasma enthalten sind. Dort, obgleich sie es nicht verstehen, wurden sie gezwungen, zwischen zwei Arten von Proteinen zu unterscheiden, – den Albuminen und den Globulinen. Heute wissen wir, dass die Mengen an Albumin und Globulin in verschiedenen Menschen, mit verschiedenen Krankheiten und in verschiedenen Altersstufen, beträchtlich variieren.

Ich werde Ihnen ein Beispiel geben. Die Globuline sind unterteilt in Alpha, Beta, Gamma usw. Ich glaube, dass die Anzahl an Albumin im Kleinkindalter und früher Kindheit höher ist als die Menge an Globuline, wie auch in dem heranwachsenden Kind, wo die Relation zwischen Globulin und Albumin so ist, dass die Albumine 60 – 70 Prozent höher sind. Man hat aber herausgefunden, dass bei Kindern mit Down-Syndrom die Menge an Globulinen im Blutplasma höher ist als bei sonstigen Menschen. Auch die Menge an Globulin im Embryo ist besonders hoch.

Wir sind nicht so fortgeschritten in der Wissenschaft, um die genaue Zusammensetzung der Albumine zu kennen, ausgenommen von einem Teil der Struktur; eine Entdeckung, die mit dem Nobelpreis geehrt wurde.[24] Aber wir wissen, dass die Globuline das sind, was wir kosmisches Protein nennen könnten, während die Albumine weit mehr mikrokosmisch sind. So beginnen wir zu verstehen, wie in der Daseinssphäre der vier Könige, die Globuline ständig ankommen. Sie mögen mehr oder weniger kosmisches Protein genannt werden. Die Albumine dagegen, kommen aus der kosmischen wie auch aus der irdischen Ernährung. Diese Ströme vermischen sich in dem Blutplasma, in dem Blutserum. Dort bestimmen sie unser Dasein – oder wir das ihrige, wie immer Sie es ausdrücken wollen. Aber wir müssen lernen diese zwei Vorgänge zu sehen.

Wenn Sie sich dieses einfache Diagramm etwas genauer ansehen, werden Sie entdecken, dass ich Ihnen damit einen klaren Weg für das Verständnis gegeben habe. Sie werden selbst in der Lage sein, es sehr deutlich aus solch einem Diagramm abzuleiten. Wissen Sie, Erde und Wärme bedeutet die ganze Erscheinungsvielfalt der vier Elemente. Ich meine nicht die chemischen Elemente, sondern Erde, Wasser, Luft und Feuer in dem Sinn, wie Hippokrates und Paracelsus über sie sprachen. Zwischen Erde und Wärme, zwischen Lunge und Herz, dort strömt Sauerstoff, Sauerstoff, der sich im ganzen Ätherleib niederlässt, sich selbst in die mineralisierte Nahrung einbringt und sie in eine vitalisierte Substanz hinaufhebt. Dann kommen wir in das Element der Luft, wo der Astralleib lebt. Hier steigt Stickstoff auf und hat sein Dasein, dessen Kraft die Astralität in die physische Substanz hineinbindet. Dies ist der zweite Schritt. Und der dritte Schritt? Nun bewegt sich die Aktion in die Sphäre der Leber und Galle hinein. Dort trifft sie auf Wasserstoff und führt dies alles in das Ich hinein. (Die Zeichnung, S. 289, wird fertiggestellt.)

Wir werden morgen über das mittlere System sprechen. Wir werden mit der Frage des Stickstoffs, Wasserstoffs und des Blutes beginnen. Diese Betrachtungen machen schon eine Kenntnis von Albuminen und Globulinen nötig, als zwei Arten von Protein; einmal kosmisch einmal mehr individuell – nicht irdisch, sondern menschlich. Und Sie werden sehen, dass wir nicht einfach sagen können, dass Wasserstoff Ich ist, oder Sauerstoff Ätherleib. So ist es nicht gemeint. In der ersten Formel, die Rudolf Steiner über den Proteinprozess gibt, bleibt er einfach in der Sphäre der Elemente, weil das Bild des Proteins durch das Bild der Elemente dargestellt wird, so wie es dem alten Wissen bekannt war, obgleich er es noch einmal in den Bereich der medizinischen Wissenschaft hinein – stellt. Das eine ist als ein statischer Vorgang anzusehen, das andere als ein dynamischer. Der statische Prozess ist der Aufbau des kosmischen Proteins, und der mehr dynamische ist die Schaffung des menschlichen Proteins. In diesem Sinne ist es nicht einfach so, dass sich die beiden Vorgänge widersprechen, sondern sie zeigen uns, wie wir diese Angelegenheiten in ihrem wahren Licht sehen können.

Die Leber

Vortrag IV

1. November 1958

Im Nachklang unseres Gesprächs über die Lunge, würde ich gerne die Stelle aus Rudolf Steiners erstem Mysteriendrama vorlesen, die George Adams gestern erwähnte.[25] Er machte mich aufmerksam auf Worte, die ich völlig vergessen hatte. Gegen Ende des fünften Bildes, das im Tempel stattfindet, spricht Retardus, der der Gestalt des vierten Königs entspricht, zu den anderen drei Königen:

> Wenn sie sich mit Euch einen,
> Was soll mit mir geschehen!
> Es werden meine Taten
> Dem Geistesschüler fruchtlos sein.

Benedictus sagt zu ihm:

> Du wirst zu anderem Sein dich wandeln,
> Da Du dein Werk getan.

Theodosius sagt zu ihm:

> Du wirst in Opfern weiterleben,
> Wenn du dich selber opferst.

Und Romanus:

Du wirst in Menschentaten fruchten,
Wenn ich die Früchte pflegen kann.

Man kann kaum eine wunderbarere Bestätigung dafür finden, was wir versucht haben, über die Lunge zu sagen. Es geschieht immer wieder, dass bei gemeinsamer Wahrheitssuche solche Worte gefunden werden, die wie eine Antwort sind. Wenn einige von Ihnen sich näher mit den vier Königen beschäftigen, dann vergessen Sie nicht, was ich Ihnen soeben vorgelesen habe. Unser Dank gilt Herrn Adams, der uns auf diese Verbindung aufmerksam gemacht hat.

Bevor wir nun in die Studien über die Leber eintreten, die auch einer der vier Könige in dem unterirdischen Tempel ist, wollte ich gern darauf hinweisen, wie wir einen imaginativen Weg gehen können, um die Arbeit der vier Proteinbildnern zu verstehen.

Jetzt sollten wir uns dem 3. Vortrag des *Landwirtschaftlichen Kurses* zuwenden, der wohl das Zentrum des ganzen Kurses ist. Rudolf Steiner versucht mit großer und stets erneuter Anstrengung uns etwas über die vier Hauptsubstanzen, die vier chemischen Elemente zu sagen, die die Substanz Albumin oder Protein bilden. Um sie unserem Verständnis näher zu bringen, schaut er sie von vielen unterschiedlichen Blickwinkeln an. Immer wieder müssen wir uns neu mit den komplizierten Sätzen und Ausdrücken beschäftigen; in ihnen finden wir die Grundlagen für unser Verständnis allen organischen Lebens. Was wir tun, ist nichts anderes als von unserem, menschlichen Standpunkt aus, die Arbeit von Kohlenstoff, Wasserstoff, Stickstoff und Sauerstoff anzuschauen.

Eine visuelle und gedankliche Hilfe kann gegeben werden, wenn wir als eine vergleichende Studie die Vorträge dazunehmen, die von Rudolf Steiner im Jahre 1921 gegeben wurden, in denen er versucht, dem Künstler – dem Künstler in jedem von uns – ein gewisses Verständnis der Farben näherzubringen.[26] Er nennt vier Bildfarben: Grün, Schwarz, Weiß und die Farbe der Pfirsichblüte. Indem er sie beschreibt, sagt er uns, dass Grün das tote Bild des Lebendigen ist, Pfirsichblüt das lebendige Bild der Seele, Weiß das seelische Bild des Geistigen und Schwarz das geistige Bild des Toten.

C
Schwarz
N H
Pfirsichblüt Weiß
Grün
O

Wenn Sie nun versuchen zu begreifen, dass Grün das tote Bild des Lebens ist, nicht länger das Leben selbst, sondern sein Bild, dass darin das Leben mehr oder weniger zum Ende gekommen ist, dann können Sie dies mit dem Satz aus dem 3. Vortrag des *Landwirtschaftlichen Kurses* vergleichen, wo Rudolf Steiner sagt, indem er sich auf den Sauerstoff bezieht, dass der Sauerstoff um uns herum abgetötet werden muss. Obwohl – so fährt er fort – von Geburt an, der Sauerstoff der Träger des Lebens, des Äthers ist. Stickstoff trägt das Leben in die Form hinein, die im Kohlenstoff verkörpert ist. Dann sagt er, dass überall da, wo Stickstoff ist, es Astralität gibt. Nun wissen Sie, dass dies Pfirsichblüt ist. Es ist das lebendige Bild der Seele. Wo immer Stickstoff ist, ist Astralität. Er führt das Leben in die Form des Kohlenstoffs, so dass chemisch gesehen Stickstoff astral und Sauerstoff ätherisch ist. Es würde einen Kurzschluss bedeuten, sogar falsch sein, zu sagen, dass Stickstoff Astralität *ist*. Es gibt die Welt-Astralität und diese Welt-Astralität führt das Leben in die Form. Es ist *Pfirsichblüt*. Damit sagen wir eigentlich viel mehr, als wenn wir sagen, dass Stickstoff der Offenbarer der Astralität ist. Auf die gleiche Art ist Wasserstoff weiß und Kohlenstoff ist schwarz, daher ist Kohle schließlich schwarz. Nun haben Sie gewissermaßen den Schlüssel zum Kohlenstoff. Nun können wir beginnen, uns Wasserstoff als das geistige Bild der Seele vorzustellen. Und ebenso können wir Kohlenstoff dem Tod verwandt nennen, wenn auch dem *geistigen Bild* des Todes.

Ich wollte in ähnlicher Weise auf dies hinweisen, wie ich gestern auf die vier Könige in ihrer Form und Wesen hinwies. Nun können wir die Könige anführen und wissen, dass wir nicht einfach physisch, ätherisch, astralisch und Ich dazu sagen können – überhaupt nicht. Bitte verstehen Sie, dass, sobald Tätiges sich mit dem Erdendasein verbindet, es immer ein unaufhörliches Kommen und Gehen, Aufbauen und Zerstören, eine fließende, dynamische *Wesenheit* wird.

Aber wenn Sie nun diese Aktivität färben, wenn Sie das ganze grünende Leben nehmen und wissen, es ist das tote Bild des Lebens, werden Sie dort bis zu einem gewissen Grade das Wesen des Sauerstoffs wahrnehmen, und sehen Sie Pfirsichblüt, so werden Sie dem Wesen des Stickstoffs begegnen. Sehen Sie, liebe Freunde, wenn wir nun in das Studium der Leber eintreten, dann betreten wir es sozusagen in einer Wolke von Pfirsichblüt. Dann kommen wir dem Stickstoff näher, können versuchen, uns Stickstoff – und im Stickstoff das lebende Bild der Seele – vorzustellen. All dies wirkt und lebt in der Leber.

Dies kann nun ein Weg zu dem sein, was wir gestern besprochen haben. Erst wenn wir zu einem gewissen Verständnis der Vorgänge gekommen sind, die wir aufgezählt haben, werden wir in der Lage sein, ein Verständnis des Organs Leber, des Organsystems Leber, zu erreichen. Zweifellos ist es das komplizierteste System unter den Vieren, weil es so allumfassend ist. Wie sonst nirgends sind in der Leber die größten Geheimnisse enthalten, so dass wir uns vorstellen können; beim Betreten der Leber, betreten wir den Ort, wo der eherne König steht; und da, wo der eherne König steht, ist das größte Mysterium der irdischen Existenz verschlossen. Dies ist das Geheimnis der Leber.

Der Mittelpunkt unserer Willenswesens, der Mittelpunkt unseres Lebens, aus dem heraus wir handeln wollen, arbeiten wollen, die Willenskraft unserer Existenz, ist in der Leber verwahrt. Es ist eingeschlossen in der Leber, aber nicht nur in dem physischen Organ; in dem ätherischen Bereich, in dem Bereich der Elemente, hat der Stickstoff seinen Platz.

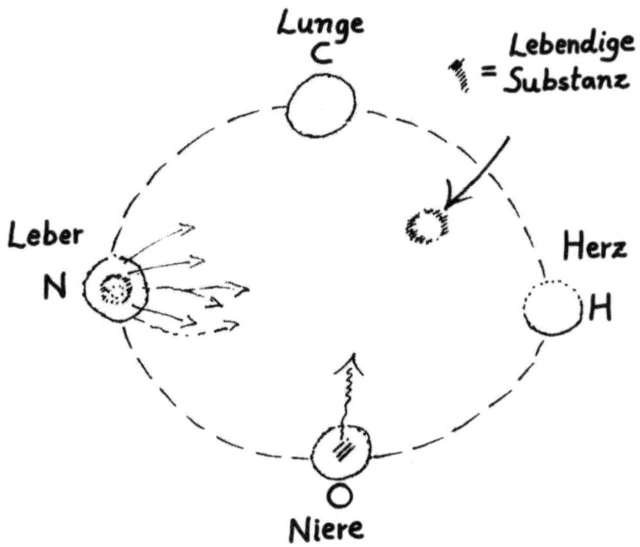

Gestern Abend sprachen wir darüber, wie Stickstoff sein Dasein in der Verbindung mit dem menschlichen Ich hat, insofern als der Ernährungsstrom durch sein *Organ* inspiriert ist. In dieser Abbildung möchte ich genau dies zum Ausdruck bringen:

Oben ist Kohlenstoff, dann sind hier das Herz und Wasserstoff und schließlich die Nieren und Sauerstoff. Gestern nannten wir dies die statische, kosmische Sphäre der Protein-Schöpfung. Einst, im Anfangsstadium der Erde war das Urbild dieser Proteinsphäre die Hülle der Erde, wo Atmen und Ernährung noch eins waren – aber nicht physisch, nur im Ätherbereich, der die physische Struktur durchdrang und dabei die vier Elemente heraus differenzierend: Feuer und Luft, Wasser und Erde.

Dann haben wir einen anderen Vorgang, einen dynamischen Prozess, der die mineralisierte Nahrung dazu führt, die Substanz des Menschen zu werden. Genau hier strömt der Sauerstoff hinein und verwandelt die schwarze mineralische Nahrung in lebende Substanz.

Sie wird grün. Dann wird mit Hilfe des Stickstoffs in der Region der Nieren, diese grünende, lebende Substanz in eine *empfindende* Substanz verwandelt und wird dadurch Teil unseres eigenen Empfindungslebens. Schließlich mit Hilfe von Wasserstoff wird sie weiß und dabei Teil von *uns selbst*. Sie wird *Ich*.

Nun erinnern sie sich, wie ich beschrieb, dass beide Ernährungsströme, der irdische und der kosmische, Teil von uns selbst werden; der eine mehr in Form von Globulinen und der andere mehr in Form von Albuminen. Sie sehen einerseits die mehr statische Äthersphäre, bewacht von den vier Königen und auf der anderen, eine Art von dynamischer, fortwährender Gestaltung verdauter Ernährung, vermenschlicht durch Sauerstoff, Stickstoff und Wasserstoff.

Kohlenstoff erscheint hier überhaupt nicht, weil die mineralisierte Nahrung in der Art, wie sie in unserem Darm abgebaut wird, gewissermaßen selbst der Kohlenstoff ist. Zu dieser kohlenstoffversetzten Nahrung wird Sauerstoff zugeführt, Stickstoff wird dazugefügt, Wasserstoff wird eingeführt und so wird es zu unserer eigenen Substanz. Damit können wir nun unseren Körper aufbauen. Dies kann aber nur geschehen, wenn die statische Sphäre der vier Könige, die Bilder des Albumin, das Fundament abgeben.

So wird auf lebendige Art, hier auf der Bühne der kosmischen Protein-Schöpfung, die dynamische Schaffung des menschlichen Proteins fortwährend durchgeführt. Ich habe Sie darauf hingewiesen, wie die mineralisierte Nahrung lebendige Nahrung wird. Wir können uns das so vorstellen: die abgebaute Nahrung jenseits der Darmwand, in der Lymphsee und in den weiten Lymphräumen, vermischt sich mit dem Regen des kosmischen Ernährungsstroms und von dort strömt er vom Darm aufwärts.

Es gibt ein sehr besonderes lymphatisches Gefäß, welches diese Nahrung von unten in die obere Zirkulation, ganz in die Nähe des Herzens führt.

Nun beginnt der belebende Vorgang. Die Leber ist ein riesiges Organ. Es ist fast das größte Organ, das wir in uns tragen. Auf der rechten Seite

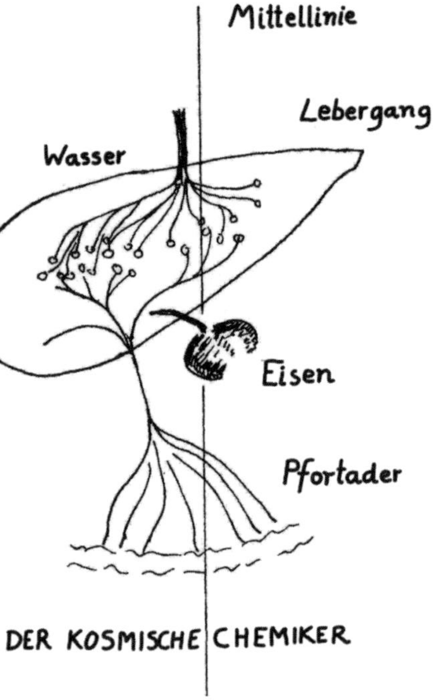

unseres Unterleibes lehnt sie sich hinüber auf die linke Seite. Dies würde grob die Mittellinie sein. Die Wissenschaft ist noch unter dem Eindruck, dass alles, was verdaut ist, sich jenseits der Darmwand ansammelt, aufgenommen wird in die Venen des Darms, hinaufströmt in die sogenannte Pfortader und dadurch die verdaute Nahrung in die Leber dringt.

Aufgrund dessen, was ich durch Rudolf Steiner gelernt habe, kann ich dem nicht zustimmen. Ihm zufolge strömt das ganze venöse Blut unseres Körpers – insofern es Lymphe ist – vom gesamten Darmtrakt zusammen in die Pfortader. Die Gesamtheit der Leber kann nur verstanden werden, wenn man es als ein Organ ansieht, das sich zwischen zwei venösen Kreisläufen ausbreitet. Es hat wenig Verbindung mit dem arteriellen Kreislauf. Dies sollte ein Leitpunkt für Ärzte werden, die Leberkrankheiten betrachten, weil die Versorgung der Leber mit Sauerstoff immer etwas zu kurz kommt. Wenn dies nicht so wäre, könnte die Leber nicht das tun, was sie tut. Aber für alle Fragen und Probleme der Pathologie, die Leber betreffend, ist dieser Mangel an Sauerstoff ein entscheidender Faktor.

Sie sehen, wie diese Pfortader ihre Zweige überall verteilt wie ein Baum und aus dieser Pfortader sammelt der Lebergang das Blut wieder ein. Aus Zweigen und Ästen entwickelt sich der große Stamm des Leberganges gerade durch das Zwerchfell und tritt in das Herz ein.

Die Kronen dieser beiden großen Bäume vereinen den Baum der Pfortader und den Baum des Leberganges; die Blätter zwischen diesen beiden Bäumen sind sozusagen das Bindeglied. Die Leber hat eine Art von Blatt, andere Blätter gehören zur Pfortader und zum Lebergang. Alles, was die Leber tut, wird in der Sphäre dieser Blätter getan, und gerade so, wie jedes Blatt einer Pflanze zwei Seiten hat, eine obere und eine untere – und ich bleibe jetzt in einem Bild – hat jede Leberzelle einen oberen und einen unteren Teil. Der untere Teil gehört zu der Leberseite. Der obere gehört zu der Pfortenseite. Es ist sozusagen herumgedreht. Ich würde nicht gern sagen, die Sonne der Pfortader, aber der Mond der Pfortader scheint auf der oberen Seite, obwohl es die unteren Blätter der Leber sind und die untere Seite ist die helle Seite. Es ist umgedreht, aber es ist die Seite des Leberganges.

Wenn Sie sich vorstellen, dass alle zwei Minuten eine Gallone[27] Blut durch die Leber läuft, werden Sie verstehen, was Paracelsus einst in seinem *Tractatus* sagte, als er die Leber beschrieb; und ich fasse seine Worte wie folgt zusammen: «Wenn diese galenischen Idioten» – er meinte seine zeitgenössischen Kollegen – «die Menge an Wasser kennen würden, die in unserem eigenen Organismus fließt und geschaffen wird, als ob Moses ständig mit seinem Stab auf die Leber klopfen würde und dadurch eine unaufhörlich fließende Quelle öffnen würde, würden sie auch die richtigen Heilmittel in Betracht ziehen». – Dieser fließende, ständige Strom von Flüssigkeit, der durch die Leber läuft, kann als

Wasser verstanden werden, das zusammen mit Stickstoff agiert, denn die Leber ist nichts anderes als die verdichtete Macht und das Wesen des Stickstoffs. Der Stickstoff, der im ganzen Kosmos ausgebreitet ist, ist in der Leber verdichtet. Das wäre nun ein Ausgangspunkt, um die ganze Lebertätigkeit zu betrachten.

Fast alles innerhalb des Stoffwechselbereichs wird durch die Leber getan. Durch ihre aktive chemische Arbeit hält die Leber beispielsweise den Stand des Blutzuckers, des Glykogens aufrecht. Ich kann nicht in Einzelheiten gehen und Ihnen beschreiben, was dies bedeutet; es genügt vielleicht zu sagen, dass wenn dieser Stand nicht aufrechterhalten wird, unser Ich nicht in der Lage ist, sich selbst im Blut zu halten. Wenn dieser Blutzuckerstand zu hoch steigt oder zu tief fällt, verlässt unser Ich seine physische Wohnung, das Blut, und wir werden von zwei verschiedenen Arten von Bewusstlosigkeit eingehüllt. Bei dem einen versinken wir in das Vergessen unseres eigenen Körpers; beim anderen gehen wir einfach hinaus in den Bereich jenseits physischer Existenz.

Diese beiden Arten der Bewusstlosigkeit tragen sich zu, sobald der richtige Blutzuckerstand nicht aufrechterhalten wird. Diese Arbeit des Aufrechthaltens wird durch die Leber getan. Die Blätter der Leberzellen lagern ständig das Glykogen ab, das sie aus dem fließenden Blut nehmen, oder sie geben es dem fließenden Blut zurück. Wir können uns vorstellen, dass die Leberblätter fortwährend die chemische Struktur und die chemischen Inhalte des Blutserums überwachen. Dies ist ein aktives Zuhören, weil mehr geliefert werden muss, wenn es zu wenig ist; wenn es zu viel gibt, muss Blutzucker fortgenommen und gelagert werden. Die Leber muss ein ständiges Bewusstsein des fließenden Blutstroms haben.

Dies gilt nicht nur für den Stand des Blutzuckers. Der gesamte Harnstoff, der hinter dem Blutzucker steht und durch den der Stickstoff gebildet wird, wird nicht nur in der Leber aufrechterhalten, er wird in der Leber geschaffen. Beim Erwachsenen hat kein anderes Organ die Möglichkeit, Harnstoff zu erschaffen. Stellen Sie sich vor, dass Harnstoff unaufhörlich produziert werden muss, um ein Überfließen aller

Proteine zu verhindern. Die Proteine wiederum, sind das Skelett der roten Blutkörperchen, die sowohl Träger als auch Zerstörer des Hämoglobins sind. So kann in unserer Medulla, in unserem Knochenmark, im ganzen Skelett neues Hämoglobin aus dem Gallenbraun und anderen Substanzen geformt und gebildet werden. Diese Substanzen werden wieder ausgeschieden. Aber gleichzeitig wird das Eisen innerhalb des Körpers in einem schwimmenden Zustand gehalten. Eisen wird entweder in der Leber gelagert oder in das Blut geschickt. Wenn Sie sich dies vorstellen, dann werden Sie entdecken, welche Schlüsselposition die Leber für die gesamte Struktur des Blutes einnimmt.

Nun wird zum guten Schluss in der Leber das, was ihr zugebracht wird, in Hämoglobin verwandelt. Die Galle als Substanz wird auch geschaffen. Beim Aufbau der Galle nimmt die Leber auch die Rolle einer Drüse in ihrem eigenen Bereich an. Soweit hat die Leber nur dienende Funktion. Durch ihr Zuhören, kann sie dem dienen, was chemisch in der Organisation notwendig ist. Dann aber bezieht sie ihre eigene Position, wie die Bienen, die dann sich selbst werden, wenn sie ihr Gift versprühen; auf genau dieselbe Art schaffen die Leberzellen, die Sie auch Bienen nennen können, die zwischen diesen beiden Bäumen schwärmen, die Galle. Rund um jede Leberzelle befinden sich die Kapillaren der Galle. Sie können sich Millionen von ihnen vorstellen, die dort versammelt sind. Durch den Gallengang und durch die Gallenblase, entlasten sie die Leber und gießen die Galle in den unteren Teil des Zwölffingerdarms. Die Galle fließt in den Zwölffingerdarm und übernimmt sofort die Schlüsselposition in der Zerstörung und dem Abbau aller Fette, die auf dem Wege der Ernährung eingenommen werden. Hier hat die Leber auch das hauptsächliche Sagen.

Wenn sie die Galle hervorbringt und als eine Drüse in ihrem Bereich fungiert, bezieht die Leber ihre Stellung als Organ des Willens. In der Produktion der Galle liegt das Geheimnis, das mit eben dieser Macht zu tun hat. Es ist auch der Ort, an dem Eisen eine kosmische Kraft ist; wo die Kraft des Planeten Mars wirkt. Wenn wir um uns schauen und im Herbst das prächtige Verfärben der Bäume sehen, sollten wir uns daran erinnern, dass der gleiche Prozess, nur in umgekehrter Richtung ständig im Organ der Leber stattfindet. Es zeigt sich sogar in der Farbe, weil die Galle, die von den *Leberbienen* oder den *Leberbäumen* kommt, rötlich-braun ist. Nur allmählich, wenn sie durch den Gallengang aus dem Organ fließt und sich dann in der Gallenblase konzentriert, wird sie grün. Hier sehen wir einen Vorgang, der das Gegenteil von dem ist, was wir draußen bei den Pflanzen sehen.

Vieles mehr müsste beschrieben werden, aber zumindest auf das Eine möchte ich Sie hinweisen: Damals habe ich es Ihnen bereits erwähnt, als ich in Clent über die Hüllen der Präparate sprach.[28] Ich wies darauf hin, dass die Leber ein Organ ist, das in den 24-Stunden-Rhythmus eingegliedert ist; nicht im Rhythmus des menschlichen Ich, sondern der Umdrehung des Erdballs. Sie können davon auch in Dr. Wachsmuths Buch *Erde und Mensch* lesen.[29] Er sagt, dass die Galle und der Zucker – die Gallen- und Glykogen-Produktion – zwei Vorgänge sind, die nicht zur selben Zeit geschehen, sondern rhythmisch über den Tag verteilt sind. Sie sind so verteilt, dass die Gallenproduktion als eine Tagestätigkeit stattfindet, und die Zuckerproduktion als eine Nachttätigkeit. Die Gallenproduktion kommt zustande, wenn die Sonne auf uns scheint, wogegen die Glykogenproduktion erscheint, wenn die Sonne durch die Erde scheint.[30]

Die Kraft der Mitternachtssonne ist in dem Glykogen. Die der Mittagssonne ist in der Galle. Dies zeigt sich ja auch darin, wenn Menschen von Europa nach Amerika reisen, weil dann der Leberrhythmus, gemäß der neuen Region, neu einsetzen muss. Die Leber hängt davon ab, wo sie sich auf der Erde befindet. Nun können sie sich vorstellen, warum Rudolf Steiner es ein *meteorologisches Organ* nennt. Denn indem der gesamte Wasserinhalt der Umgebung sich verändert – was natürlich auch von Licht und Finsternis abhängig ist – verändert sich auch die Leber.

Heutzutage, liebe Freunde, ist die Leber ein Organ, das heftig von der modernen Zivilisation angegriffen wird. Die Leber ist ein Organ, das während der letzten zehn Jahre begonnen hat, zunehmend unter dem Druck der modernen Lebensart zu leiden. Was ich jetzt sagen werde, ist nichts anderes als eine Wiederholung dessen, worauf amerikanische und deutsche Ärzte eindrücklich hingewiesen haben: Heute haben wir eine Epidemie, die vor zwanzig oder dreißig Jahren sehr selten war. Ein Arzt mag einen Fall zwei- oder dreimal im Jahr gesehen haben, aber nun ist es eine sogenannte *epidemische* Gelbsucht, eine Gelbsucht, die durch einen Virus ausgelöst wird.[31] Dies ist eine Art von Gelbsucht, die direkt und sofort die Leberzelle angreift. Sie veranlasst den Sauerstoff-Gehalt in der Leber unter ihre Funktionsgrenze zu fallen. Sie werden verstehen, wenn ich sage, dass damit das Lebensblut unserer Existenz unter unseren Füßen fortgezogen wird.

Menschen, die unter der Wirkung der Gelbsucht gelitten haben und nicht richtig behandelt worden sind, erlangen kaum je ihre Initiative wieder. Sie erlangen kaum je ihre innere Willenskraft wieder, die Fähigkeit der Geistesgegenwart oder ihre Fähigkeit, sich aktiv den Rechten und Pflichten des Alltags zu stellen. Gelbsucht wirkt aus dem gleichen Bereich wie die Kinderlähmung, wenn Kinder davon angesteckt werden. Der Virus ist wahrscheinlich ähnlich.[32] Er geht auch geradewegs in die Mitte unserer Existenz, in die Gegend, wo unsere Willenkraft dem eigenen Ich zu Verfügung steht, unserer Individualität, unserem *Ich Bin.*

Diese Gelbsucht verbreitet sich zunehmend. Wahrscheinlich kann sie sich entwickeln, weil die Essensqualität ständig abnimmt und so mineralisiert wird, dass die Lebenskräfte der Sauerstoffversorgung, von der die Leber abhängt, nicht zu ihr gelangt.[33] Wir sollten dies im Sinn behalten, weil es sich auf das bezieht, worauf Rudolf Steiner in seinen Vorträgen vom Oktober 1922 hinweist.[34] Er sagt, dass unser modernes Bewusstsein von der richtigen Funktion der Leber abhängt.

Als letztes möchte ich etwas über die göttliche Intuition sagen, aus der die Leber entstanden ist. Ebenso wie die Oberfläche der Lunge die Erinnerungen abstrakter Gedanken reflektiert, die gewöhnlichen Gedanken und Konzepte der Welt um uns herum, so ist die Oberfläche der

Leber besonders verbunden mit der Wärme des Gefühls, mit Gedanken die durch unsere Gefühle belebt werden, Gedanken, gewärmt mit Gemüt, mit Herz. Wiederum, wenn unser physischer Zusammenhang an der Pforte des Todes niedergelegt ist, wenn unser Ätherleib sich mit dem Äther des ganzen Kosmos vereinigt und wenn unsere Astralität sich in weite Fernen ausbreitet, dann wird, was in der Leber als herzerfüllter, herzerwärmter Gedanke aufbewahrt ist, aufgenommen und geht durch die Metamorphose des Daseins zwischen Tod und Wiedergeburt. Bei der Rückkehr wird es nicht die Schädelform, wie es der Fall der abstrakten Gedanken ist, die mit der Lunge des vorherigen Lebens verbunden waren, sondern der Inhalt der Leber, der Seeleninhalt der Leber formt im nächsten Leben die Struktur des Gehirns.

Rudolf Steiner beschreibt in einem Vortrag,[35] dass die Art wie wir denken von der Disposition des Gehirns – nicht der *Form* des Gehirns, aber der *Disposition* des Gehirns – abhängt, die wiederum durch die gefühlsbetonten Erinnerungen in dem vorangegangenen Leben hervorgebracht wurde. Ob wir durchdringende Denker sind, Menschen, die ihre Gedanken bis zum Ende denken, oder ob unsere Gedanken fließend und schwebend sind, gerade hier und dort ein bisschen antasten; all das hängt von der Beschaffenheit des Gehirns ab, das geschaffen ist durch das, was in uns gelebt hat. Falls jedoch diese Kräfte bereits in diesem Leben ausgepresst sind, falls die Leber nicht stark genug ist, sie zu halten oder wenn sie zu stark sind, um von der Leber gehalten zu werden, dann leben wir in der Wolke des Unbewussten. Dann strömen Visionen und Halluzinationen herauf. Visionäre und Mystiker hängen alle irgendwie von diesen kosmischen Intuitionen ab, die einstmals die Leber aufgebaut haben und nun in einer vermenschlichten Art, einer individualisierten, persönlichen Weise ausströmen. Solche Bilder können manchmal sehr schön sein: Andererseits, wenn die Leber stagniert, sodass die Bildung der Galle verhärtet wird, dann ebbt die gesamte Willenskraft des Menschen ab. Wir werden nicht nur einfältig, sondern auch eigensinnig. Dann leidet die Entschlussfähigkeit; wir stehen vor der Welt, ohne entscheiden zu können, was zu tun ist, wohin wir gehen oder wie wir handeln sollen.

Sie sehen, all dies ist Leber, weil die Leber Wasser enthält; mit dem Wasser wird die ganze Chemie aus der Sphäre heruntergebracht, die die Erde umgibt. Die Leber enthält Stickstoff, der das Pfirsichblüt ist, der Träger der Astralität, dort wird diese Astralität in das Element des Wassers hineingeführt. In der Mitte gibt es Wasserstoff, als Ausdruck unseres eigenen Ich, und dort ruht der Wille. Von unten aufsteigend, von oben herabsinkend in unsere individuelle Existenz, handelt und wirkt die Leber.

Natürlich ist dajenige, was ich versucht habe zu beschreiben, nichts anderes als eine sehr unvollständige, sehr bescheidene, eine sehr unzureichende Skizze von der unermessliche Weite und Größe diese Organs, des ehernen Königs, desjenigen, der sagt: *das Schwert in die Linke, die Rechte frei*. Das ist die Leber.

Gespräch

Eine Frage wurde gestellt über das Sonnenlicht und Mondlicht auf den «Blättern» der Leberoberfläche.

K. Koenig: Das war nur als hinweisendes Bild gedacht; es ist nicht das Mondlicht selbst. Es soll auch zeigen, dass der obere Teil der Leberzellen dem unteren Teil der Pflanzenblätter draußen entspricht. Was in der Pflanze sich dem Sonnenlicht zuwendet, dreht sich in der Leber andersherum. Was in der Pflanze zum Boden hingewendet ist, wird in der Leber aufwärts gedreht. Das ist die Richtung. Wiederum sollte es nicht vorgestellt werden, dass jede Leberzelle genau dieselben zwei Flächen hat wie die Pflanzenblätter. Was ich meine, ist, dass die zwei Funktionen jeder Leberzelle – der Aufbau des Glykogenzuckers einerseits und die Bildung der Galle andererseits – der Ober- und der Unterseite des Pflanzenblattes draußen entspricht. Dies ist verbunden mit der aufgehenden und untergehenden Sonne und dem 24-Stunden-Rhythmus der Erdumdrehung um ihre Achse und nicht mit unserem eigenen inneren Rhythmus des 24-Stunden-Rhythmus des Ich. Daher ist die eine Seite der Leber der Sonne zugewandt und Galle wird produziert, die andere Seite ist dem Mond zugewandt und Zucker wird produziert. Dies sind die beiden Seiten der Leberzelle, die den beiden Seiten des Pflanzenblattes entspricht, nicht in der Form, sondern eher in der Funktion.

Frage: Ist die Leberfunktion anders im Winter als im Sommer?

K. König: Ich bin überzeugt davon, dass es einen sehr deutlichen Unterschied der Leberfunktion während des Winters und Sommers gibt, nur wissen wir es nicht. Wir haben soweit keinen Beweis, noch. Soweit ich weiß, gibt es auch keinen direkten Hinweis von Rudolf Steiner über die unterschiedliche Funktion. Andererseits haben wir einen anderen Hinweis in einem seiner Vorträge für die Bauarbeiter. Es ist die Physis des

Menschen verschieden in kühleren und in äquatorialen Gebieten. Das Verhältnis zwischen Lunge und Leber ist in der Polargegend ein anderes als am Äquator; die Lunge ist in der Polarregion relativ größer, während die Leber in der Äquatorialregion stärker und größer ist.

Sobald man dieses versteht, kann man sehen, wie Unterschiede zwischen Menschen im Polarbereich und am Äquator auch durch dieses Verhältnis bestimmt werden. Das wird nicht durch die heutige Wissenschaft so gesehen, aber man kann die Unterschiede zwischen der Konstitution eines Eskimo und der eines Menschen, der im Äquatorialgebiet aufgewachsen ist, phänomenologisch betrachten. Man kann es sehen, dass dort das Stoffwechselsystem – die Chemie – viel stärker, viel fortgeschrittener ist und fast alles andere überwältigt. Beim Eskimo ist es mehr das beschauliche Leben, das sinnende Leben, das überwiegt, da die Lunge stärker entwickelt ist. Dies sind auch die Grundlagen von dem, was Rudolf Steiner, nach Hippokrates, *geographische Medizin* nennt und die zu entwickeln er uns angeregt hat.[36] Es erübrigt sich zu sagen, dass es einen gewaltigen Aufwand an Forschung benötigt; Tausende von Ärzten und Wissenschaftlern werden dazu nötig sein, wenn diese Betrachtungsweise richtig erforscht werden sollte. Zweifellos jedoch hat jede Gegend ihre eigene Wirkung auf die menschliche Existenz. Denken Sie nur, wie die Sprache von der Region beeinflusst wird, wie auch die Gesten! Und all dies geht natürlich viel tiefer. Wenn Sie mit einer charakteristischen Geste von einer Person aus dem Nordosten Schottlands gegrüßt werden, werden Sie wissen woher er stammt, selbst wenn Sie ihn in Südafrika treffen, und Sie werden nie einen Mann aus Yorkshire sehen, der Sie auf diese Art grüßt, weil er dies ziemlich anders macht; und ein Londoner wird es wieder anders tun. Alles ist mit der Gegend verbunden. Aber zu wissen, wie das geht, um alle Einzelheiten zu kennen, davon sind wir weit entfernt.

Frage: Meinten Sie, dass der Zucker und das Glykogen in unserem Blut durch die Mitternachtssonne gebildet werden und die Stärke und der Zucker im Pflanzenblatt durch die Sonne bei Tage?

K. König: Genau! Sagen Sie nur nicht im *Blut*, sondern in der *Leber*. Es wird in der Leber gebildet und von dort in das Blut geschüttet. Die eigentliche Bildung geschieht in der Leber. Nur dann wird es in das Blut geschüttet und weiter, durch das Blut transportiert, in die Muskeln.

Frage: Ist es richtig zu denken, dass die Energie und Muskelbewegung irgendwie von der Oxidation des Glykogens herrührt?

K. König: Wenn Sie sagen *irgendwie*, so würde ich es bejahen können. Wenn Sie sagen würden *völlig*, würde es völlig ungerechtfertigt sein. Wir wissen noch nicht genügend, woher die Energie der Muskelbewegung kommt. Selbst mit den genauesten Versuchen und Methoden kennen wir noch nicht den eigentlichen Stoffwechsel in dem gestreiften Muskel. Viele verschiedene Substanzen – unter anderem Glykogen – spielen eine große Rolle, aber das ist nur ein Teil von dem, was wirklich geschieht. Ich kann Ihnen keine weiteren Erklärungen darüber geben, weil es noch unbekannt ist. [37]

Frage: Die Frage hatte mit dem «Chemismus» zu tun und mit den Lebenskräften der Leber.

K. König: Ihre Leber kann zu drei Vierteln zerstört sein; das letzte Viertel wird dann wachsen und die Leberzelle des letzten Viertels wird sich bis zum Drei-, Vier-, Fünffachen ihrer eigenen Größe erweitern, und dadurch in der Lage sein, das, was verloren gegangen ist, zu kompensieren. Sie müssen sich die Leber als ein ständig wachsendes Organ vorstellen. Ich glaube, ich habe dies bereits erwähnt. Wenn Sie, sagen wir, die rechte Niere entfernen, wird die Leber in den Raum hineinwachsen, den die Niere hatte. Es ist eine sich immer ausbreitende Kraft und Stärke. Sie sollten sich nur vorstellen, dass alle zwei Minuten eine Gallone[38] Blut durch die Leber strömt. Können Sie sich vorstellen, was das bedeutet? Es bedeutet dreißig Gallonen in der Stunde. Wie viel ist das am Tag?

siebenhundertundzwanzig Gallonen Blut durch die Leber! Das heißt, dass siebenhundertundzwanzig Gallonen «erlauscht» werden, und dass siebenhundertundzwanzig Gallonen ständig verändert und durchgearbeitet werden. Das ist Arbeit!

George Adams: Im Hinblick auf die geographische Medizin: Ich erinnere mich, dass Rudolf Steiner irgendwo, als er über die Geschichte und Epochen der Zivilisation sprach, darauf hinwies, dass man eine Art von Gefühl oder Wahrnehmung einer Gegend bekommen kann. Er sagt, wenn man die alte ägyptische Zivilisation anschaut, man ein Gefühl von *Leber* bekommt.

K. König: Soweit ich mich entsinne ist es in den Vorträgen, die Rudolf Steiner 1914[39] hielt, als er die Säulen des ersten Goetheanums erklärte. Dort spricht er darüber. Ich kann es nicht genau erinnern, aber er spricht über Ägypten als verbunden mit Jupiter und daher mit der Leber.

George Adams: Im Zusammenhang mit Hülsenfrüchten, gibt es einen Satz im *Landwirtschaftlichen Kurs*, den wir immer schwierig zu verstehen fanden. Es ist da, wo Rudolf Steiner, als er über die Leguminosen spricht und ihre grüne Farbe, dann etwas über den Winter sagt. Nun wäre ich sehr dankbar und ich bin sicher, andere Freunde aus der landwirtschaftlichen Bewegung wären es auch, wenn Sie vielleicht etwas Licht darauf werfen könnten.

(Diese Passage aus dem *Landwirtschaftlichen Kurs* wurde dann vorgelesen):

> ... es lebt sich alles das Stickstoffmäßige bei diesen Pflanzen weiter der Erde zugeneigt aus, als bei anderen Pflanzen, wo es sich in weiterem Abstand von der Erde entwickelt. Sie sehen, wie diese Pflanzen die Neigung haben, die Blätter nicht in dem gewöhn-

lichen Grün, sondern auch etwas dunkler zu färben. Sie sehen auch, wie eine Art von Verkümmerung der eigentlichen Frucht bei diesen Pflanzen vorliegt. Wie die Samen dieser Pflanzen nur eine kurze Zeit samenfähig sind und dann die Samenfähigkeit verlieren. Diese Pflanzen sind nämlich daraufhin organisiert, dass sie dasjenige, was die Pflanzenwelt vom Winter hat, nicht vom Sommer, dass sie das ganz besonders zur Ausbildung bringen. Daher möchte man sagen: in diesen Pflanzen liegt immer die Tendenz, auf den Winter zu warten; sie wollen eigentlich warten auf den Winter mit demjenigen, was sie entwickeln. Es wird verzögert das Wachsen, wenn sie genügend das finden, was sie eigentlich brauchen: genügenden Stickstoff in der Luft, den sie auf ihre Art nach unten befördern können.[40]

K. König: Verkümmerung im Wachstum der eigentlichen Frucht entsteht. Dies, denke ich, ist wichtig. Aus dem eben Gehörten, habe ich den Eindruck, dass die Hülsenfrüchte sehr in das Bild der Leber passen. Aber sie gehen ganz auf die Seite der Galle und verlieren deshalb eine bestimmte Menge des Zuckeraspekts. Wie dieser Aspekt genau ist, weiß ich nicht, aber ich will darüber nachdenken.

George Adams: Morphologisch habe ich immer empfunden, dass dieses besondere Merkmal gesehen werden kann, wenn man die Fruchtbildung der Leguminosen anschaut. Ich denke, es gibt kaum irgendeine andere Pflanzenart, in der das Fruchtgehäuse, der Fruchtknoten und das Fruchtblatt so deutlich durch die Umwandlung des Blattes entstehen. Es gibt kaum eine andere Art von Pflanzen, in denen man die Blattform durchgehend so klar sehen kann. Es ist so, als ob die Sphäre der Blüte und der Frucht hinuntergetragen werden in das Gebiet, wo die Blattbildung vor sich geht. Die Erbsenschote ist wie zwei Blätter zusammen, sodass sie wie in den Bereich des Blattes herabgetragen erscheint. Das kann ich verstehen, aber was er über Winter und Sommer sagt, das verstehe ich nicht.

Es scheint, dass mit dem Stickstoff – was Sie Pfirsichblüt nannten, die Pfirsichblütenfarbe des ganzen Blütenwesens – das ganze Universum durch die Kraft des Stickstoffs in der farbigen Blütenwelt arbeitet. Alle Farben der Blumen gehen von Pfirsichblüt aus. Während in anderen blühenden Pflanzen der Stickstoff dort bleibt, sodass er nur bis zu einem feinem Grad in das sonstige Pflanzenmaterial gelangt, kommt er in Bohnen und Erbsen im größeren Maße in die Materie hinein. Das ist der große Unterschied, der wiederum auch mit der Schule des Pythagoras zusammenhängt. Ich hörte, dass jemand einmal Dr. Steiner gefragt hat – ich glaube es war in Penmaenmawr – ob es wahr sei, dass Bohnen schlecht sind. Dr. Steiner antwortete: *Alles ist schlecht für irgendetwas.* Dann fuhr er lächelnd fort, aber recht ernst: *Bohnen sind schlecht für die Fähigkeit, im Universum das Geheimnis der Zahl zu erkennen.* Ich habe das niemals vergessen.

K. König: Was pythagoräisch ist, hängt eng zusammen mit den chemischen Kräfte unserer Organisation. Denn da liegt das Geheimnis der Zahlen – wie sich die Substanzen miteinander verbinden in Einer-, Zweier-, Dreier-, Vierer-, Siebener- oder Zehner-Verhältnissen. So kann man sich vorstellen, wie diese Bereiche zusammengehören.

George Adams: Können wir daraus verstehen, dass die Leber der Chemiker ist?

K. König: Ja!

George Adams: Und der chemischer Äther ist der Zahlenäther?

K. König: Ja!

Die Nieren

Vortrag V

2. November 1958

Wir betreten jetzt die Sphäre der Nieren. Wir sind also heute besonders mit dem Bereich des silbernen Königs befasst. In der ersten Szene von Goethes Märchen, als der Alte mit der Lampe in der Höhle der Könige erscheint, gibt es ein kurzes Gespräch zwischen ihm und dem silbernen König. Der König fragt: *Wann endet mein Reich?* Und die Antwort des Alten ist: *Spät oder nie.* Einerseits ist dieser Satz eine Art von Prophezeiung; andererseits können wir nun entdecken, wie dies den sehr besonderen Bereich der Nieren betrifft.

Ein solches Organ sollten wir nicht nur aus physiologischer und pathologischer Sicht betrachten; wir müssen versuchen, das Ganze zu durchschauen. Denn diese Organe sind die Sinnesorgane der höheren Wesen und deshalb tragen sie das Schicksal, das Karma, das ganze Werden dieser Wesen in sich. So hat die Niere ein Schicksal, das wir in ähnlicher Weise beschreiben können, wie wir es für die Lunge und die Leber taten.

Die Niere hat ein sehr besonderes Schicksal, ein Schicksal, das sehr verschieden von den anderen drei Organsystemen ist. Vielleicht können wir beim Betrachten der Worte *spät oder nie* sehen, dass die Niere voll und ganz in der Geschichte der Menschheit eingebettet ist. *Spät oder nie* bedeutet, dass das Schicksal des silbernen Königs erfüllt ist, wenn das Schicksal der Menschheit auf Erden erlöst worden ist.

Wir werden nun versuchen, uns die physische Gestalt, die Morphologie der Nieren vor die Seele zu stellen. Unterhalb des Zwerchfellbogens, sehen Sie zwei Schnüre, die Harnleiter, die von den Nieren hinunterreichen und in der Harnblase enden. Dies ist ganz anders in Struktur und Form als die Leber, weil wir es hier mit zwei symmetrisch angelegten Organen zu tun haben. Die Leber ist eins, die Nieren sind zwei. Um diese Form zu verstehen, muss man ein anderes Organ hinzufügen das auch zweifach und symmetrisch ist: die Lungen und den Bronchialbaum. Die Nieren sind eigentlich das lebendige Abbild – aber das gespiegelte Bild – der Lungen und umgekehrt. Der Spiegel ist das Zwerchfell und über dem Zwerchfell spiegeln die Lungen die Nieren; unter dem Zwerchfell spiegeln die Nieren die Lungen.

Es würde also ganz falsch sein, nur zu sagen, dass die Nieren ein Spiegelbild der Lungen sind: Sie spiegeln einander – die einen über, die anderen unter der Oberfläche des Zwerchfells. Wir können auch verstehen, dass nicht nur die Oberseite der Nieren die Unterseite der Lungen und umgekehrt spiegelt, sondern dass die Blase den Kehlkopf und der Harnleiter den Bronchialbaum spiegelt. Folglich sehen Sie, wie lebendige Spiegelbilder in unserer ganzen Organisation ausgestaltet sind.

Nur das Ganze von dem, was wir beschrieben haben, ist das Atmungsorgan, nicht ein oder das andere Organ, sondern die gesamte Struktur der Lunge, zusammen mit dem Nierensystem. In unserem Gespräch über die Lunge, beschrieben wir, wie die Blase zieht und wie die Niere selbst stößt, so dass Ein- und Ausatmen aktiv vollzogen werden. Das Ergebnis dieses Ein- und Ausatmens zeigt sich selbst im Ausweiten und Zusammenziehen unseres Brustkorbes und dadurch das Hineinnehmen und Ausstoßen der Luft aus der Lunge. Aber Sie können den Atmungsvorgang nicht als etwas ansehen, das nur mit der Lunge zusammenhängt. Der Atmungsprozess zeigt sich selbst dort, doch der Akt des

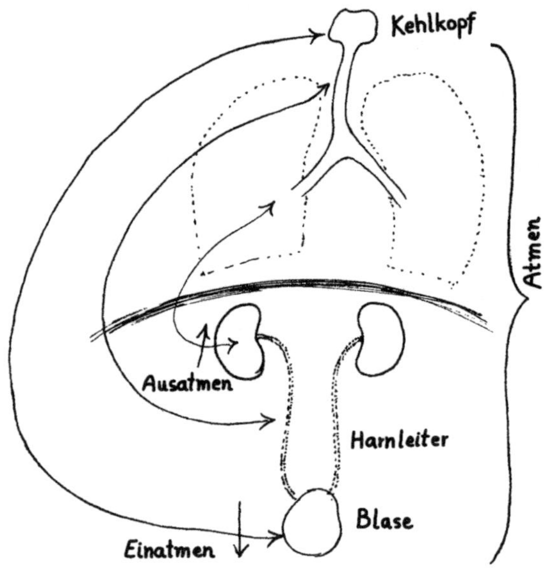

Atmens, der Sog des *Ein-* und der Stoß des A*us*-atmens, das bleibt beim Nieren-Blasen-System.

Man kann sagen, dass eine Art von lebendiger, dynamischer Kraft – das Ziehen und Stoßen als treibende Kraft des Atmungsprozesses – unterhalb vor sich geht, wo Niere und Blase agieren und wirken. Dies ist das Erste, was wir anmerken müssen, wenn wir über den silbernen König sprechen. Der gemischte König verdankt sein Dasein ganz den anderen Dreien. Zum Atmen hängt er völlig von dem silbernen König ab.

Nun gehen wir einen Schritt weiter und fragen uns: wo kommt die Niere her? Als wir über die Lunge sprachen, erwähnten wir, dass sie ihren Ursprung in den Därmen hat; sie knospt aus dem Darmtrakt heraus. So auch die Leber. Die Leber ist Teil des Darms. Die Lunge knospt aus dem oberen Teil und die Leber aus dem Mittelteil des ursprünglichen Darmkanals. Die Niere hat damit nichts zu tun. Die Niere kommt aus ganz anderen Regionen – und ich sage Regionen, weil es unter den Vieren das einzige Organ ist, das nicht einer, sondern zwei Quellen entspringt.

Die Niere kommt sowohl von oben als auch von unten. Es ist nicht so, dass diese beiden derart zusammenwachsen, dass die eine aufsteigt und die andere fällt oder sinkt. Die Kraft der Blase bei ihrer saugenden Tätigkeit ist so stark, dass sie die Niere schrittweise herunterzieht und sie dann wieder hinaufstößt. Die Niere selbst ist mehr oder weniger Teil dieser saugenden Kraft von unten.

Wenn Sie die Embryologie des Menschen und der höheren Tieren studieren, zeigt sich Ihnen die ganze Tragödie der Niere. Was waren die Nieren, bevor sie unterhalb des Zwerchfells sanken? Sie begannen hoch oben in der Region des Ohres, als winzige Gefäße, die sogenannten Vornieren (Pronephros). Wenn Sie fragen, woher die Pronephros kommen, werden Sie durch die Ergebnisse der vergleichenden Morphologie und Embryologie in eine besondere Region geführt, in das Reich der Fische. Sie werden in die Gegend geführt, wo die Fische durch die Kiemen atmen. Da sind die Nieren entstanden. Sie waren anfänglich jene Organe, die die Lebenskraft des Sauerstoffs aus dem Wasser nahmen. Nun vergleichen Sie solch eine Erklärung mit dem, was Rudolf Steiner über den Sauerstoff im *Landwirtschaftlichen Kurs* sagt. Dort sagt er, dass in der Luft, die wir einatmen, der lebende Sauerstoff getötet wird; sonst würden wir ohnmächtig werden, wenn wir den lebenden Sauerstoff einatmen würden. Mit einer solchen Aussage wird uns der ganze Hintergrund der Geschichte der Niere offenbart.[41]

In früheren Zeiten war der ganze Sauerstoff lebendig. Als der Mensch noch in der urzeitlichen Atmosphäre der Erde schwamm, war der Sauerstoff lebendig und Atmung und Essen – Atemzug und Nahrung – waren dasselbe. In der damaligen Zeit nahmen die Pronephros in der Gegend des Ohres den lebenden Sauerstoff in sich auf. Aber allmählich – und besonders als Ergebnis des Sündenfalls – musste das Menschenwesen heruntersteigen in feste Substanz. Wir mussten uns in die Materie hineininkarnieren. Dieser Inkarnierungsprozess wurde von den

Nieren angefüht. Die Nieren, die ihr Dasein als Organe begannen, die die lebende Ätherkraft des Sauerstoffs aufnahmen, wurden immer mehr heruntergepresst in die Tiefen der sich entwickelnden und entstehenden substantiellen menschlichen Organisation.

Nun, wenn wir versuchen, uns in eine Fischorganisation hineinzuversetzen, dann können wir nacherleben, wie Fische durch ihre Kiemen atmen und dadurch in das ganze Leben, Wesen und ätherische Kraft des umgebenden Wassers hineinlauschen. All die Meere des Erdballs sind ihnen offen. Die Nieren, in Form der Pronephros der Urzeiten, lauschten den Weltenmächten, die in der damaligen urzeitlichen Albumin-Atmosphäre formten, strömten und wirkten. Tiere wurden gebildet. Pflanzen bekamen ihre Form und lösten sie wieder auf. Die Sphärenmusik erklang während alldessen und die Nieren hörten es. Die Substanzen strömten in diese schwebende, sehr zarte, dünne physische Organisation des Menschen. All dies geschah durch die Nieren.

Dann kam der Sündenfall und die Nieren zogen nach unten. Sie wurden die Urnieren (Mezonephros). Noch tiefer wurden sie zu den Nachnieren (Metanephros). Heute ist dies die eigentliche Form der Niere im Menschen und den höheren Tieren. Im Embryo können Sie noch sehen, wie aus der Blase die Meta aufsteigt. Sie können die Macht der Schlange in ihnen spüren, die die Nieren herunterzieht und sich mit ihnen vereinigt.

Rudolf Steiner, weist in einem seiner Vorträge[42] auf eine Tatsache hin, die unterstreicht, was ich versucht habe, ihnen hier zu zeigen. Er sagt, dass im Menschen die Form des Harnleiters zu der Zeit zu entstehen begann, als sich in der Außenwelt die Schlangen entwickelten. So war dasjenige, was außen war, innen und was innen war, außen. Dies ist die tragische Geschichte der Nieren. Wenn Sie nun die Morphologie des Harnleiters studieren, werden Sie sehen, dass dort, wo der Harnleiter die Nieren erreicht, der Kopf der Schlange sich in verschiedene Köpfe teilt und die sogenannten Kelche werden. Wir werden sogleich an das Tier erinnert, das Johannes in der *Offenbarung* beschreibt, das Tier mit den

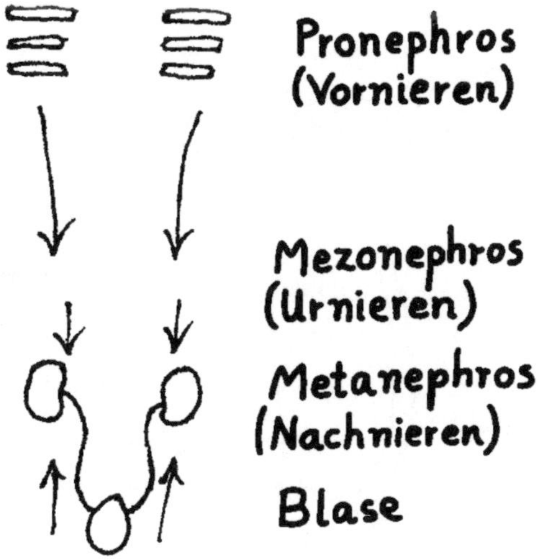

sieben Köpfen und sieben Kronen und mit den zehn Hörnern, das dort erscheint.[43] Wir tragen dies in uns, weil wir die ganze Geschichte des Werdens der Menschheit auf Erden in uns tragen.

Die nächste Frage ist: wie nimmt die Niere ihre neue Funktion wahr? Einst war sie das Ohr, das dem Ozean der urzeitlichen Erdenexistenz lauschte. Dort hörte sie die Symphonie der Schöpfung. Dann fiel sie. Sie tauchte in die niederen Regionen des Daseins hinein. Es gibt viele Geschichten über Meerjungfrauen, die uns überkommen sind. Es gibt ein wundervolles Gedicht von Goethe: *Der Fisch*, das eine poetische Beschreibung dessen ist, was sich mit der Niere ereignete. In diesem Gedicht ist es eine Meerjungfrau, die den Fischer allmählich in die Tiefe zieht. Man muss nach und nach lernen, solche Dinge zu beachten, wenn man die Organe in einer entsprechenden Art und Weise betrachten will.

Nun soll beschrieben werden, wie die Nieren ihre Funktion ausführen, und es ist wunderbar zu sehen, wie die Struktur die Funk-

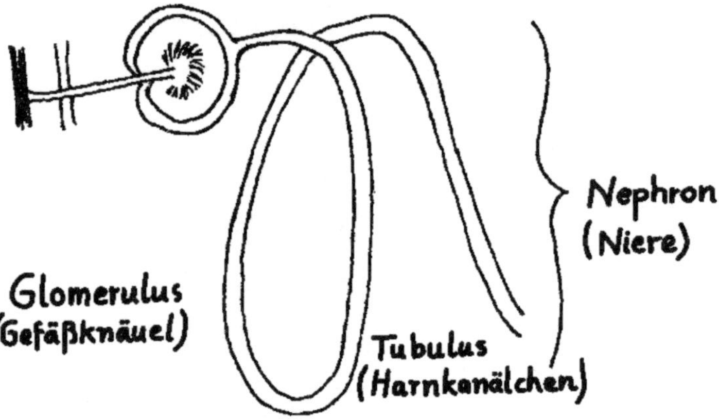

tion enthüllt, die hier – wie dies in jedem der Organe der Fall ist – von «außen» hereinströmt. Ein kleines arterielles Blutgefäß führt hinaus und teilt sich in eine Zusammenwicklung von winzigen Gefäßknäueln und Kapillargefäßen. Es ist so klein, dass das Ganze kaum mit dem bloßen Auge erkannt werden kann. Aus jedem dieser Kapillargefäße entstehen venöse Kapillargefäße. Sie führen zusammen in ein sehr kleines venöses Blutgefäß und strömen dann zurück in eine größere Vene. Es knospt aus und geht wieder zurück. Dies wird nun durch das obere Ende der eigentlichen Niere gefasst. Etwa eine Million solcher Organe bauen eine Niere auf.

Dies ist umgeben von einer Formation, die Sie sich so vorstellen müssen, dass sich das Blut, sozusagen, gedreht, eingestülpt hat. Ab da (zeigt auf die Zeichnung) wird das Ganze *Gefäßknäuel* oder Glomerulus genannt. Von da an entwickeln sich, auf sehr komplizierte Weise, die Harnkanälchen (Tubuli) der Niere, dann gehen sie heraus zu den Kelchen und vereinigen sich dabei mit dem Harnleiter.

Sie können sehen, wie verschieden diese Struktur morphologisch von der Struktur des Lungen-Organs ist. Das Lungenbläschen war auch einst umgeben von den Kapillargefäßen des Blutes. In der Niere ist das Ganze aber eingestülpt worden. Hier ist die Kraft des Blutes viel stärker geworden, ist ein Teil des ganzen Organs geworden. Es ist nicht wie die Lunge, die versucht, das Blut zu finden und sich an das Ohr des Blutes zu lehnen. In der Niere hat die Kraft des Blutes sich behauptet. Es hat das Ende des Organs der Niere umgestülpt. Dies ist anatomisch genau dieselbe Struktur, die man vergrößert in der Form des menschlichen Auges findet. Das Augenorgan ist genau in der gleichen Weise gebildet. Was einst den schöpferischen Kräften in der urzeitlichen Atmosphäre des Erdballs erlauscht hat, wird nun ein in das Meer des Blutes *Hineinschauendes*. Mit tausend Augen ist die Niere gezwungen, in das Blut zu sehen. Was einst draußen war, hat sich nach innen gewendet. Was einst das Weltenmeer war, ist nun die See des Blutes in uns geworden, und in diese See des Blutes hinein schaut die Niere. Wir sollten lernen, dies als eine Augen-Aktivität zu erleben, eine sehende Tätigkeit, durch die die eigentlichen, vielfältigen Funktionen der Niere sich entfalten.

Wir können uns nun fragen, was diese Funktionen sind. Natürlich ist es ganz unmöglich, sie im Detail zu beschreiben; dafür würden wir mindestens eine Woche brauchen. Wir können uns jedoch ein anfängliches Bild von diesen verschiedenen Funktionen machen. Die Funktionen der Niere sind, allgemein gesprochen, verschieden von denen der Leber und gänzlich verschieden von denen der Lunge und des Herzens. Wenn wir uns einen liebevollen Blick für die Niere aneignen würden, müssten wir uns klar darüber werden, dass sie dazu verurteilt ist, ständig auszuscheiden. Die Leber kann beides, bilden und zerstören. Aber selbst bei diesem Bilden und Zerstören, bleiben bei der Leber fast alle Substanzen innerhalb des Körpers, innerhalb des menschlichen Gesamtzusammenhangs. Die Niere ist dazu verurteilt, abzusondern, auszuscheiden. Die Niere schafft und bildet nur zu einem geringen Grade. In einem viel größeren Umfang sondert sie ab – ich würde sagen zu etwa 70 bis 80 Prozent.

Die Niere nimmt auf, was aufgelöst wurde und versucht, die notwendige innere Beschaffenheit des Blutes aufrecht zu erhalten.

Sie wissen, dass unser Leben von der inneren Beschaffenheit oder «Klima» des Blutes abhängt, von dem richtigen Verhältnis der recht vielen Substanzen, die im Blutserum enthalten sind. Dass wir das Bewusstsein und Beweglichkeit behalten, dass unser Ich einen bestimmten Zugriff auf das Blut hat und dass unser Astralleib wirken kann so, wie er wirken soll – dies hängt von der Verteilung des Blut-Harnstoffes (Urea) ab. Es hängt viel ab von der Blut-Harnsäure, von dem Phosphorgehalt des Blutes, von dem Blutzucker und den verschiedenen Arten der Proteine, Albumine, Globuline im Blut und von der Verteilung von Kalium, Natrium, Kalzium und so weiter. All dies muss in einem bestimmten Verhältnis und in einer sehr genauen Ordnung gehalten werden.

Wenn unser ganzes Leben sich nach der Genauigkeit des Blutes ausrichten würde, dann würde wenigstens etwas Ordnung hier auf Erden entstehen. Die Niere ist das Organ, welches ständig dazu verurteilt ist, die Unordnung, die wir in uns selbst schaffen, zu regulieren. Wir sollten versuchen, dies immer besser zu verstehen. Wir sind von der Güte – sozusagen vom Urteilsvermögen – der Niere abhängig. Wir zerstören ständig, durch unser Temperament, durch die Unzulänglichkeiten unserer menschlichen Existenz hier auf Erden, wir stören ständig unsere körperliche Natur. Dies wird ausgewogen, geheilt, immer wieder in Ordnung gebracht von der Niere. Sie ist wie eine gute Mutter, die hinter ihren Kindern herläuft und ihre Missetaten in Ordnung bringt. Durch unsere seelische Natur, hängen wir ganz von der Güte der Niere ab.

Die Nieren sind wie Galeerensklaven, die einstmals an die Ruder der Boote angekettet waren; Tag und Nacht mussten sie das Boot durch das Wasser ziehen. Solche Sklaven sind die Nieren und wir sind diejenigen, die sie missbrauchen, missbrauchen müssen, weil wir nicht anders können. Wir sind in dieses Erdendasein hineingeboren und müssen dadurch die göttliche Struktur und den Tempel, der uns immer wieder anvertraut wird, beschmutzen. Die Nieren nehmen das so hin; denken Sie bitte nicht, dass sie sich selbst bemitleiden. Sie werden durch den silbernen König vertreten. Sie tun all dies und sie tun es mit einer königlichen Geste, weil sie wissen, dass es notwendig ist. Deshalb, als der silberne König fragt: *Wann endet mein Reich?* antwortet der Alte: *Spät oder nie.*

Was macht die Niere? Wie macht sie es? Zunächst halten die Nieren nicht nur das Blut, sondern die ganze Flüssigkeit in unserem Organismus, durch die Absonderung von Urin, im Gleichgewicht. Wenn es zu viel gibt, sondern sie mehr ab; wenn es zu wenig gibt, sondern sie weniger ab. Wenn wir übermäßig schwitzen, sondern wir weniger Urin ab, als wenn wir gar nicht schwitzen. Aber das Wasser – die Körperflüssigkeit – hängt nicht allein von dem Ausgleich durch die Nieren ab, sondern ist ein freies Wesen; es kann durch den Mund, die Nase und viele andere Türen und Fenster herauskommen, aber wenn das nicht genügt, bleibt immer noch der Ausweg durch die Nieren übrig. Immer wenn Gefahr besteht, öffnen sich die Nieren.

Dies ist die erste Funktion der Niere. Man kann nicht sagen, dass eine Funktion wichtiger ist als eine andere; man kann sie nur nebeneinander aufzählen. Die zweite Funktion der Nieren ist eine regulierende, wobei alle Mineralien in unserem Körper, falls sie im Übermaß sind, ausgeschieden werden. Wieder ist es ein Akt der Balance. Natrium, Kalium und dergleichen werden entweder ausgeschieden oder in den Blutstrom zurück geschickt. In den Nieren ist das Gefäßknäuel (Glomerulus). Das Ganze wird *Nephron* genannt; das heißt Niere. Im Glomerulus werden die Tropfen aus dem Blut herausgesondert, die zum Urin werden; sie sammeln sich und fließen entlang der Harnkanälchen (Tubulus) zu den Kelchen und dann in die Blase hinein. Was hier ausgeschieden wird, wird entlang dieses Flusses getestet – besser gesagt *gekostet.* Wir können also sagen, dass das *Schauen* im Gefäßknäuel in ein *Schmecken* in den Harnkanälchen verwandelt wird. Aber dieses Schmecken ist auch wiederum ein aktiver Vorgang. Wenn zu viel von der einen oder anderen Substanz ausgeschieden werden sollte, wird das hier wahrgenommen und die Stoffe werden im Vorbeiziehen mit einem Gruß angehalten:

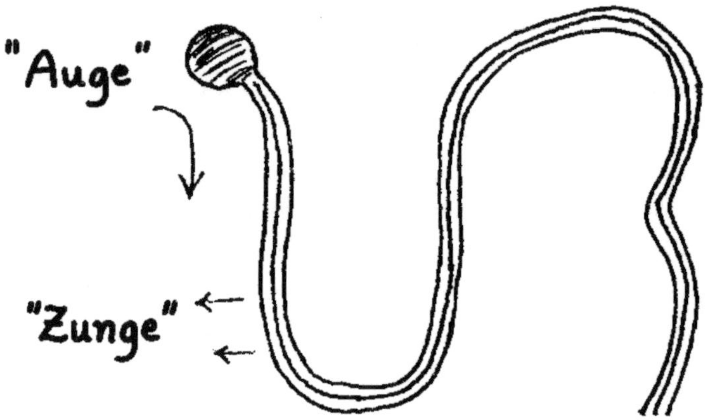

Hallo, lieber Freund! Zurück mit dir – und sie laufen zurück ins Blut. Sie sehen, dies ist ein lebendiges Vermögen der Niere, zwischen Auge und Zunge den Fluss – oder auch Überfluss – der Substanzen zu regulieren. Und hier geht es vor allem um die mineralischen Substanzen, wie Kalzium, Magnesium, Kalium, Natrium, Phosphor, Schwefel. Das ist die zweite Funktion der Niere.

Die dritte Funktion ist eine sehr wichtige unter den Prozessen, die von den Nieren vollzogen werden: Die Säuren und Basen des Körpers, wie auch im Serum, werden in Gleichgewicht gehalten. Wenn wir zu viel Protein essen, sondern wir mehr saure Substanzen ab; essen wir zu viel Gemüse und werden dadurch zu alkalisch, scheiden wir mehr alkalische Ionen aus.

Durch eine weitere Funktion nutzt die Niere sogar die Gelegenheit, selbst Substanzen zu schaffen. Sie schafft innerhalb ihres eigenen Bereichs Ammoniak aus den Abfallprodukten der Körperproteine. Die Proteine sind zwar zu einem Ende gekommen, nachdem sie ausgesondert wurden, aber die Form, die die Absonderung annimmt, hängt mit der Bildung von Ammoniak und anderen Substanzen zusammen, die mit dem radikalen Stickstoff verbunden sind. Hier gibt es eine Sache, die auf die Könige hinweist. Die Nieren schaffen eine Substanz, die *Renin* genannt wird. Dies ist eine eigene Substanz; eine Substanz, die nicht naturgegeben ist, sondern etwas, das die Niere aus sich selbst heraus schafft. Die Niere erlangt ihre Unabhängigkeit durch das Erschaffen des Renins. Renin steigt auf und strahlt aus in unseren ganzen Körper, wobei sie die Spannung aller Blutgefäße reguliert. Die Spannung der Blutgefäße, ob sie zu hart oder zu weich, ob sie aktiv oder passiv sind, hängt vom Renin ab.[44]

Renin ist natürlich eine Art von Asche oder Ausscheidung, eine Art von Endprodukt, hinter der eine andere Wirklichkeit verborgen ist. Diese Realität ist eine, auf die Rudolf Steiner immer wieder hinweist, wenn er über die Funktion der Niere spricht. Hier kommen wir zum Herzen dessen, was die Niere betrifft. Die Niere ist das Organ, das uns zum Sündenfall führt und es uns dadurch möglich macht, nicht die lebende, sondern die tote Form des Sauerstoffs zu atmen: dadurch erlangte der Mensch das Tagesbewusstsein. Wir werden nicht ohnmächtig, weil die Nieren uns geholfen haben, den lebendigen Sauerstoff aus der Atmosphäre herauszuschaffen. Heute ist der Sauerstoff tot, aber die Atmosphäre ist durchsichtig geworden und wir können das Licht sehen. Im Licht erscheint uns die ganze Gestalt der geschaffenen Natur. Und so, wie das äußere Licht um uns erschien als wir unser Tagesbewusstsein erlangten, so ist die Niere das Organ geworden, durch deren Taten das innere Licht geschaffen werden kann. Die Niere ist der Urheber, der Schöpfer des inneren Lichtes. Was Rudolf Steiner uns als die sogenannte *Nierenstrahlung* beschreibt,[45] ist wie ein Nordlicht, jedoch nicht in Form von Elektrizität, aber in Form von reinem Licht, farbigem Licht, das ausstrahlt, und dadurch unserem Astralleib dazu verhilft, sich in unsere körperliche Natur einzugliedern.

Es war einmal so, dass die Nieren eine lauschende Funktion hatten,

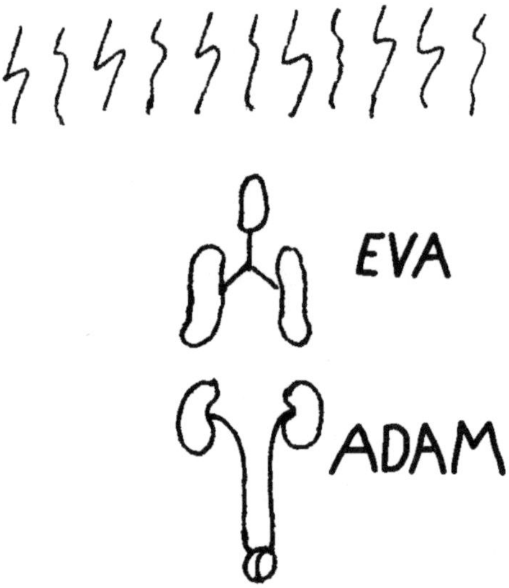

mit der sie den lebendigen Sauerstoff mit unserer Existenz verbinden konnten. Durch den Sündenfall wurde der Sauerstoff tot, das Bewusstsein des Menschen erwachte, Licht erschien um uns und die Nieren wanderten hinunter, um die Träger des Sündenfalls in uns zu werden. Gleichzeitig wurden sie die Schöpfer des inneren Lichtes.

Vielleicht können Sie es bildhaft erleben: In den Tiefen unserer Organisation sind die Nieren an die Blase gebunden und dadurch auch an unsere Sexualorgane; dies ist der Urogenitaltrakt (zeichnend). Aber darüber erscheint Licht und in diesem Licht ist uns die Möglichkeit des reinen Denkens gegeben. Etwas ist aber heruntergefallen; der silberne König hat sein Schicksal angenommen. Doch ist etwas noch geblieben; in diesen leeren Raum ist die Lunge eingezogen und hat sich mit der Niere vereinigt. Sie werden verstehen, wenn ich hier EVA schreibe und hier ADAM als eine Art von Schicksal, das in unser Dasein eingeschrieben ist. Sie werden auch verstehen, warum Rudolf Steiner die Lunge eine Vertreterin der Isis nannte. Hier ist Demeter, die Erdenmutter – alles offenbart sich nun – und die

Nieren tragen das Schicksal von Adam. Die Nieren geben uns, was Rudolf Steiner die Dumpfheit unseres Denkens nennt.[46]

Können wir nun die Intuition finden, aus der die Nieren geformt wurden? Es geht zurück zu dem Bereich des Luzifer, natürlich, zu diesem Bereich des Lichts. Wir können nachlesen, was Rudolf Steiner sagt; dass die Nieren auch etwas annehmen müssen – so, wie die Oberfläche der Lunge unsere gehärteten Gedanken annehmen muss und die Oberfläche der Leber unsere Gedanken, die mit Empfindung und Herz erfüllt sind. Die Nieren werden nun schwer dadurch, dass sie alles tragen müssen, was sich in unserem Leben als Gewohnheit entwickelt hat.

Können Sie sich denken, was das bedeutet? Ein Organ muss unsere ganzen Gewohnheiten ertragen, vom Morgen bis zum Abend! Sie wissen, wie wir von unseren Gewohnheiten abhängen: wie ein Kissen auf eine bestimmte Weise daliegen muss, wenn wir zu Bett gehen; dass wir eine bestimmte Nahrung haben müssen; wie unser Bett genau so im Raum stehen muss; wie wir eine bestimmte Anzahl Zigaretten in unserer Tasche tragen müssen vom Morgen bis zum Abend, damit wir nicht zu ruhelos werden; oder wie wir eine besondere Art von Füllfederhalter brauchen. Was aufgebaut wird durch diesen kosmischen Schrott, den wir ständig um uns herum sammeln, wird von den Nieren getragen. Dies schafft aber wiederum eine Stärke, eine enorme Stärke. Sie wird herübergetragen von einem Leben zum nächsten und im nächsten Leben entwickelt sich aus den Gewohnheiten des vorigen Lebens unser Temperament. Und der silberne König muss dies tragen. Er tut es mit Gnade und Anmut, er muss es aber tun. Jedoch, wenn bereits in diesem Leben diese Kraft heraufströmt – so wie es bei der Lunge mit starren Ideen und bei der Leber mit Halluzinationen geschehen kann – dann erscheinen durch die Nieren alle möglichen Formen von Aufregung, Angst und Ruhelosigkeit: das sind Phasen, die zunächst erscheinen, als Ankündigung eines beginnenden Wahns. Neurotische und psychotische Tendenzen treten auf, wenn diese Kraft zu groß ist oder wenn das Organ zu schwach ist, um diese Kraft bei sich zu halten.

Sie werden nun verstehen, warum heutzutage die Fähigkeit so wichtig ist, uns selbst bei der Bildung unserer Gewohnheiten zu beherrschen. Sobald eine Gewohnheit unterbunden wird, erscheint ein Hohlraum, in dem Angst, Aufregung oder Ruhelosigkeit entstehen, wenn der Mensch innerlich nicht stark genug ist, eine Stunde auszuhalten, die nicht angefüllt ist mit irgendeiner Art sogenannter Aktivität. Wir müssen dies sehen, um Einsicht in uns selbst zu gewinnen. Es tut mir leid, sagen zu müssen, dass jene, die sich in diesem Raum befinden, in diesem Punkt nicht ausgenommen sind. Wir leiden alle ständig darunter.

Was ist dann die Krankheit unserer Zeit in Verbindung mit den Nieren? Es ist eine Krankheit, die wiederum fast epidemische Ausmaße angenommen hat. Es ist die Krankheit, die gewöhnlich als *hoher Blutdruck* bezeichnet wird. Plötzlich steigt der Blutdruck auf über 200 bis zu 250 an und sogar höher. Der Mensch ist mehr oder weniger außerstande, diesen enormen Druck auszuhalten. Es ist der König, der seinen Kopf erhebt, weil er von uns überbeansprucht wird, wenn so viel Renin produziert wird. Er kann nicht verhindern, dass es produziert wird. Seine Warnung ist: *Beflecke dein Gewand, das dir gegeben wurde, nicht zu sehr, denn ich bin nicht in der Lage, mit meinem Wäscherei-Geschäft dem nachzukommen oder sauberzuwaschen, was du beschmutzt hast.*

Obwohl das auf eine scherzhafte Weise gesagt ist, werden Sie verstehen, dass es sehr ernst gemeint ist. Wir versuchen auf diese Weise dem Verständnis eines solchen Organs näherzukommen. Wir können wirklich nur anfangen, Gerechtigkeit den Weltenmächten gegenüber walten zu lassen, die in uns leben und deren Bedeutung und Größe wir jetzt, dank Rudolf Steiner, in der Lage sind zu erkennen.

Morgen werden wir über das Herz sprechen.

Gespräch

George Adams: Was sind die Unterschiede zwischen Albuminen und Globulinen und was ist ihre Funktion im menschlichen Körper?

K. König: Wir beschreiben gewöhnlich das Ganze der Eiweißstoffe als Protein. Hauptsächlich gibt es Albumin auf der einen Seite und Globulin auf der anderen. Es gibt noch weitere, aber wir brauchen uns jetzt nicht mit allen zu beschäftigen. Sie sind nicht so weit verbreitet wie Albumin und Globulin. Das Charakteristische des Albumins ist, um es kurz zu sagen, eine Art von einem gefestigten Protein, ein Protein, das nicht so leicht aufzulösen ist. Es ist ein Protein, das eng verbunden ist mit mehreren anderen Substanzen und es wird der Träger von anderen Substanzen, wie Gold, Eisen, Blei, Zinn usw. Sie nehmen Albumin als ihr Transportmittel, wenn sie sich selbst mit der lebenden Substanz verbinden. Die Globuline sind sehr viel dynamischer, viel mehr ständig im Prozess des Werdens. Sie können leicht aufgelöst werden; sie sind viel schneller. Ich würde nicht zögern, sie als jünger zu charakterisieren und die Albumine als älter. Auch im Embryo überwiegen die Globuline über die Albumine. Wenn wir älter werden, überwiegen die Albumine im Vergleich zu den Globulinen. Andererseits, wenn wir uns unserem großen Thema der Proteinbildung zuwenden, dann sollten wir uns hierbei besonders vorstellen, dass Globuline geschaffen werden; deshalb ist es eine mehr kosmische Form. Die Albumine andererseits, sind verbunden mit dem Ernährungsstrom mit Sauerstoff, Wasserstoff und Stickstoff; Sie erinnern sich an den dynamischen Prozess, von dem ich sprach. Es ist aber noch nicht genug geprüft, um zu sagen, dass es so ist, aber der Charakter und die Form in denen Albumine und Globuline sich im Blutserum zeigen, scheinen anzuzeigen, dass dies ein möglicher Weg ist, einen Beweis nach dem heutigen Stand zu erbringen. Dr. Husemann hat dazu viel Material gesammelt.[47]

Kinder mit Down-Syndrom haben, weit bis in ihr späteres Alter, sehr viel mehr Globuline im Verhältnis zu den Albuminen als das sonst der Fall ist. Deshalb wirken sie sozusagen kosmischer, und weniger individualisiert.

George Adams: Als Sie das Wort, *kosmischer* benutzten, auf welches von den beiden bezogen Sie sich?

K. König: Ich bezog mich auf Globulin. Das ist jünger. Die Albumine sind die mehr individualisierten, die aus dem Ernährungsstrom kommen.

George Adams: Verstehe ich es richtig, dass, wenn Wissenschaftler jetzt mit gewissen technischen Bezeichnungen eine Anzahl von anderen Arten von Protein unterscheiden, dass jede von ihnen in seinem Charakter entweder den Albuminen oder Globulinen zugerechnet werden könnte?

K. König: Ganz recht.

Frage: Was ist mit dem *Urlicht*, über das Rudolf Steiner in seinen Vorträgen für die Ärzte spricht?

K. König: Rudolf Steiner spricht im ersten Vortragskurs über das Urlicht.[48] In dem dritten Vortragskurs 1922 spricht er über die Nierenstrahlung.[49] Aber diese zwei sind eng miteinander verbunden. Gerade diese Woche haben wir uns wieder im *Seelenkalender* einem Spruch zugewandt, der das Licht beschreibt – draußen sowohl als auch innen. *Das Licht aus Geistestiefen, nach außen strebt es sonnenhaft ... und leuchtet in der Sinne Dumpfheit.* Wenn wir dies im *Seelenkalender* verfolgen, sehen wir, dass es vier Sprüche gibt, die genau zueinander gehören.[50] Diese vier Sprüche sprechen über das Licht, aber immer in unterschiedlicher Form. Wir kommen allmählich zu folgendem Bild. Der letzte dieser Sprüche im Jahreslauf – 48 – spricht besonders über das Licht, das aus den Höhen der Welt strömt, kosmische Ideen in den Menschen hineinträgt und im menschlichen Herzen die Macht des Lebens erweckt. Dann kommen wir im Jahreskreis zum 5. Spruch; dort wird das Licht als mächtiges Wesen beschrieben, das die gesamte Schöpfung ins Dasein ruft, sodass der Mensch es erblicken kann. Der Spruch 22, der das Gegenstück zu dem ist, den wir jetzt gerade haben, besagt, dass das Licht von außen nach innen strömt und die Früchte in der Menschenseele zur Reife bringt. Der Spruch unserer Woche – 31 – spricht von dem Licht, das von innen nach außen strebt. Dies ist ein vollständiger Kreislauf. Wir können wirklich sehen, dass das Licht zirkuliert.

Lassen Sie uns mit dieser Woche beginnen – mit dem 31. Spruch. Das Licht ist in uns. Nun strebt es durch unsere Sinnesorgane durch das Erwachen des Sommers – der *Seelensommer* ist gemeint; der innere, nicht der äußere – nach außen. Nach Weihnachten, zu Beginn des Frühlings – Ende Februar und Anfang März – erscheint es wieder in den Höhen des Kosmos, kosmische Ideen tragend. Das ist der Spruch 48. Es öffnet die Welt der Schöpfung. Dann, Anfang Mai, vor allem beim 5. Spruch und dann während des Sommers, strömt es hinein. Der Herbstbeginn ist bezeichnet durch einen Kreuzungspunkt, das wie das Herz des Jahres ist. Die innere Struktur des *Seelenkalenders* hat die Form einer Lemniskate, es ist die Struktur des Jahres selbst. Sommer und Winter sind an den entgegensetzten Polen, während Frühling und Herbst am Kreuzungspunkt stehen, wie ein Herz. Gerade diese Zirkulation des Lichtes bewegt die Nieren.[51]

Kommentar: Sie sagten, dass der Sauerstoff in unseren Lungen tot ist.

K. König: Sobald man eingeatmet hat, lebt er schon, sogar in der Nase, bevor er die Lungen erreicht. Sobald er die Grenze unserer Existenz überschritten hat, ist er lebendig. Draußen kann er es nicht sein, aber hinter unseren Nasenlöchern oder wenn Sie durch ihren Mund atmen, hinter den Lippen ist er schon lebendig. Sie sollten sich nicht vorstellen, dass Luft auf dem Wege der gewöhnlichen Bronchialpassage der Luftröhre direkt in die Lunge strömt. Das tut sie nur im Notfall. Ebenso wenn Sie einen Schluck Wasser trinken, fließt nur ein kleiner Teil dieses Wassers direkt die Speiseröhre herab; vielleicht ein Drittel, wenn Sie schnell trinken, oder ein Zehntel. Es kommt darauf an, denn die Flüssigkeit wird zuerst hauptsächlich von dem Gaumen aufgenommen, von der Zunge und von der Wange und dann weitergeleitet. Sicherlich strömt die Luft hinein und ein bestimmter Teil strömt auch durch die Luftröhre, aber Luft ist anders in uns. Wir sind nicht gebaut, wie die Bilder in einem Anatomiebuch, das zeigt nur die Asche unserer Existenz. Die Luft fließt hinein und hinaus, aber Sie würden nie eine Erkältung bekommen, wenn die Luft immer zuerst rund um diese Bereiche strömen würde, denn dann würde sie in ihrem Wesen eingeschränkt. Der kalte Wind bläst aber manchmal durch Sie hindurch und durch ihr ganzes System und plötzlich ist ihre Nase Teil der Außenwelt, statt Teil von Ihnen zu sein. Dann fängt sie an zu laufen, denn drinnen hinter der Abteilung ist es lebendig. Ich erwähne dies, weil wir so viele enge Vorstellungen haben, die uns vorgaukeln, dass die Elemente das tun, was wir denken, dass sie tun sollten. Dies ist nicht so. Wenn wir krank sind und unsere Wangen und unser Gaumen geschwollen sind und alles entzündet ist, dann kann die Luft nicht von diesen Wänden aufgenommen werden. Dann strömt sie einfach ein und wieder heraus, aber gewöhnlich nimmt sie unsere Astralität mit hinein und hinaus. Sagen Sie dies natürlich nicht einem Wissenschaftler; er würde Sie für absolut wahnsinnig halten! Aber als Tatsache ist es so. Sie *fühlen* dies ja auch, dass sie hinein- und herauskommt. Dies ist keine Übertreibung. Es ist dasselbe mit der Erde. Der Sauerstoff unter der Erde ist grundlegend anders als der Sauerstoff über der Erde. Mit Wasser ist es umgekehrt – sie ist über der Erde lebendiger als unter der Erde.

Frage: Sie sprachen vom Sonnenlicht, dass es nicht von der Sonne kommt, sondern aus der Lichtsphäre rund um die Erde. Können Sie sagen, woher das Licht kommt, das die Pflanzen beeinflusst?

George Adams (der gebeten wurde, auf diese Frage zu antworten): Dr. König, als Sie neulich das Diagramm im 1. Vortrag zeichneten, bezogen Sie sich auf das, was Rudolf Steiner darüber sagt, wie das Licht sprosst und wächst. Wenn ich die Zeichnung gemacht hätte, weiß ich nicht, ob ich irgendwelche Pfeile gezeichnet hätte. Aber wenn, würde ich sie abwärts sprießen und wachsen lassen und nicht aufwärts. Ich habe das Gefühl, dass es zur Erde hin sprießt und sprosst. In einigen der recht frühen Vorträge, als Rudolf Steiner in einer esoterischen Stimmung und Kontext sprach, benutzte er eine bestimmten Reihenfolge, indem er sagte, dass die Pflanze vom *mineralischen* Licht lebt, so wie Mensch und Tier ihre Nahrungsmittel letztendlich von der Pflanze bekommen. Wir wissen, dass die Pflanze ihr Leben der Assimilation des Lichts durch das grüne Blatt verdankt. Sie werden zweifellos damit vertraut sein. Dennoch, erinnere ich mich, dass Rudolf Steiner sagt, dass es nicht das Urlicht ist, sondern das Licht, das vom Mineralreich reflektiert wird, wodurch die Pflanze lebt. Ich denke, das ist ein sehr wichtiger Punkt.

Nun lassen Sie uns das recht ernst nehmen, was Rudolf Steiner sagt, auf das sich Dr. König bezog.[52] Hier ist die Atmosphäre. Dann gibt es rund um die Erde den Wärmemantel und noch weiter draußen, wirklich weit hinausreichend, ist die Sphäre des ursprünglichen Lichts. Rudolf Steiner sagt, dass es dort ist, wo das Licht herkommt. Es strömt nicht *als Licht* von der Sonne. Ich glaube, wir müssen wie folgt darüber denken. Das Licht ist der Körper der Geister der Form. Heute Morgen sprachen Sie über die Nierenstrahlung. Ob, wie in den 1920er Vorträgen[53] wir es als das ursprüngliche, erste Licht im Mikrokosmos des Menschen betrachten, verglichen mit dem ursprünglichen Licht, das sich auf der Erde entwickelt, oder ob wir darüber denken, wie beschrieben in den 1922er Vorträgen,[54] als die formgebende Nierenstrahlung, sehen wir noch darin die Tätigkeit der Geister der Form, die das Formen unserer Organe zustande bringen, so dass wir in der physischen Welt sein können. Sind wir nicht geformt in der physischen Welt und für die Erdenevolution von den Geistern der Form? Ihr Körper und Instrument ist das Licht.

Wenn wir nun als Wissenschaftler sprechen, ist es sehr leicht, es ist außerordentlich verständlich, es ist auf einer bestimmten Ebene fast notwendig für uns als Wissenschaftler zu sagen, dass das Licht von der Sonne strömt. Wir brauchen nur einen Schattenwerfer anzuschauen; um sich selbst vor dem Sonnenlicht zu schützen, müssen wir den Sonnenschirm an eine bestimmte Stelle hinstellen. Es ist ziemlich offensichtlich, dass das Licht von der sichtbaren Sonne strömt, aber die Offensichtlichkeit entsteht nur, wenn Sie den Schattenspender dort aufstellen. In keiner anderen Weise!

Was das betrifft, was von der Sonne im ganzen räumlichen Kosmos wirkt, kann ich so denken: die sichtbare Sonne ist nur ein Brennpunkt für eine Tätigkeit, die von der Peripherie des ganzen räumlichen Kosmos strömt. Tatsächlich hängt der ganze räumliche Kosmos von der Gegenwart der Sonne ab. Sehen Sie was Rudolf Steiner in Dornach, direkt vor dem *Landschaftlichen Kurs* darüber gesagt hat.[55] Im räumlichen Kosmos, der sonnenerschaffen ist, fließen die Kräfte des Universums geistig hin zur sichtbaren Sonne, so dass sie der Brennpunkt wird. Es ist noch ganz ein geistiger Vorgang und nicht mit irgendeinem physischen Auge zu sehen. Es ist das unsichtbare geistige Licht, das Licht nach dem der Mystiker sucht und nicht ein äußeres Sonnenlicht. Der damalige Mystiker schloss sich in der Klosterzelle ein und suchte das Licht, das kein physisches Auge je sehen kann, zu erfahren. Für ihn war dies der erste von drei Schritten auf dem mystischen Pfad.[56] Es ist das Licht der geistigen Sonne, die den geistigen Organismus des gesamten Sonnensystems erschafft, das ganze Planetensystem, zu dem auch die Erde gehört. Die Erde ist die Brudersphäre der Sonne. Erde und Sonne sind verwandt. Getrennt seit der Hyperboräischen Zeit, werden sie sich in Zukunft wieder vereinen. Sie haben nie ihre Verwandtschaft verloren. Jetzt, in der Sphäre des *ursprünglichen Lichts* um die Erde, da sprießt das Licht, welches dann sichtbares Licht wird. In diesem sichtbaren Licht – Licht, wie wir es auf dem physischen Plan erleben – wird die geistige Struktur des gesamten Kosmos zu einer räumlichen Form, das wir als das ganze Sonnensystem, mit all den Planeten, Sonne und Mond und den Fixsternen und Konstellationen erleben. Sie ist aber der Wirklichkeit nach eine geistige Struktur und zugleich die räumliche Form der Himmel, wie wir sie physisch sehen. Da wir mit unserer irdischen Geometrie hinaus in den Kosmos geometrisieren, bekommen wir alles wunderschön bestätigt. Es ist alles wunderbar bestätigt, bis zur allerletzten Berechnung. Es wird von dort bestätigt und alles sagt: *Ja, Sie denken völlig richtig, und so ist es.*

Dennoch ist es ein großes *Konstrukt*, wenn wir dieses Wort benutzen dürfen. Es ist ein großer Schein – Maya, denn Maya bedeutet nichts anderes als ein Konstrukt. Wir müssen nun wahrnehmen, dass dieses Konstrukt relativ ist. Es ist nicht absolut, es ist Maya – eine Maya gefüllt mit Weisheit, aber durch die wir dennoch hindurch müssen, ohne daran gefesselt zu werden. So gibt es keinen Widerspruch in dem Ausspruch, dass das Licht sprießt und sprosst in der Sphäre rund um die Erde. Es ist kein Widerspruch, wenn in der Sphäre des Lichts, wie es sichtbar wird, die Erscheinung entsteht, die uns das räumliche Bild der Sonne, das Bild der Venus, Merkur und die Bilder der Konstellationen zeigt. In den Rhythmen des Kosmos verhält sich alles in einer geordneten Art und Weise, die eine wundervolle kosmische Geometrie für unser Erleben schafft. Dennoch entsteht es nur in jener Form in der Sphäre der Erde. Die Erdensphäre wird berührt von den Einwirkungen der geistigen Sonne, dadurch wächst es in die Form hinein, so wie unsere Organe in die Form hineinwachsen, die den Urbildern der menschlichen Gestalt gemäß sind – auch den geistigen Lebens- und Formkräften gemäß, wovon wir gehört haben.

Frage: Können Sie etwas mehr über die Tier- und Pflanzenproteine sagen? Was bedeuten sie für uns in unseren Nahrungsmitteln? Dr. Steiner sagt, dass sie gegenseitig vernichtend sind. Ich frage mich, ob dies bedeutet, dass sie sich gegenseitig in unserer Verdauung zerstören.

K. König: Alles, was wir essen, muss abgebaut werden. Sie wissen, wie Rudolf Steiner einmal die Folge des organischen Reiches – Pflanze, Tier, Mensch – in Verbindung mit den Proteinsubstanzen zeichnete, die wir essen. Er sagte; wenn wir die Pflanzenproteine auflösen, tun wir es in zwei Schritten. Zuerst müssen wir es auf die Tierstufe verwandeln und dann auf die menschliche. Wenn wir Tierprotein zu uns nehmen, müssen wir nur einen Schritt tun. Ich habe den Eindruck, dass das, was Rudolf Steiner meint, wenn er sagt, dass sie sich nicht miteinander vertragen, einfach die Tatsache ist, dass, sobald wir ein fremdes Protein zu uns nehmen, es wie Gift wirkt. Es zerstört sofort das Plasma unseres Blutes.[57] Wir sollten uns immer der Tatsache bewusst sein, dass, was immer wir über das Protein im Blutserum sagen, das Protein vom Blutserum um die Zellen herum gemeint ist. Das Protein in den Zellen ist nicht so wichtig wie es im Blutserum ist, weil dort das Blutserum noch lebende Substanz ist. Dort wird es vom Menschen selbst benutzt.

Als Virchow die Zelle in den Vordergrund aller lebenden Existenz rückte, schloss er eigentlich die Seele und den Geist aus. Wenn Sie in eine Zelle eindringen – und ich meine dies in Zusammenhang mit dem, was ich über die Proteine sagte – dann befinden Sie sich schon in einem Bereich der millionstel Teilchen des menschlichen Organismus, wo das Ich – im Sinne des *Ich Bin* – auch über den Astralleib, nichts mehr zu sagen hat. Unsere Zellen sind nicht die Träger unseres individuellen Wesens: Das Blut ist es, die Flüssigkeiten unseres Körpers sind es. Aber sobald wir in der Zelle sind, sind wir schon in einer kosmischen Sphäre, wo unser Ätherleib aus sich heraus wirken und leben kann, aber wir selbst sind nicht dort.

Es mag vom geometrischen Gesichtspunkt aus schwierig zu verstehen sein, aber jede Zelle hat sozusagen eine Innenseite. Diese Innenseite hat nichts mehr mit uns selbst zu tun. Diese Innenseite ist ein kosmischer Raum. Deshalb ist es so, als ob Sie hier die Zelle haben (zeichnet) und dann kommen Sie in der Zelle schon zum Kern. Der Kern ist ein kosmisches Abbild. Es ist vor allem – ich sage, vor allem –

der Mond. Wenn die Zelle aufbricht, sich teilt, bricht sie in verschiedene Formen auf, die wiederum die Planetenbewegungen spiegeln. Aber wir, unser Protein, unser Albumin, unser Globulin, wir sind hier (deutet auf den größeren Raum, der die vielen einzelnen Zellen umschließt), die Zelle ist nicht wir, aber sie erhält uns.

K. König (in Antwort auf eine andere Frage): Ein zu niedriger Blutdruck ist gewöhnlich verbunden mit einer Störung der Nierenfunktion zur alkalischen Seite hin; wenn der Blutdruck zu hoch ist, ein Versagen mehr zur sauren Seite.

Frage: Welche Arten von Gewohnheit veranlassen den Blutdruck zu steigen oder zu fallen?

K. König: Falls Sie sich erinnern, sprach ich am ersten Abend über die vier meteorologischen Organe und bezog mich auf die Bemerkung, die Rudolf Steiner in Verbindung mit der saugenden Kraft der Blase in Verbindung mit der inneren Mobilität machte. Wenn wir unsere Nahrung herunterschlingen, wenn wir hinter allem hinterherrennen; am Morgen rasch aufstehen, uns rasieren, waschen, mit dem Bewusstsein, dass die Zeit knapp ist, der Zug bald fährt, das Auto wartet, dann wird unsere innere Beweglichkeit ständig zerstört. Dies führt zu einem hohen Blutdruck. Besonders gefährdet scheint übrigens das erstgeborene Kind zu sein.

Andererseits, wenn Sie gewohnt sind, die Stimmung zu tragen – was heute nicht selten ist – *Nun gut, der Wohlfahrtsstaat bezahlt sowieso alles, ich habe keine Lust, mich um alles zu kümmern,* dies führt zu niedrigem Blutdruck und die innere Beweglichkeit ebbt mehr und mehr ab. Die Haltung macht sich breit: *Wir könnten zwar arbeiten, aber wir könnten genauso gut eine Tasse Tee trinken.* Hier wird alle Verantwortung auf *die anderen* geschoben. Niemand weiß zwar, wer *sie* sind, aber *sie* müssen sich um die Erziehung ihres Kindes kümmern; *sie* haben sich auch um Sie zu kümmern, wenn Sie alt oder krank sind, wenn Sie nicht mit Ihrer Frau auskommen oder wenn Sie arbeitslos sind. Dies ist niedriger Blutdruck.

Frage: Zu Gelbsucht – Könnten Sie uns etwas mehr sagen über die Herkunft dieses Virus? Gibt es überhaupt einen Hinweis auf die Quelle?

K. König: Wir wissen nicht viel darüber. Wir kennen sogar nicht einmal den Typ des Virus. Wahrscheinlich ist es einer von jenen, die ständig ihre Form und Funktion ändern. Wir wissen auch nicht, ob er aus dem Osten oder Westen kommt. Dies alles muss noch untersucht werden. Es gibt viele Ideen – wilde Fantasien – aber mir scheint, dass der Virus eine kristalline Form von dem ist, was einst Leben war. Wenn Leben nicht länger von Äther durchdrungen ist, aber ein Zwischenstatus zwischen dem Lebendigen und dem Toten wird, ist dies ein Virus. Es bezieht sich zurück auf ein Reich, das Rudolf Steiner als eines beschrieb, das zum alten Mond gehörte, wo es nicht nur pflanzliche Tiere gab, sondern auch mineralische Pflanzen.[58] Da gehört der Virus eigentlich hin. Es ist etwas, was sozusagen auf der Erde *am falschen Ort* ist und deshalb Krankheit verursacht.

Frage: Könnte die Wissenschaft den Unterschied zwischen lebendem und totem Sauerstoff beweisen?

K. König: Ich habe den Eindruck, dass die gewöhnliche Wissenschaft nicht dazu taugt, aber ein außergewöhnlicher Wissenschaftler würde es sicherlich können. Ich bin überzeugt, dass der Unterschied sogar in Experimenten anschaulich gemacht werden könnte. Wenn wir zum Beispiel so weit kämen, den lebendigen und den toten Sauerstoff in eine Kristallisation hineinführen zu können, würde sich der Unterschied sofort zeigen. Wenn wir einen Weg des biologischen Experimentierens mit lebendigem und totem Sauerstoff finden könnten, so könnte sicherlich der Unterschied bewiesen werden. Davon bin ich überzeugt, obwohl ich nicht wüsste, wie eine solche Sache auszuarbeiten wäre.

Das Herz

Vortrag VI

3. November 1958

Liebe Freunde!

In dieser letzten Zusammenkunft kommen wir zum letzten der Könige, zum goldenen. Ich möchte zwar nicht sagen, dass er der *beste* ist, aber es *ist* schließlich der goldene König. Wenn wir das Herz betrachten, sollten wir dennoch nicht so einfach zu Folgerungen über die Zusammengehörigkeit von Gold, Herz und Sonne springen, sondern versuchen, von einem wirklich geistigen Gesichtspunkt aus, uns einem Verständnis des Herzorgans zu nähern.

Als die grüne Schlange die Höhle der vier Könige betritt, beschreibt Goethe klar den goldenen König als klein von Statur. Auf seinem Kopf befindet sich eine Krone aus Eichenblättern. Ich denke, es ist sehr wichtig, dass am Ende des Märchens dieser Kranz aus Eichenblättern eine sehr große Rolle spielt. Wenn er auf den Kopf des Jünglings gelegt wird, wird ihm gesagt: *Erkenne das Höchste.* Dies soll uns nun als eine Einführung dienen, um das zu erfassen, was wir in Bezug auf das Herz verstehen wollen. Wenn wir sehen, wie Rudolf Steiner das Herz zwischen Leber, Niere und Lunge als eines der vier protein- oder eiweißschaffenden Organe hinstellt, so müssen wir uns zunächst einfach fragen: ist

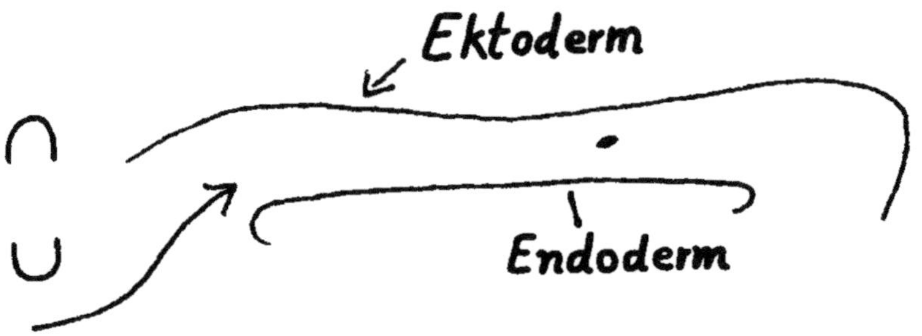

dies überhaupt gerechtfertigt? Wie ist das möglich? Denn das Herz ist im eigentlichen Sinne überhaupt kein Organ. Physiologisch, anatomisch gesehen, hat es nichts mit dem zu tun, was wir unter einem Organ verstehen. Es gehört nicht naturgemäß zu diesen großen Drüsen, wie die Leber, Niere und Lunge. Das Herz hat nichts mit ihnen zu tun, dennoch ist es da. Es ist da und wir sprechen darüber, als ob es ein Organ wäre.

Tatsächlich ist das Herz ein Muskel. Es ist eine muskulöse Zusammensetzung, und Physiologen sagen, dass es ein muskulöses Organ ist. Das Wort Organ ist hier aber allgemein verstanden und bedeutet wohl etwas völlig anderes. Von dieser Frage können wir nun ausgehen. Wir haben uns selbst zu fragen: Wie kam es ursprünglich zustande, dass das Herz dort liegt, wo es jetzt platziert ist? Um nachvollziehen zu können, wie sich das Herz entwickelt – wie es jedes Mal neu im menschlichen Körper aufgebaut und im Mutterleibe ausgeformt wird – müssen wir einen Schritt in das Studium der Embryologie tun.

Das Herz ist eine der ersten Gestaltungen, die im menschlichen Embryo gebildet wird. Es entwickelt sich fast so früh wie die ursprünglichen Organe – der primitive Darm und so weiter. Stellen Sie sich vor, dass hier die erste primitive Form ist, woraus Vene, Gehirn, Nerven und das Rückenmark geformt sind. Hier ist der primitive Darm – die Außenhaut (Ektoderm) und Innenhaut (Endoderm) – aber das Herz entwickelt sich nicht innerhalb des Rahmens dieser primitiven Form. Das Herz entwickelt sich außerhalb; der erste Same des Herzens beginnt außerhalb. Allmählich entwickelt sich das Ganze derart, dass das Herz seinen Platz findet zwischen der Außenhaut einerseits und der Innenhaut andererseits. Es muss auch berücksichtigt werden, dass es seinen Platz findet zwischen dem oberen Teil und dem unteren Teil der menschlichen Gestalt. Wir können auch etwas bei den primitiven Wirbeltieren sehen; in Fischen, Fröschen und sogar in Reptilien liegt das Herz hinter dem oberen Teil des Brustkorbs, unterhalb der Kehle. Es liegt nicht nur höher als beim Menschen, sondern auch genau in der Mitte; bedeckt die Mittellinie. Es liegt an dem Platz, wo bei uns der Kehlkopf ausgeformt ist. Davon können Sie einiges ableiten, aber ich werde nicht zu weit in diese Frage hineingehen, weil es zu weit wegführt von dem, was wir heute Morgen besprechen müssen. Was ich Ihnen zum Verständnis bringen möchte, ist, dass das Herz nur allmählich seinen gegenwärtigen Platz eingenommen hat. Während der Evolution hat sich das Herz auf die linke Seite unseres Körpers bewegt und ruht auf dem Zwerchfell, mit dem eine intime Verbindung besteht. Die Lage der Achse des Herzens geht von hinten, oben auf der rechten Seite nach unten vorne links. Dadurch ist seine Achse genau im Zentrum des dreidimensionalen räumlichen Daseins.

Können wir es wagen, zu fragen, wie das Herz platziert wäre, wenn der Mensch nicht durch den Sündenfall gegangen wäre und wenn das nicht stattgefunden hätte, was wir die luziferische Einwirkung auf die Entwicklung der Erde und des Menschen nennen? Aus Rudolf Steiners Hinwiesen über die Anatomie und Physiologie der vier Drüsen, mit denen wir uns schon eingehend beschäftigt haben, können wir, denke ich, das Folgende ableiten. Dennoch möchte ich aber bitten, dass Sie dies mit einer gewissen Zurückhaltung aufnehmen. Ich bin durch meine mehrjährige Beschäftigung mit diesen Fragen auf dieses gekommen, was ich Ihnen als einen möglichen Weg zur Lösung dieser Frage nach der morphologischen Urgestalt des Menschen vorstellen möchte.

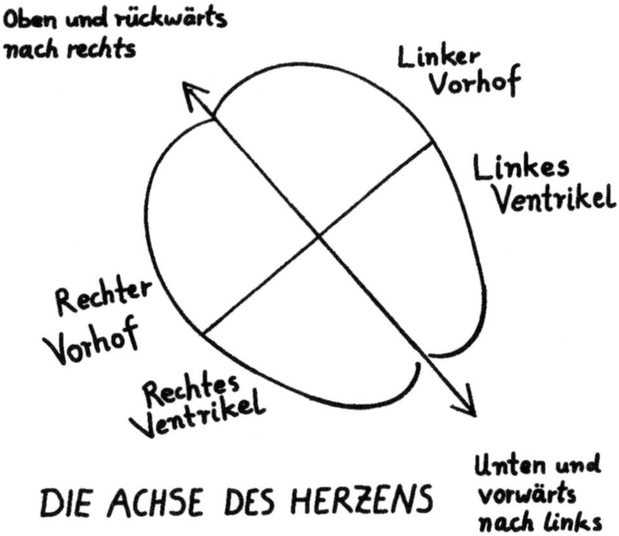

Es ist möglich, sich die Entwicklung der Nieren so vorzustellen, wie wir es gestern taten. Es ist mehr oder weniger klar, dass die Nieren im oberen Teil der menschlichen Organisation waren. Sie müssen sich nur vorstellen, dass das, was ich gerade beschreibe, nicht physikalisch ausgeformte, erhärtete Organe waren, sondern eine menschliche Daseinsform gemäß der Zeit, wovon Rudolf Steiner sagte, dass die ganze Atmosphäre des Erdballs noch eine Art Ur-Milch war. Dies war das ursprüngliche Albumin, durch das der Mensch ernährt wurde und das auch gleichzeitig eingeatmet wurde. Sicher war die Leber am gleichen Platz, und ihr gegenüber die Milz, so, wie das heute ist, nur in anderer Form. Dann bildete sich die Lunge aus dem Darm heraus als eine Art Luftblase. Diese war wahrscheinlich die am stärksten gefestigte der Gebilde in dieser ursprünglichen Gestalt. In der Mitte war das Herz, das das Gleichgewicht zwischen den Vieren hielt.

So war das Herz in dieser morphologischen Gestalt wie die Sonne inmitten der Planetenbahnen. Ich werde es so zeichnen, dass Sie es ver-

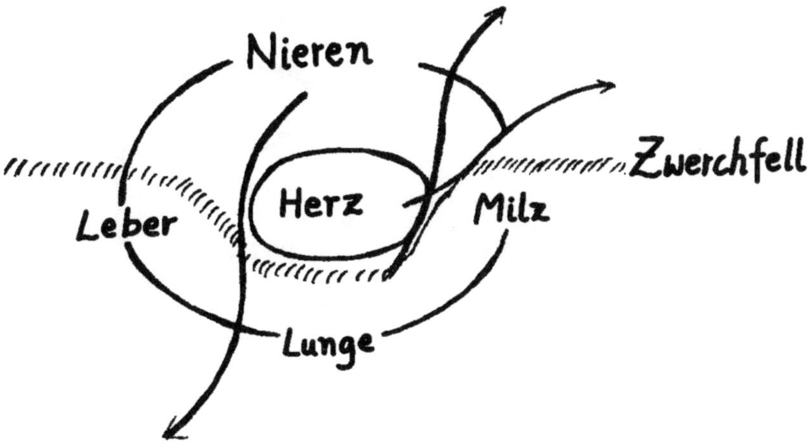

stehen können. Hier ist eine Sphäre und in dieser Sphäre gibt es eine Mitte. Und was geschah bei der luziferischen Verführung? Die Nieren tauchten hinunter in die Materie als eine Art von Gegenbewegung. Rudolf Steiner beschrieb einmal, wie Jehova die Lunge in ihre Position brachte, um dem Schlag Luzifers entgegen zu wirken. Während der weiteren Entwicklung des Menschen entstand eine Unordnung der Organe. Dies führte in eine sehr tiefe Verwirrung, weil jedes Organ versuchte, eine herausragende Stellung einzunehmen. Dann erzählt uns Rudolf Steiner, dass es eine der vorchristlichen Taten Christi war, mit Hilfe von Krishna, Ordnung in die zerstörerische Tätigkeit der Organe zu bringen. Das Herz ist eng damit verbunden: es bewegte sich damals auf den Platz, den es heute hat. Das Zwerchfell kam dadurch zustande, die Milz musste nach unten rücken und das Herz übernahm den früheren Platz der Milz. Nun haben wir diese Anordnung.

Dann hat das Zwerchfell den oberen und unteren Teil getrennt, was vorher nicht der Fall war. Das Zwerchfell ist eine neue morphologische

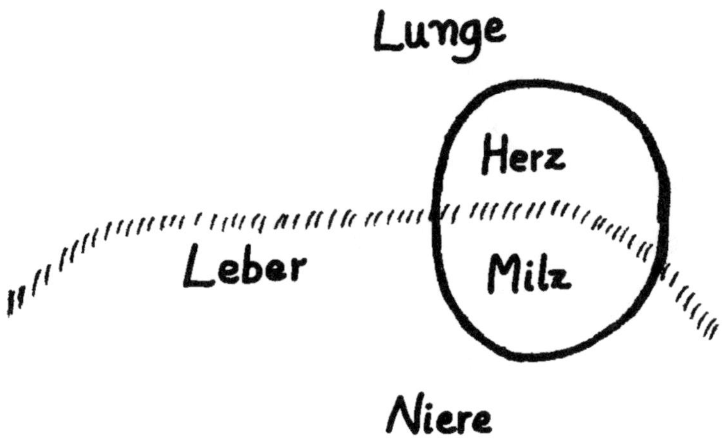

Struktur; es ist nicht in allen Wirbeltieren ausgebildet. Um das Herz zu verstehen, nicht nur in seiner Position, sondern in seiner Funktion und in seinem wirklichen Wesen, müssen wir die andere Seite des Herzens anschauen, welche die Milz ist.

Die Milz ist das unbewusste Dasein des Herzens. Es ist nicht möglich, das Herz ohne das Unbewusste zu verstehen – und ich meine das genau so, wie ich es ausdrücke. Ohne unser Unbewusstes sind wir unfähig, das Bewusste zu verstehen. Die Milz, wie das Herz, ist ein Organ, das eingeschlossen und verwahrt ist im Blutstrom. Wenn Sie das große Mysterium der Milz studieren, dann erinnern Sie sich, wie wichtig ein Verständnis der Milz für Rudolf Steiner war. Er wies Frau Kolisko[59] an, sehr besondere Versuche in diesem Bereich zu machen und in dem Vortragszyklus *Eine okkulte Physiologie,*[60] brachte er uns ein erstes Verständnis dieses Organs nahe.

Die Milz ist noch heute ein *großes Mysterium*, obwohl die Wissenschaft während der letzten zwanzig Jahre zu vielen neuen Einsichten gelangt ist. Die Milz selbst, in ihrer vollen Funktion, bleibt noch ein

Rätsel. In ähnlicher Art und Weise, in der das Blut in das Herz fließt, so fließt es auch in die Milz. Die Milz ist wie ein großes Meer oder ein See, in den die Milz-Arterie das Blut leitet. Aus diesem See führt dann die Milz-Vene. Wenn wir jedoch die Milz genau studieren, mit all ihren möglichen Funktionen, dann lernen wir allmählich verstehen, dass der Fluss des Blutes in der Milz auch umgekehrt sein kann. Blut kann durch die Vene fließen und die Arterie kann das Blut wieder herausführen. Sie ist sozusagen eine Art primitives Herz, das seine Tätigkeit umkehren kann, je nach Gebrauch.

Wenn wir einen Schritt weitergehen, werden wir sehen, dass das Herz nicht nur den Platz der Milz eingenommen hat, sondern dass das Herz und die Milz zusammen in Verbindung mit dem Blut arbeiten. Die Milz ist hauptsächlich beschäftigt mit der Chemie und dem Lebensäther, das im Blut wirkt; das Herz dagegen, ist beschäftigt mit der Wärme und dem Licht im Blut. Diese höheren und niederen Ätherkräfte, verbunden mit dem Blut – höher und niedriger ist nicht urteilend gemeint – sind nun verschieden verteilt. Auf diesem Weg hat sich die Milz mit der gesamten Tätigkeit der Leber verbunden.

Seit 1920 hat die Wissenschaft gelernt, vom hepatolienalen System zu sprechen. Das heißt das Leber-Milz-System, da es mehr oder weniger ein Organ ist. Rudolf Steiner spricht auch zeitweise über die Einheit von Milz und Leber. Wenn Sie die mikroskopische Anatomie und Histologie von Milz und Leber studieren, finden Sie eine besondere Art von Zelle, die sich nur in diesen beiden Organen findet. Sie werden zum Beispiel herausfinden, dass der Stoffwechsel des Eisens im Blut und der anderen Blutbestandteile auf Leber und Milz verteilt stattfindet. Die Milz kann ein Reservoir für Eisen werden, so aber auch die Leber. In pathologischen Zuständen sind Milz und Leber gemeinsam in der Lage, Blut genau so zu produzieren, wie das sonst im Knochenmark geschieht. Man kann sagen, dass Milz und Leber die Chemikatoren – die Lebensspender und -nehmer – innerhalb der Gesamtheit des Blutes sind. In der gleichen Weise, wie die Milz sich mit der Leber verbunden hat, so

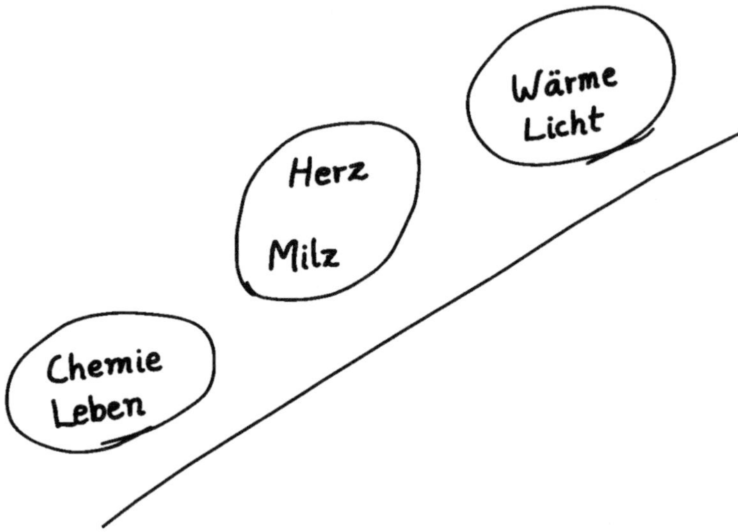

hat sich das Herz mit dem Lungenorgan vereinigt. Beide formen nun die rhythmische Organisation. Sie formen die ganze Organisation, die, wenn Sie sich an frühere Bemerkungen erinnern, zu tun hat mit dem Sauerstoffprozess, wobei die verdauten mineralischen Nahrungsmittel heraufgehoben werden in die Sphäre des Lebens und des Äthers, sodass Sie als Ergebnis dieser vorchristlichen Tat Christi das sehen, was Ordnung in die Organstruktur des Menschen gebracht hat. Durch diese Ordnung wurde die Milz nach unten gedrückt, weil das Herz eine neue Aufgabe übernahm.

Das Herz senkte sich herab. Das Herz gab seine Sonnenstellung auf, trat in die Sphäre der drei anderen Organe ein und sagte: *Ja, ich werde mich Euch anschließen.* Dieser Vorgang erinnert mich immer daran, wie Rudolf Steiner über die höheren geistigen Wesen sprach, die aus einer Opferhaltung heraus auf ihre Stellung verzichteten. Das konnte zum Beispiel ein Erzengelwesen sein, das in den Bereich der Archai aufsteigen sollte, das aber auf seinen Aufstieg verzichtete, um in der niedrigeren

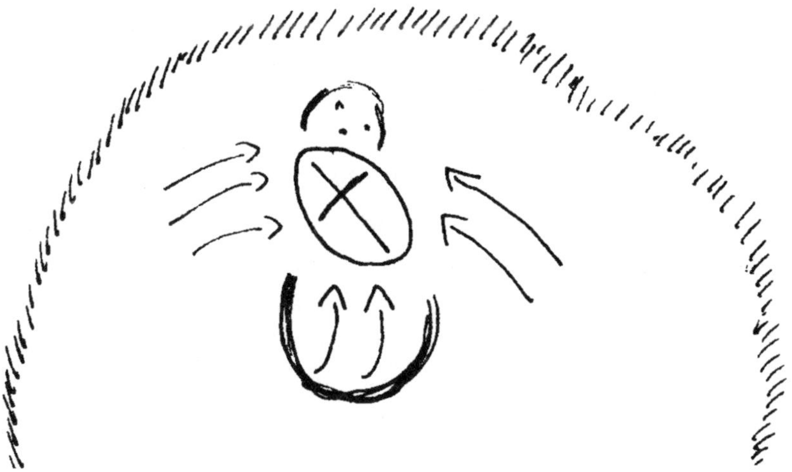

Stellung zu bleiben und eine besondere und große Aufgabe im Kosmos zu übernehmen. Das Herz vollbrachte etwas, was nur in der Kategorie eines solchen Vorgangs verstanden werden kann. Das Herz verzichtete auf seine Schlüsselstellung als zentrales Sonnenwesen und dadurch wurde Gleichgewicht und Ordnung in das gebracht, was in Unordnung geraten war. Chaos wurde zu einer neuen Ordnung. In diesem Augenblick wurde das Herz gewissermaßen zu einem merkurialischen oder raphaelischen Organ. Nur insofern können wir verstehen, warum Rudolf Steiner auf die Tatsache hinweist, dass das Herz der Vermittler zwischen dem oberen und dem unteren Teil unserer Organisation ist.

An dieser Stelle sollten wir Rudolf Steiners oft zitierte Feststellung betrachten, dass das Herz ein Sinnesorgan ist. Was bedeutet das? Es ist leicht, einfach zu sagen: *Das Herz ist ein Sinnesorgan.* In einem Vortrag, den er in Wien gab,[61] beschreibt Rudolf Steiner wiederum das Herz als Sinnesorgan. Er beschreibt sehr genau, wie das Herz den gesamten Kreislaufprozess *sieht* – und er benutzt dieses Wort – das ganze Kreislaufsystem unseres Körpers und auch alles dasjenige sieht, was in unseren Gliedern vor sich geht. Dann sagt er, dass der obere Teil unserer Gestalt – und in diesem Falle spricht er vom *Cerebellum* oder Kleinhirn – durch das Herz-Sehen sich der unteren Kreislaufprozesse bewusst wird. Auf diese Art und Weise sind wir fähig, das Gleichgewicht zu halten. Wir müssen dennoch eine Tatsache dabei beachten: es ist nicht das Herz, das sieht; das Herz ist wirklich eine Art von Teleskop. Es ist eine Art von lebendiger *Augen-Organisation*, vielleicht auch *Ohren-Organisation* und *Geschmacks*-Organisation. Dies wird sich nicht um ein Sinnesorgan im normalen Sinne handeln, sondern wahrscheinlich um eine Kombination – das Wort *Mischung* mag ich hier nicht – dieser vier Sinne unserer Seele: Geruch, Geschmack, Wärme und Licht. Es wird wahrscheinlich auch das Hören miteinschließen. Dies gibt dem oberen Teil unserer Gestalt die Möglichkeit des Schmeckens, Sehens, Hörens, Riechens und Mitteilungen über alles dasjenige aufzunehmen, was unten vor sich geht. So, wie die Linse transparent ist und deshalb der Retina die Möglichkeit gibt, Licht und Farbe zu empfangen, so erlaubt das Herz, wie eine Linse mit der Hornhaut, dem oberen Teil unserer Organisation aufzunehmen, zu erleben, zu erfahren, was unten geschieht.

Wenn Sie diesen Gedanken erfassen können, werden Sie verstehen, warum Rudolf Steiner so oft das Gefecht mit der unsinnigen Vorstellung der modernen Wissenschaft aufnehmen musste, dass das Herz als eine Pumpe angesehen werden kann. Nichts ist weiter von der Wahrheit entfernt, als diese Auffassung über das Herz. Aber wie wir diesen Punkt allmählich auch wissenschaftlich klären können ist eine andere Frage.

Nachdem wir uns ein solches Bild vom Herzen gemacht haben, dass wir dort einen Zusammenfluss, eine Kombination all der Sinne sehen können, die uns sonst mit der Welt um uns herum verbinden, können wir nun einen weiteren Hinweis Rudolf Steiners betrachten, den ich gern versuchen möchte, an Sie heranzuführen. Als er mit den Ärzten über das Herz sprach, sagte er nämlich etwa das Folgende: Wenn ich in die Welt hinausschaue und das Universum sehe, wo befindet es sich wirklich? Im Innern. Wenn ich in mein eigenes Herz schaue, da ist dort im Innern das ganze Universum, das wir gewohnt sind, durch unsere Sinnesorgane zu erblicken. Das bedeutet, liebe Freunde, dass alles, was dort die Sphäre der Wärme ausmacht, drinnen ist, in dieser sehr komplizierten, aber wunderbaren Organisation des Herzens. Die Wärme draußen und zugleich die Wärme drinnen, das ist das Herz. In dieser Wärme ist das gesamte Sinnesvermögen enthalten, um das niedere Dasein durch das höhere beurteilen zu können. Dadurch kann ständig ein Ausgleich, ein Gleichgewicht geschaffen werden. Das ist die Funktion des Herzens.

Wir werden nun einen weiteren Schritt machen und uns die Frage stellen: Die Lunge verleiht uns in unserem nächsten Leben die Form unseres Schädels; die Leber gibt uns die Anordnung unseres Gehirns in diesem Schädel; die Niere gibt uns unsere Gemütsmöglichkeiten; was gibt uns nun das Herz? Rudolf Steiner beschreibt, wie in das Herz als Sinnesorgan alle Tätigkeiten unseres Stoffwechselsystems strömen; alle Aktivitäten unserer Glieder, unserer Arme und Beine; wohin wir gehen, was wir tun, und wie wir es tun. Dies alles wird in unserem Herzen aufbewahrt, wie in einem Kästchen – und Rudolf Steiner benutzt auch das Wort *Kästchen*. Dies geht nun durch das Leben zwischen Tod und neuer Geburt und wird in unserer nächsten Inkarnation unser ganzes Karma.

Mit unseren gegenwärtigen Taten bereiten wir die karmischen Tatsachen und Möglichkeiten für unser nächstes Leben vor. Rudolf Steiner beschreibt dies folgendermaßen: Durch das, was wir in dem Kästchen des Herzens aufbewahrt haben – und das ist die Geschichte von der Büchse der Pandora – bringen wir einen Hunger mit, unser Karma zu erfüllen. Rudolf Steiner gebraucht tatsächlich das Wort *Hunger*.[62] Wir werden nicht satt, so lange wir nicht alle Menschen getroffen haben, nach denen wir hungern, nach denen wir uns sehnen. Dies wird vom Herzen so eingerichtet. Wenn in diesem Leben die Kräfte des zukünftigen Karmas bereits ausströmen, dann entstehen manische Phasen; dann wissen die Betroffenen nicht mehr, was sie tun und dann kommt es vor, dass sie die Menschen in ihrem Umkreis stören oder gar auf Mordgedanken kommen.

Sie können sich vorstellen, um welche ungeheueren Kräfte es sich handelt, diese aufbewahrten Kräfte, die das Karma in unserem nächsten Leben gestalten. Darin finden wir die kosmische Kraft des Wasserstoffs. Wir finden diese Macht fast genau so, wie Rudolf Steiner sie im 3. Vortrag des *Landwirtschaftlichen Kurses* beschreibt. Sie kann das hier Lebende völlig zersplittern und in das Allgemeine des Geistes zurückführen; sie kann den Geist so befreien und zurückführen in den Kosmos, so sagt er, dass er auch wieder zurückkehren kann.[63] In diesem Zusammenhang brauchen wir nur auf das Wort *Wasserstoffbombe* hinzuweisen, um zu wissen, wie eng die moderne Tendenz unseres Daseins mit all solchen Fragen und Problemen verbunden ist.

Doch all dies hat mit der Oberfläche des Herzens zu tun. Das Herz hat sich hinein entwickelt in den Zusammenhang der drei anderen Organe; und in der gleichen Weise, wie die Oberfläche bei Lunge, Leber und Niere wirken, wird hier die Oberfläche selbst ein Organ der Erinnerung. Hier sind es jedoch nicht Erinnerungen aus Gedanken oder Empfindungen, sondern es sind unsere Gewissensbisse die ertönen. Die Stimme unseres Gewissens ist es, die so eng mit der Oberfläche unseres Herzens verbunden ist. Weil das Herz ein Vermittler innerhalb des Körpers ist, das Gewissen all unserer Funktionen ist, kann es auch die Stimme unseres geistigen Gewissens widerspiegeln. Diese beiden fließen dort zusammen.

Durch solche Einsichten können wir allmählich das komplizierte, umfassende Wirken, die Funktion und Aufgabe des Herzens verstehen. Wir können verstehen, wie eng verbunden mit dem Herzen, durch die Elemente von Wasserstoff und Wärme, die Tätigkeiten unseres eigenen Selbst, unseres Ich sind. Das Ich hat sich mit dem Herzen verbunden, weil es einst Mittelpunkt war und jetzt der Vermittler geworden ist; das raphaelische Organ. Unsere Glieder sind das Merkurdasein in uns. Und wenn unsere Glieder sich langsam zur Ruhe setzen, wie es in den letzten fünfzig Jahren geschehen ist – wir gehen nicht mehr, wir fahren; wir handeln nicht mehr, wir sitzen – dann wird die Erzeugung unserer inneren, individuellen Wärme sehr reduziert werden. So werden sich die Missbildungen der Wärmeorganisation des Herzens ausweiten. Ich beziehe mich damit auf das, was Rudolf Steiner in Verbindung mit dem Herzen als meteorologisches Organ schon sagte. Sie werden verstehen, dass eine weitere Epidemie in unserer Zeit entstanden ist – nämlich die Zerstörung des Herzens.

Wir lesen dauernd, dass dieser oder jener Mensch plötzlich, nach einer kurzen Krankheit, zusammengebrochen ist. All diese Tode sind durch die Deformierung des Herzens verursacht worden. Durch die Inaktivität der Gliedmaßen, ist zu viel Stress dem Herzen auferlegt worden.

In Goethes Märchen führt die Schlange ein Gespräch mit dem goldenen König. Es heißt folgendermaßen:

– Was ist herrlicher als Gold? fragte der König.
– Das Licht, antwortete die Schlange.
– Was ist erquicklicher als Licht? fragte jener.
– Das Gespräch, antwortete diese.

So führt dieses Gespräch von Gold zum Licht und zum Wort oder Logos. Dieser Gedanke mag als eine Art von Abschluss von dem gelten, was wir über das Herzorgan gesagt haben.

Lassen Sie uns nun zurückkehren und versuchen, einen Überblick über diese vier Organe zu schaffen. Wir sehen die Mutter Lunge (Demeter Lunge), die den Kohlenstoff (schwarz) mit der grünen Ader des Sauerstoffs trägt. Wir sehen die Leber, den ehernen König, mit der Pfirsichblütfarbe des Stickstoffs, bedeckt mit dem weißen Schleier des Wasserstoffs. Wir sehen den silbernen König der Niere und dann das Herz, das ganz von Wasserstoff durchdrungen ist. Wir mögen auch, als eine Art von letztem Bild, uns erinnern, dass dieser eherne König, das Lebersystem, wo das Mysterium der Willens-Schöpfung stattfindet, ohne Zweifel ein michaelisches Organ ist, wie das Herz ein raphaelisches Organ ist. Wir mögen auch lernen zu verstehen, wie hinter dem, was die

Nieren leiden müssen, das Wesen des Uriel in den Höhen steht. Verbunden mit der Lunge stehen die Taten des Gabrielwesens.

Versuchen Sie bitte nicht, dieses Bild direkt mit den Jahreszeiten zu verknüpfen; Sie würden damit nicht die Wahrheit erfassen. Bleiben Sie zunächst in diesem Bild der Erzengelwesen, der Farben und der Könige. Ich hoffe, dies wird uns allen helfen, einen Schritt näher an das Verständnis der proteinschaffenden Organe zu kommen. Ich hoffe, dass diese wenigen Vorträge dazu gedient haben, Ihre diesbezügliche Einsicht zu stärken.

Gespräch

Frage: Ich würde gern fragen, wie das Blut bewegt wird.

K. König: Die Bewegung des Blutes hängt nicht nur mit den ätherischen Kräften zusammen. Die Bewegung des Blutes entsteht durch die ätherischen, astralen und Ich-Kräfte. Alle drei zusammen machen es möglich. Sie werden dies verstehen, wenn ich sage, dass lange bevor das Herz im Embryo tätig ist, die Zirkulation schon funktioniert. Das Blut fließt aus seiner eigenen Kraft. Alles, was lebendig ist, bewegt sich und das Blut bereitet seine eigenen Gefäße vor, um sich in ihnen bewegen zu können. Dann wird die gleichmäßige Bewegung des Blutes rhythmisch; der Pulsschlag entsteht durch den Astralleib und das Ich. Demnach ist das Herz, tatsächlich nichts anderes, als eine Art von Ort, wo die Strömungsrichtung möglich gemacht wird.

In diesem komplizierten Umdirigieren der Strömung durch das Herz kommt das venöse Blut von rechts herauf, wird in die Lunge geleitet, wieder zurück in den Körper umgeleitet, und so weiter. Sie müssen sich vorstellen, dass ungefähr fünf Liter Blut jede Minute durch das Herz strömen. Ich würde auch gern etwas hinzufügen, was in dem Vortrag zu viel gewesen wäre: das hat mit der Temperatur des Herzens zu tun. Der Herzmuskel bewegt sich nicht durch nervöse Tätigkeit; es ist absolut offensichtlich – offensichtlich sogar für Wissenschaftler – dass die Antriebstätigkeit des Herzmuskels nicht durch Anreize geschieht, die von den Nerven kommen, sondern dass es seine eigene Antriebsaktivität in sich entwickelt.

Also; zum Zusammenhang der Antriebstätigkeit des Herzens lässt sich Folgendes sagen: das Herz besteht aus vier Kammern – zwei Atrien und zwei Ventrikel – jede bewegt sich einzeln, aber diese Bewegung wird im Herzen koordiniert und ein vollkommen neues Organ entsteht. Nirgendwo anders entsteht eine solche Struktur. Es ist weder ein Muskel noch ein Nerv. Es ist das sogenannte *His-Bündel.* His war ein deutscher Arzt, der es am Ende des 19. Jahrhunderts entdeckte.[64] Dieses His-Bündel, zusammen mit mehreren anderen Komponenten – die atrio-ventrikularen Klappen zum Beispiel – dirigieren die Tätigkeit des Muskels. Es ist ein erstaunliches Organ. Es ist eine der schönsten Strukturen, die wir im Körper finden können. Wenn wir es in rechter Weise ansehen, ist es zweifellos eine Art von Pflanzenwurzel. Weiter oben sind zwei *Blätter*. Sodass wir mitten in der menschlichen – und tierischen – Organisation plötzlich eine wachsende Pflanze sehen. So sehen Sie auch Herz und Blut sich aus sich selbst heraus bewegen.

Frage: Wie steht es um die Heilwirkung bestimmter Pflanzen auf gewisse Organe?

K. König: Ich kann keine umfassende Antwort zu all den Organen geben, aber ich kann sagen, dass die *Compositae* für die Nieren wertvoll sind und die *Ranunkelgewächse* für die Lunge. Ich bezweifele, ob eine einzelne Pflanzenfamilie für die Leber von Wert sein würde, aber für das Herz helfen alle Arten der *Rosengewächse*. Die Rose ist ein Sonnengewächs und hat einen bestimmten Bezug zum Mars.

George Adams: Dass die Rose mit dem Mars verbunden ist, sollte uns an etwas erinnern, was immer mehr Aufmerksamkeit und Anwendung findet, was, sehr grob gesagt, seine Funktion und seinen Ort irgendwo zwischen Kiesel und Stahl hat. Ich meine Titan. Es ist bekannt, dass unter den Pflanzen besonders die Rose Titan enthält.

K. König: Wie interessant! Dies ist sehr wichtig. Ich bin sehr dankbar für diesen Hinweis. In den letzten vier oder fünf Jahren wurde herausgefunden, dass Kobalt eine große Bedeutung für den Blutaufbau darstellt. Kobalt ist ein Spurenelement. Es ist im Knochenmark enthalten und der Mangel an Kobalt führt zu schwerwiegenden Krankheiten. So viel wissen wir noch nicht über Titan, aber diese Bemerkung mag uns zu einigen Einsichten führen.

George Adams: Als ich Chemie studierte, staunte ich als mir erzählt wurde, dass Titan ein seltenes Element wäre. Wenn wir aber sehr grob das Verhältnis von Gewicht der Erdelemente auflisten, Kalzium, Sauerstoff, Wasserstoff und alle von ihnen einbegriffen, ist Titan auf dem neunten Platz. Es gibt eine enorme Menge an Titan auf der Erde. Es gibt ganze Berge von Titanerz in der Erde.

K. König: Ich habe natürlich nur wenig von dem erwähnen können, was Rudolf Steiner in Bezug auf das Herz gesagt hat. Mit einem Vortrag im Jahre 1919[65] lenkte er unsere Aufmerksamkeit auf die Tatsache, dass seit dem Jahre 1721 das Herz seinen Zustand geändert hat. Seit jenem Jahr hat das ätherische Herz seine Verbindung mit der physischen Struktur des Herzens gelöst und sehr große Veränderungen im gesamten Leben der Menschheit sind dadurch entstanden. Er sagt nicht, welche Veränderungen er meint, aber ich habe persönlich darüber nachgedacht und habe den Eindruck, dass die pietistische Bewegung in Zusammenhang damit steht, die zu der Zeit begann. In England fand diese Bewegung seinen Ausdruck in den Brüdern Wesley.[66] Sie entstand auch auf dem Kontinent. Vermutlich waren diese Ereignisse durch die Veränderungen ausgelöst, auf die sich Rudolf Steiner bezog. In Zukunft wird das Herz weiter seine ganze physisch-geistige Zusammensetzung verändern.

In den Ärzte-Vorträgen von 1920,[67] machte uns Rudolf Steiner auf die Tatsache aufmerksam, dass während unserer eigenen, individuellen Entwicklung in der Kindheit, sich die ganze Struktur des Herzens ändert. Er benutzte sogar die Worte:

> Was wir mit uns bringen durch die Geburt als ätherisches Herz, welkt allmählich dahin und wird durch ein völlig neues Ätherherz aufgebaut. Eines Tages werden wir solche Dinge zusammenbringen, aber wir werden einen ganzen Vortragzyklus brauchen, um darüber zu sprechen.

George Adams: Ich glaube, worauf Sie sich bezogen als pietistische Bewegung, fand seinen stärksten Ausdruck in England durch George Fox, den Gründer der Quäker. Sie kam zu einem Höhepunkt in jener Zeit. Er besonders, hatte ein geistiges Erlebnis, verbunden mit dem Blut und dem Christusimpuls. Er hatte eine direkte Erfahrung des Christuslichtes durch das Blut. Am Ende des Ersten Weltkrieges, als die Quäker so viel Hilfsarbeit in Europa taten, war Dr. Rittelmeyer sehr interessiert an ihnen. Er kannte einige der leitenden Quäker und fragte Rudolf Steiner, was das für eine Bewegung sei. Rudolf Steiner antwortete, dass er es nicht wisse, aber, dass er den Eindruck habe, dass es irgendetwas mit dem Blut zu tun habe.

K. König: Es wäre sehr wichtig, in Verbindung mit dieser Bemerkung über 1721, die Tatsache zu erwähnen, dass sich große Bewegungen auf dem Kontinent bildeten, besonders in Westdeutschland. Es gab einige erstaunliche Persönlichkeiten. Der Schwede Swedenborg hatte seine große Einweihung in London 1740–1742.[68] All dies erreichte sozusagen einen Höhepunkt. Ich habe immer gedacht, dass diese Befreieung des Ätherherzens von den Fesseln seiner physischen Funktion etwas recht Neues, wie etwa eine christliche Erfahrung, in den Menschen jener Zeit bewirkt haben muss. Bachs Musik ist ein weiteres Beispiel in dieser Hinsicht.

George Adams: Kann Dr. König etwas mehr darüber sagen, was Dr. Steiner in seinen Torquay Vorträgen[69] über die Notwendigkeit *mit dem Herzen zu denken* sagt? In einem dieser Vorträge – den Dr. König auch als Lektüre zur Vorbereitung für diese Tagung vorschlug – sprach Rudolf Steiner vom Wasserstoff, dem Herzen und der Fähigkeit zu denken. Können wir dies mit dem verknüpfen, was wir im *Landwirtschaftlichen Kurs* über die Funktionen des Wasserstoffs gelesen haben?

K. König: Wiederum kann ich nur einige Hinweise geben. Ich würde die Lektüre dieses Vortrags über Wasserstoff empfehlen, den Rudolf Steiner im Oktober 1923 gab.[70] Sogar, wenn Sie jede mögliche Anstrengung machten, diesen Vortrag zu verstehen, mögen Sie sagen: *Meine Güte, es ist gar nicht verständlich.* Dennoch weiß ich wegen bestimmter Dinge, die in diesem Vortrag enthalten sind, dass eine tiefe Wahrheit darin ist.

Rudolf Steiner erzählt die Geschichte der Schlange. Man stellt sich eine Schlange vor, die Eier hervorbringt. Natürlich werden die Eier – bei den meisten Schlangen ist das so – draußen gelegt, sodass die kosmische Wärme sie umgeben kann. Die kosmische Wärme wird gebraucht für die Entwicklung der Jungen. Aber, wenn Sie die Schlange aus ihrer natürlichen Umgebung herausnehmen und das Wasser entziehen – Sie wissen ja, dass Wasserstoff im Wasser ist – wird die Schlange die Fähigkeit verlieren, eine neue Haut vorzubereiten und wird wie in alten Fetzen weiterleben. Gleichzeitig wird sie ganz unfähig sein, die Eischale zu produzieren und dadurch werden Sie die Schlange dazu bringen, in dem folgenden Jahr lebende Junge zu produzieren. Das hängt mit dem Wasserstoff zusammen. Steiner fährt dann mit einer Schilderung von Natrium – Natriumkarbonat – fort.[71]

Ich habe diesen Vortrag immer wieder studiert und das hat mir geholfen, viele Dinge zu verstehen, nur den Wasserstoff noch nicht! Dennoch gibt es keinen Zweifel, dass Wasserstoff folgende Funktion hat. Sie werden bald wissen, was ich meine, wenn ich Ihnen die Tatsachen einfach hinstelle, ohne sie jetzt noch in einen Zusammenhang bringen zu können. In den Vorträgen für die Arbeiter spricht Rudolf Steiner einerseits vom Licht und andererseits von Elektrizität. Mit dem Licht denken wir. Mit Elektrizität vollziehen wir unsere Fortpflanzungstätigkeit. Dann verbindet er beide, sowohl das Denken wie auch die Fortpflanzungstätigkeit mit Wasserstoff. Er erwähnt, dass in dem Samen des Mannes ein besonders großer Anteil an Wasserstoff enthalten ist, während in dem weiblichen Ei nichts als Protein ist. Es ist der Wasserstoff, der das Protein anregt, sich zu entwickeln, sich zu teilen, zu wachsen und sich zu vermehren. Deshalb müssen wir die Substanz Wasserstoff in Verbindung mit den zwei Tätigkeiten sehen, für die das

Alte Testament den Ausdruck *erkennen* benutzt. Ich habe den Eindruck, dass dies ein weiterer Schlüssel zu dem enormen Problem Wasserstoff ist, weil wir hier auch Wärme haben, die in einem Fall Licht, im anderen Elektrizität enthält.

In jenem Vortrag gibt es noch andere Bemerkungen, die einem die Haare zu Berge stehen lassen. Rudolf Steiner sagt: Wissen Sie, ich spreche andauernd über Wasserstoff, aber Wasserstoff ist Phosphor und Phosphor ist nichts anderes als Wasserstoff! Wenn wir das eingehender studieren, bin ich sicher, dass es sich uns enthüllen würde. Er sagt sogar, dass wenn unsere Chemie weit genug entwickelt wäre, wir in der Lage wären, Phosphor in Wasserstoff und Wasserstoff in Phosphor zu verwandeln. Es könnte sein, dass dies schon bekannt ist – ich bin nicht in der Lage gewesen, mit den Errungenschaften der modernen Chemie mitzuhalten.

George Adams: Wenn wir es in einer praktischen Weise betrachten, dann sehen wir einfach das Folgende: Wenn organisches Leben abstirbt, entsteht Wasserstoff als Gas. Das nennt man Sumpfgas – Schwefel-Wasserstoff und Phosphor-Wasserstoff. Es stinkt mächtig! Rudolf Steiner sagt, dass wir Kohlendioxid in unserem Kopf entwickeln, das uns klug und intelligent macht. Dagegen entwickeln wir in unserem Darm Sumpfgas, Methan, das Kohlenwasserstoff ist, was uns dumm und stumpf macht. Dann sagt er, dass wir etwas von dem Sumpfgas in unseren Kopf hineinnehmen, sodass wir nicht gar zu klug werden. Das ist wichtig, weil vom Sauerstoff gesagt wurde, dass er Licht in das Physische bringt. Insoweit das Licht der Intelligenz in das Physische gebracht wird, sind wir klug. Da, wo die Stumpfheit überwiegt, ist Intelligenz da, sie ist aber nicht so sehr in das Physische hineingebracht worden. Das hat wieder mit Wasserstoff zu tun. Einmal verbindet der Kohlenstoff sich mit Sauerstoff, einmal mit Wasserstoff, da wo der Phosphorprozess abläuft.

K. König: Da kann ich eine andere Bemerkung Rudolf Steiners im selben Vortrag hinzufügen. Da sagt er, sobald Wasserstoff mit Licht verbunden wird, ist es gut und klug. Wenn es aber mit Sumpfgas zusammenkommt, im Dunkeln, ist es dumm. So sind Wasserstoff im Dunkeln und Wasserstoff in der Sphäre des Lichts zwei verschiedene Dinge.

George Adams: Dr. König, ich bin sehr dankbar, dass Sie die Aufmerksamkeit auf den Wasserstoff-Vortrag gelenkt haben, denn somit haben Sie die Frage der Elektrizität benannt. Ich glaube, dass es heute sehr zu unserer Aufgabe gehört, geistig herauszufinden, was uns befähigt, das Gleichgewicht zu halten. Wir werden dies niemals erreichen, wenn wir Angst vor Elektrizität haben oder gar denken, dass es etwas ist, das gemieden werden muss

Wir müssen diese Frage erkenntnismäßig durchdringen. Ich denke, dass in dem Bild, das Sie uns gegeben haben, ein Schlüssel liegt. Ich konnte nicht anders, als mich an einen bestimmten Vortrag erinnert zu fühlen, der für mich viel bedeutet. Im Englischen gibt es einen Band von Steiners Vorträgen über die Farbe, die in der deutschen Ausgabe in verschiedenen Büchern zu suchen sind. Dr. König bezog sich auf einen über Pfirsichblüt, Grün, Schwarz und Weiß. In demselben englischen Band befinden sich Vorträge, die Rudolf Steiner am 5. und 10. Dezember 1920 gab.[72] Er spricht hier nochmals über die Farben, dann von Licht und Gedanken einerseits und Dunkelheit und Wille andererseits. Er spricht auch von der Dunkelheit als Materie. Wenn er über den Gegensatz von Licht und Wille oder Gedanke und Wille spricht, erwähnt er in einem Satz:

> ... gegenüber dem Lichte lebt sich allerdings in der Finsternis dasjenige aus, was seelisch-geistig der Wille genannt werden kann, was auch mit einer mehr orientalischen Wendung der Sache die Liebe genannt werden kann.

Wenn Dr. König uns von den zwei Aspekten des Erkennens erzählt – Erkennen im biblischen Sinne – können wir beide sehen in der Sphäre der Wahrnehmung und in der Sphäre des Willens oder der Liebe. Man muss es wagen, an jenem Geheimnis zu rühren. Als er wieder zu Wissenschaftlern sprach – Physikern vor allem, in jenen zwei besonderen Kursen, die er in Stuttgart den Wissenschaftlern gab[73] – sagte dann Rudolf Steiner, dass im Bereich der Elektrizität und des Magnetismus wir die Essenz der Materie sehen können. Wenn Sie das Rätsel der Materie suchen, finden Sie es in der Elektrizität und im Magnetismus. Was Rudolf Steiner damals sagte, trifft absolut mit dem gegenwärtigen Stand der Wissenschaftler zusammen, die genau dasselbe sagen.

Er sagt dort, dass Elektrizität unmittelbar mit dem verwandt ist, was im Menschen als Wille lebt. Also, wenn Sie jene Erlebnisse betrachten, die der Mensch aus seinem Willenssystem heraus gewinnen kann, dann finden Sie das, was wiederum mit Elektrizität und Magnetismus verwandt ist. Das ist ein enges Geflecht von Zusammenhängen. Der Ruf ergeht an uns, Mut zu haben und nicht vor dem Bereich der Elektrizität wegzulaufen, sondern durch die Führung Rudolf Steiners unseren Weg in dieses Geheimnis hinein zu finden. Ich habe mit großer Zufriedenheit – jetzt von Dr. König und vor einigen Wochen von anderen Freunden auf dem Kontinent – gehört, wie bei der letzten großen Ärztetagung, ich glaube es war zu Ostern, als die Ärzte und andere Heilberufe sich trafen, sie sich mit dem Bereich der gegenwärtigen Atomwissenschaft und -technik beschäftigten. –

Zum Schluss würde ich nun gern noch ein paar Worte mehr sagen. Wir sind während dieser Tage immer wieder an die Weltkonferenz von 1928 in London erinnert worden.[74] Es war fast, als ob ganz verschiedene Fäden, die damals gewoben worden waren, jetzt in einer besonderen Weise wieder zusammengekommen sind. Maurice Wood war damals dort, Carl Alexander Mier und Dr. König auch. Es war ein wesentliches Erlebnis für Dr. König und für uns auch. Jene Weltkonferenz kam durch den Impuls von Dr. Ita Wegman zustande. Es war nur drei Jahre nach Dr. Steiners Tod, und sie war mit ihren ganzen Herzenskräften dort, aber auch mit dem großen Vertrauen, dass die Michaelkräfte und der heilende therapeutische Impuls der Anthroposophie durch die westliche Welt strömen würden. Es war Frau Pease, die damals Vorsitzende unserer landwirtschaftlichen Arbeit wurde, die alles zur Verfügung gestellt hatte, und diese Weltkonferenz ermöglichte. Auch Herr Dunlop stand mit seiner ganzen guten Kraft dahinter.

Nun würde ich gern das Folgende sagen: Sie als Landwirte und Gärtner haben Dr. König gebeten, diesen Kurs für uns zu halten, weil die Frage uns bewegt: wie können die heilenden Kräfte, wie kann die medizinische Weisheit, die Rudolf Steiner in Zusammenarbeit mit Ita Wegman entwickelte, wie kann dies in der englischsprachigen Welt in das Leben hineingeführt werden? Dieser heilende Impuls lebt in der anthroposophischen pädagogischen Arbeit; nicht nur in der Heilpädagogik, sondern auch in den Waldorfschulen. In Ihrer Hof- und Gartenarbeit lebt es eben auch, doch dieser Impuls ist irgendwie verhindert worden, als medizinische Weisheit in die englischsprachige Welt zu kommen. Etwas lebt in dem, was wir in diesen Tagen erhalten haben, das das Potential enthält, diese Behinderung zu überwinden.

Indem Sie dies in Ihren Herzen bewahren, könnten Sie überlegen, wie Sie etwas diesem Impuls Helfendes zurückgeben könnten. Für mich persönlich entsteht das Gefühl, einen der möglichen Schlüssel gefunden zu haben: Rudolf Steiner gab die Anthroposophie in einer mitteleuropäischen Sprache – in einer mitteleuropäischen Sprache, die zur Erkenntnis des Menschen spricht, zu der Kraft methodischen Denkens, die als geistige Methode in Mitteleuropa notwendig war. Das muss nun irgendwie in die Art des Verstehens übertragen werden, die in der englischsprachigen Welt lebt. Sie braucht mehr den Charakter des Herzensimpulses, der durch die kosmische Weisheit hervorgerufen wird. Es ist mehr ein kosmisch-religiöser Zugang, ein kosmologischer Zugang. Vielleicht könnte die landwirtschaftliche Bewegung in diesem Land, als Echo von Dr. Königs Vorträgen, helfen, diesen Impuls zu erwecken. Dies kann vor allem dadurch geschehen, wenn wir den Impuls in unserem Herzen tragen, dass die medizinische Bewegung in der englischsprachigen Welt gedeiht und die tiefen okkulten Hindernisse überwinden möge. Wir können einen Beitrag dazu leisten, dass sich etwas entwickelt und ich glaube wirklich, dass dies in der nächsten Zukunft werden kann – daran hat Ihre Arbeit, Dr. König, einen nicht geringen Anteil.

Über das Zusammenwirken von Darm und Gehirn

Für die Landwirtschaftliche Gruppe

von Karl König

9. Oktober 1964

Schon im 4. Vortrag des ersten *Ärztekurses* weist Rudolf Steiner auf eine wichtige Parallelität hin. Er sagt Folgendes:

> dass sich tatsächlich der Mensch als eine Dualität offenbart und dass, was entsteht, auf der einen Seite im Unteren das Parallelorgan ist für etwas, was entsteht im Oberen, dass im Oberen gewisse Organe nicht entstehen könnten, wenn sich nicht die Parallelorgane gewissermaßen die entgegengesetzten Pole im Unteren entwickeln könnten. Und je mehr das Vorderhirn in der Tierreihe die Gestalt annimmt, welche es beim Menschen dann entwickelt, desto mehr gestaltet sich der Darm gerade nach der Seite hin aus, die zur Ablagerung der Nahrungsüberreste führt. Es ist ein inniger Zusammenhang zwischen der Darmbildung und der Gehirnbildung, und würde nicht im Laufe der Tierreihe Dickdarm, Blinddarm auftreten, so könnten auch nicht zuletzt denkende Menschen entstehen physischer Natur, weil der Mensch sein Gehirn, sein Denkorgan auf Kosten, durchaus auf Kosten seiner Darmorgane hat. Und die Darmorgane sind die getreue Reversseite der Gehirnorgane. Damit Sie auf der einen Seite entlastet werden von physischer Tätigkeit für das Denken, müssen Sie auf der anderen Seite Ihren Organismus belasten mit demjenigen,

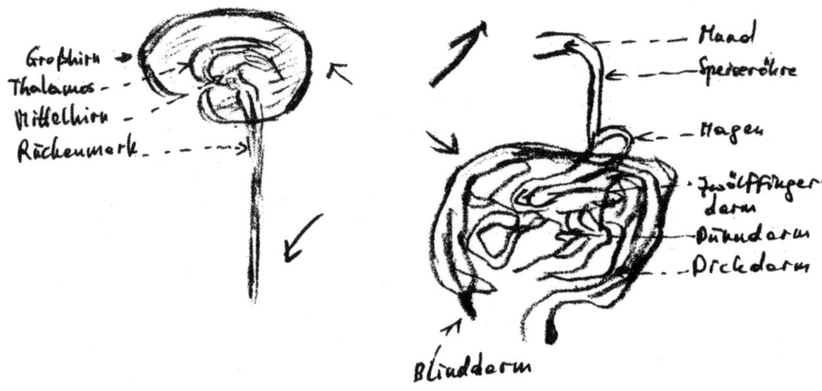

Zeichnung aus dem Originalmanuskript.

> wozu Veranlassung ist zur Belastung durch den ausgebildeten Dickdarm und die ausgebildete Blase. So dass gerade die in der menschlichen physischen Welt vorkommende höchste geistig-seelische Tätigkeit, insofern sie gebunden ist an eine vollkommene Ausbildung des Gehirns, zugleich gebunden ist an die dazu gehörige Ausbildung des Darmes. Das ist ein außerordentlich bedeutsamer Zusammenhang, ein Zusammenhang, der auf das ganze Schaffen der Natur ungeheuer viel Licht wirft.

Aus dieser Darstellung geht deutlich hervor, dass die formative Ausbildung des Gehirns und die Gestalt des Darmes in engem Zusammenhang miteinander gesehen werden müssen. Was Rudolf Steiner hier als «Vorderhirn» nennt, darf wohl nur teilweise dem gesamten Pallium gleichgesetzt werden. Viel mehr scheint es so zu sein, dass Dünn- und Dickdarm zusammen – die ähnliche Konvolute wie das Großhirn zeigen – dem gesamten Neo-Pallium entsprechen.

Das Duodenum mit Leber und Pancreas ist eine Parallelbildung zu den subcorticalen Kernen und dem Thalamus. Die Hypophyse ist der Gallenblase gleichzusetzen. Der Magen ist das Mittelhirn mit dem angeschlossenen vierten Ventrikel und der Medulla oblongata. Die Speiseröhre mit Pharynx und Mund sind das Rückenmark mit dem dazugehörigen Geflecht der Spinalganglien und Spinalnerven. So dass sich die folgende Doppelfigur ergibt (s. Zeichnung S. 368).

Hier handelt es sich zunächst um die Gestalt, um die Gestalt der beiden polaren Systeme, des Darmschlauchs und des zentralen Nervensystems. Im *Landwirtschaftlichen Kurs* und an anderen Stellen spricht Rudolf Steiner jedoch mehr von «Kräften» als von Form, so zum Beispiel im 8. landwirtschaftlichen Vortrag (16. Juni 1924):

> Da haben wir es im Kopfe, gerade weil da die Sinne vorzugsweise stationiert sind und die Sinne aus dem Kosmos wahrnehmen, mit kosmischen Kräften zu tun. In der Stoffwechsel-Gliedmaßen-Organisation, da haben wir es mit erdigen, irdischen Kräften zu tun, also mit kosmischen Stoffen und mit irdischen Kräften – denken Sie nur daran, wenn man geht, schaltet man sich fortwährend in die Erdenschwere ein, und so ist alles, was man mit den Gliedmaßen tut, an das Irdische gebunden.

Aber die Stoffe der unteren Organisation, die hier als kosmisch beschrieben werden, dürfen nicht gleichgestellt werden. Diese Stoffe werden von den Bildekräften aufgenommen und zur Bildung aufgenommen und zur Bildung von Organen wie Leber, Milz, auch von Knochen und Muskelgewebe gebraucht.

Mist ist verdaute und verarbeitete Nahrung. Rudolf Steiner sagt weiter:

> ... was im Gehirn zum Vorschein kommt als Irdisch-Materielles wird einfach ausgeschieden, ist Ausscheidung aus dem organischen Prozess. Da wird irdische Materie ausgeschieden, um als Grundlage für das Ich zu dienen. Nun ist eine bestimmte Menge

irdischer Materie auf der Grundlage des Prozesses, der von der Nahrungsaufnahme durch die Verdauungsverteilung im Stoffwechsel-Gliedmaßen-System sich bildet, fähig, um von da die irdischen Nahrungsmittel hineinzuleiten in den Kopf und das Gehirn, da ist eine bestimmte Menge irdischer Stofflichkeit, welche diesen Weg durchmacht, und die dann im Gehirn richtig abgeschieden wird. Aber es wird diese Nahrungsstofflichkeit nicht nur abgeschieden im Gehirn, sondern schon auf dem Weg im Darm. Dasjenige, was nicht weiter verarbeitet werden kann, wird im Darm abgeschieden.
Was ist die Hirnmasse?
Die Hirnmasse ist einfach zu Ende geführte Darmmasse. Wenn ich grotesk rede, würde ich sagen, ein fortgeschrittener Dunghaufen ist das im Gehirn sich Ausbreitende; aber es ist sachlich durchaus richtig. Der Dung ist es, der durch den eigenen organischen Prozess in die Edelmasse des Gehirns umgesetzt wird und da zur Grundlage für die Ich-Entwicklung wird.

So haben wir also:

Oben: im Nerven-Sinnes-System
kosmische Gestalt und irdische Substanz;
Unten: im Stoffwechsel-Gliedmaßen-System
irdische Gestalt und kosmische Substanz.

In dieser unteren kosmischen Substanz aber, wird ein irdisches Substrat, der Dung, als Vorstufe der Gehirnmasse zubereitet. Diesem sozusagen nicht ganz irdischen Dung steht im oberen Organismus ein Anderes, ein nicht mehr ganz kosmisches Geschehen gegenüber: das Denken, so wie es der Mensch entwickelt hat.

Dieser Zusammenhang aber gibt erst eine erste Einsicht in die hier vorwaltenden Zusammenhänge.

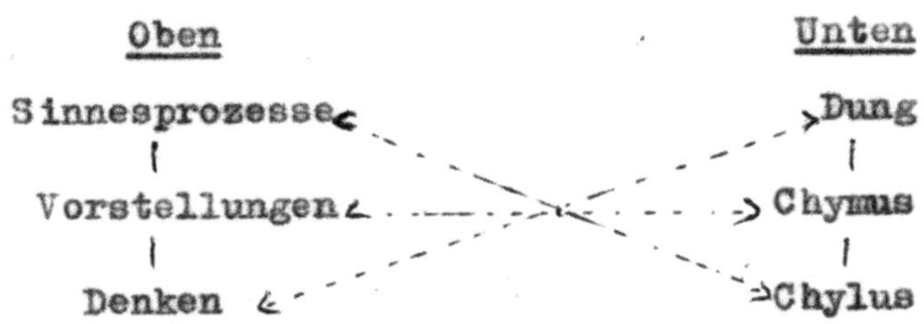

Aus dem Originalmanuskript.

Am physisch-substanziellen Gehirn kann sich ein Denken entwickeln, das den irdischen Sinneserfahrungen zugeneigt ist. Das aber geschieht innerhalb der kosmischen Sinnesprozesse, die eigentlich identisch mit dem kosmischen Ernährungsstrom sind.

Am kosmisch-substanziellen Darmschlauch entsteht durch stetige Ablagerung der Dung. Er wird zur substanziellen Gegenkraft des Denkens; er ist die Vorstufe der physisch weiter fortgeschrittenen Gehirnsubstanz.

Dies ist das erste Kapitel zum Verständnis der hier waltenden Vorgänge.

Es keimen die Pflanzen in der Erde Nacht

Zum Andenken an den Freund Eberhard Schickler[1]

von Karl König

I.

Viele der Sprüche und Verse, die wir von Rudolf Steiner bekommen haben, beschreiben jenes rätselhafte Doppel-Antlitz, in dem sich das Weben offenbart, das zwischen dem Menscheninnern und der ihn umgebenden Welt besteht. Dadurch empfängt der diese Strophen Lesende, Sprechende oder Meditierende einen Spiegel, in welchem er sich selbst – im Anschauen der Welt – erkennen kann. Einer dieser Sprüche lautet:[2]

Der eigenen Seele Geheimnisse
Ergründe in dem Antlitz,
Das die Welt dir zuwendet.
Der Welten Innensein
Ergründe in dem Antlitz,
Das sie deiner Seele prägt.

In einem Notizbuch notierte er 1911 einmal:[3]

Im grenzenlosen Außen
Finde dich als Menschenwesen.
Im engsten Innenleben
Fühle Welten unbegrenzt.
So wird es sich enthüllen,

Dass der Weltenrätsel Lösung
Der Mensch nur selber ist.

Seit damals hat uns Rudolf Steiner immer mehr Lösungen dieses Rätsels enthüllt, und dieser Prozess der Geisterkenntnis wird umso weiter voranschreiten, je mehr diese einzigartige Methode des Erkennens sich verbreiten wird. Denn darum geht es: dass sich die Menschenseele in den Werken der Natur zu erfassen beginnt und dass der Menschengeist die Rätsel der Welt in seiner eigenen Seele beantwortet findet. Die Fragen im Äußeren werden zur Antwort im Innern geführt; die Rätsel des Innern erfahren draußen ihre Lösung.

Wem diese Methodik sich erschließt, der beginnt auf den Bahnen von Goethes Naturanschauung zu wandeln. Denn in *Gott und Welt* ist zu lesen:

Müsset im Naturbetrachten
Immer eins wie alles achten;
Nichts ist drinnen, nichts ist draußen;
Denn was innen, das ist außen.
So ergreifet ohne Säumnis
Heilig öffentlich Geheimnis.

Rudolf Steiner hat dieses «heilig öffentliche Geheimnis» immer wieder neu darzustellen versucht: in Vorträgen und Abhandlungen, in Skizzen und Malereien, in Gedichten und Sprüchen. Vielen schrieb er mit lapidaren Worten diese Methode ins Gewissen ein; Reihen von Meditationen sind diesem Doppel-Antlitz gewidmet.

Willst du die Welt erkennen,
Blick ins eigne Innre.
Willst du dich selbst durchschauen,
Schau in die Welt.[4]

Im Walten der Natur offenbaren sich die Geheimnisse der Seele. Sie werden draußen zum Bilde; im Innern aber sind sie Erlebnis.

Die Komposition des *Seelenkalenders* ist aus diesem offenbaren Geheimnis heraus geschaffen, und jeder einzelne Vers spiegelt sich auf diese Art in seinem Gegen-Vers. Um nur zwei Beispiele zu nennen: «Der Seele Schaffensmacht» (Vers 41); «Der Welten Schönheitsglanz» (Vers 12).

Hier steht das innere Erleben der Epiphaniaszeit der äußeren Überfülle des Johannigeschehens gegenüber. Oder die Verse:

Kann ich das Sein erkennen,
Dass es sich wiederfindet
Im Seelenschaffensdrange? (Vers 35)

Kann ich die Seele weiten,
Dass sie sich selbst verbindet
Empfang'nem Welten-Keimesworte? (Vers 18)

Auch hier ist es der Gegensatz, der sich zwischen Innen und Außen auftut, der aber in der Erkenntnis nicht Gegensatz bleibt, sondern zur gegenseitigen Lösung des so polar Erscheinenden wird. Das Sein und die Welt werden zur bildhaften Antwort auf die in der Seele entstehenden Fragen. Die Seele hinwiederum löst jene Rätsel, die im Walten des Sinnenseins und des Weltendaseins in die Erscheinung treten.

II.

Aus diesem offenbaren Geheimnis wurde auch «unser» Tischgebet, das täglich von Tausenden Menschen über die ganze Erde hin gesprochen wird, verdichtet. Viele Kinder haben es gelernt und einer stetig wachsenden Gemeinde von Erwachsenen ist es zum täglichen Brot geworden, wie das Essen selber, vor dem es gesagt wird. Es erklingt im Kreise vieler, aber auch wenn nur zwei zu Tische sitzen; in der Familiengemeinschaft und in der Seele des Einzelnen. Überall, wo Menschen ein Mahl zu sich nehmen und nicht nur essen, hat es seinen Platz erhalten und ist zum «heilig öffentlichen Geheimnis» geworden.

Es keimen die Pflanzen in der Erdennacht,[5]
Es sprossen die Kräuter durch der Luft Gewalt,
Es reifen die Früchte durch der Sonne Macht.

So keimet die Seele in des Herzens Schrein,
So sprosset des Geistes Macht im Licht der Welt,
So reifet des Menschen Kraft in Gottes Schein.

Das ist die Fassung, die Rudolf Steiner diesem Spruch gegeben hat. Der erste Vers beschreibt ein Geschehen, das sich in der Natur begibt; der zweite spricht vom Innern der Seele. Durch beide Verse aber geht eine gleiche – vom Zeitwort getragene – Steigerung: keimen – sprossen – reifen. Man kann spüren, wie das Keimen ein sich entfaltender Prozess ist, der sich im Sprossen fortsetzt, wächst und weitergeht, um im Reifen sich zu runden und für die Ernte bereit zu sein. Der Vokal «ei» im Wort keimen ist ein Sich-Öffnen; der gleiche Laut im Wort reifen ein Sich-Vollenden. Dazwischen steht das «o» des Wortes sprossen: EI → O ← EI.

Das Bild der sich entfaltenden Pflanze entsteht vor uns in einfachen, aber entsprechenden Wort-Bildern. Sie führen uns zur Anschauung der die Pflanzen bildenden Kräfte, die in den Elementen wirksam sind: das Dunkel der Erde, die Gewalten der Luft, die Mächte des Sonnenlichtes. Aus Erde, Luft und Licht ist die Pflanze – das lebendige und gestaltete «Wasser» – gewoben. Die Erde erhärtet, die Luft durchwebt, das Licht gestaltet die Kräuter.

Keinerlei weitere Hinweise werden gegeben, weil sie nicht nötig sind. Der grandios wunderbare Wachstumsprozess des Keimens, Sprießens und Reifens, durch Erde, Luft und Licht vollzogen, malt sich als Weltenbilder durch die Wortkraft der Vokale und Konsonanten in unsere Seele. Sie taucht in das große Gesetz dieses Werdens ein und Geist-Erinnern durchzieht sie. Die Evolution der Erde, die das Gedächtnis an Saturn, Sonne und Mond in sich birgt, webt hinter diesem Werden und erfüllt es mit Substanz. Das Bild wird Realität, und der das Tischgebet sprechende Mensch erlebt sich als Glied des Weltenwerdens. So wird er zunächst auf sich selbst hingewiesen. Dann erst setzt der Kanon des zweiten Verses ein.

Keimen, Sprossen und Reifen erscheinen noch einmal: Jetzt aber sind sie dem Seeleninnern des Menschen verbunden und beschreiben den Vorgang, der sich als «der eigenen Seele Geheimnis» begibt. Die Seele keimt im Schrein des Herzens; der Geist sprießt auf im Licht der Welt; die Kraft des Menschen reift im Schein des göttlichen Daseins.

Hier erlebt der Betende nicht die Vergangenheit seiner bisherigen Entwicklung, sondern das Versprechen für sein zukünftiges Werden. Wie er auf die Pflanze hinunterblickt und in ihrer Entfaltung seine Vorzeit empfindend erinnert, so schaut er nun aufwärts und erkennt sein höheres Wesen, das auf ihn wartet.

Der Schrein des Herzens ist ihm mitgegeben; im Lichte der Welt findet er sich; in Gottes Schein entfaltet sich sein wahres Wesen. Aus dem natürlichen Menschen wird ein göttlicher Spross geboren; er weist auf die Zukunft hin. Es keimt die Seele, es sprosst der Geist, und es reift der höhere Mensch in den Armen der göttlichen Welt. Die «Weihnacht-Stimmung» des Seelenkalenderverses kann erlebt werden.

Ich fühle wie entzaubert
Das Geisteskind im Seelenschoß;
Es hat in Herzenshelligkeit
Gezeugt das heil'ge Weltenwort
Der Hoffnung Himmelsfrucht,
Die jubelnd wächst in Weltenfernen
Aus meines Wesens Gottesgrund.

Hier handelt es sich um eine ähnliche Steigerung wie dort. Seelenschoß – Weltenwort – Gottesgrund. Allerdings ist hier alles ins Heilige gesteigert, erhöht und von der Gnade der Weihenacht umflossen.

Der erste Vers des Tischgebetes weist auf den Gegen-Spruch des Seelenkalenders hin; in der Reifezeit des Sommers spricht der Mensch:

Ich fühle wie verzaubert
Im Sinnenschein des Geistes Weben. (Vers 15)

Der zweite Vers aber ist die Erfüllung zur Weihnachtszeit, wo es heißt:

Ich fühle wie entzaubert
Das Geisteskind im Seelenschoß.

Dazwischen bewegt sich der betende, sprechende, meditierende Mensch. Im verzauberten Sinnenschein – die werdende Pflanze erlebend – steigen die dumpfen Erinnerungen an seine eigene Geist-Vergangenheit auf. Er fühlt sein Keimen, Sprießen und Reifen im Werdeschritt der Weltentwicklung. Im entzauberten Schauen, das ihn in sein eigenes Inneres führt, entsteigt das Wissen seiner zukünftigen Gestalt. Die Seele keimt, der Geist sprosst, seine wahre menschliche Kraft tritt in Erscheinung. Manas, Buddhi und Atman, der Seelengeist, der Lebensgeist und der Geistesmensch neigen sich zu ihm nieder und erfüllen ihn mit ihrem Versprechen für seine Zukunft.

In demütiger Dankbarkeit blickt der Mensch auf das Werden der Pflanzen; sie reichen sich ihm dar und werden seine Speise. Er aber nimmt sie hin im Aufblick zu seinem höheren Wesen, das er mit hoffendem Starkmut erstreben will. Er fühlt sich zwischen Natur und Geistessein gestellt. Er neigt sich nieder und isst; dabei blickt er aufwärts, sich selbst versprechend, dass die Verwandlung der Natur nur durch seine Hingabe, durch sein Erkennen und durch sein Streben sich vollziehen wird.

Was einst keimte, sprosste und zur Reife kam, muss in ihm – erhöht und vergeistigt – Keim, Spross und Frucht werden.

III.

Es gibt zwei andere Sprüche, die als Tischgebet verwendet werden können und welche eine fast gleichlautende Eingangszeile, wie die in «unserem» Tischgebet verwendete, haben. Der eine Spruch lautet:[6]

Es keimen die Pflanzen
Im Erdengrund,
Es zieht die Sonne
Aus Finsternis
Sie in das Licht:
So keimet das Gute
Im Menschenherzen
Es zieht die Seele
Aus Geistesgründen
Die Strebenskraft.

Hier fehlt die Dreiheit von Keimen – Sprossen – Reifen. Stattdessen ist eine Zweiheit von Unten und Oben, von Erde und Sonne eingesetzt. Eine sehr eindringliche Bildumwandlung wird vor uns hingestellt. Draußen keimen die Pflanzen im Erdengrund; im Menscheninnern keimt das Gute im Menschenherzen. Die Sonne erweckt die Pflanzen und zieht sie ans Licht. Im Innern ist es die Seele, die – der Sonne gleich – das Ich des Menschen aus den Geistesgründen des im Herzen keimenden Guten, entbindet. Auch hier tritt das Bild des Geisteskindes, das im Seelenschoß erscheint, an uns heran.

Der zweite Spruch – dem obigen ähnlich und doch wieder anders – lautet:[7]

Es keimen die Pflanzen im Erdengrund
Es strömen die Regen aus Himmelshöhen
Es keimt die Liebe im Menschenherzen
Es strömt die Weisheit in Menschengeister.

Hier ist in der ersten Zeile noch der gleiche Ansatzpunkt: die keimende Pflanze im Erdengrund. Dann aber wandelt sich das Bild und statt der Sonne strahlendem Licht strömt der segenbringende Regen hernieder. In der folgenden Strophe wird das Bild des Menscheninnern dem äußeren Geschehen gemäß metamorphosiert. Es keimt die Liebe im Menschenherzen, und die Weisheit, den Menschengeist erfüllend, fließt herab.

Hält man diese verschiedenen Bilder nebeneinander und wird der Versuch gemacht, ihre Sprache zu verstehen, dann zieht eine gemeinsame Grundthematik durch alle drei Sprüche. Der Erdengrund, oder die Erdennacht draußen, entsprechen im Menschen dem Herzensschrein. In der Verborgenheit des Herzens wachsen die Gebilde des Menscheninnern:

So keimet die Seele,
So keimet das Gute,
Es keimt die Liebe.

In unser aller Herzen keimt die Seele, ob wir Kinder, Jugendliche oder Erwachsene sind. Jeden Tag neu enthüllt sich am Herzgebilde die keimend-werdende Seele. Jedes Erwachen am Morgen ist ein erneutes Keimen der Seele im Herzensgrunde. Erst wenn das Herz zu schlagen aufhört, kann sich die Seele ihrem irdischen Menschendasein entziehen und über die Schwelle ins Land des Geistes eintreten. Auf Erden aber keimt sie ständig im Herzen.

Weil die Seele im Herzen keimen darf, wird sie zum Licht. Wenn dieses Licht-Werden sich vollzieht, wandelt die Seele sich zur inneren Sonne, die aus dem Herzen das Gute keimen lässt. Das Gute hinwieder erweckt jene Geisteskräfte, welche die Weisheit der Welt zum Strömen bringen und im Herzen des Menschen die Liebe entstehen lassen. Deshalb ist im *Seelenkalender* zu lesen:

Im Lichte, das aus Weltenhöhen
Der Seele machtvoll fließen will,
Erscheine, lösend Seelenrätsel,
Des Weltendenkens Sicherheit,
Versammelnd seiner Strahlen Macht,
Im Menschenherzen Liebe weckend. (Vers 48)

Nun verdichten sich die Bilder der drei Sprüche und fließen in *ein einziges* zusammen: Die Seele entkeimt dem Herzen; sie wird der Sonne gleich und empfängt das Ich des Menschen aus Geistesgründen. So kann im Herzen das Gute aufkeimen; auch dieses wächst und ruft aus Himmelshöhen des Weltendenkens Weisheit herunter; gleich Regen fließt es herab und entbindet im Herzen die Liebe.

Eine neue Geist-Physiologie des Herzorgans beginnt sich hier zu enthüllen. Das Herz ist der Erde gleich. Wie aber auf der Erde alles Leben sich bildet, die Pflanzen keimen, wachsen und fruchten, so keimet des Menschen Seele aus dem Erdendunkel seines Herzensschreins. Dort wacht auch das Gute auf und zuletzt die Liebe, denn im Herzen vollzieht sich ein ähnliches Geschehen, wie es sich mit der Erde begibt. Auch das Herz soll Sonne werden.

Daher ist Sonne
Im Menschen-Weltenall
Das Herz;
Daher ist im Herzen
Der Mensch
Am meisten
In seines Wesens
Tiefstem Quell.[8]

IV.

Ein Tischgebet ist nicht eigentlich ein Gebet, sondern eher ein Segensspruch, der dem die Nahrung Nehmenden wie auch der Speise gilt, die er genießt. Dieser wird der Spruch zum Segen; er «tauft» die Nahrung. Den Essenden aber führt er zur Besinnung und bewirkt dadurch ein rechtes Bewusstsein seiner Gotteskindschaft. Die höheren Mächte werden angerufen und gebeten, die Nahrung dem Nährenden nicht nur zu gewähren, sondern sie ihm auch bekömmlich zu machen. – So heißt ein viel benütztes Tischgebet:

Vater, segne diese Speise,
Uns zur Kraft und Dir zum Preise.

Oder:

Komm, Herr Jesus, sei unser Gast,
Und segne, was Du uns bescheret hast.

Segenssprüche dieser Art werden noch an vielen Tischen, an denen im Aufblick zur Gottheit gegessen wird, gesprochen. In solchen Segenssprüchen jedoch ist noch ein gewisses persönlich-egoistisches Motiv enthalten. Der Mensch erfleht den göttlichen Segen, damit ihm die Nahrung zum Nutzen sei. Er erinnert sich daran, dass die Speise ihm aus der Hand Gottes gereicht wird, und er gedenkt dabei – wie selbstverständlich – der Zeile im Vater Unser:

Gib uns heute unser tägliches Brot.

Auch die Buschmänner beten: «O Cagn, o Cagn! Sind wir nicht Deine Kinder? Siehst Du nicht unsern Hunger? Gib uns Nahrung!» Und die Ainu beten: «O Du großer Gott, der Du über dem großen Wasser gebietest, o Wassergottheit, wir gehen jetzt Fische fangen. O gib, dass wir heute viele Fische fangen.»[9] Auch diese Gebete sind eine Anrufung Gottes; sie entstammen der Bitte um Gewährung des täglichen Brotes und dass dieses dem Wohl des Essenden zugute kommen möge.

Im Gang der Menschheitsentwickelung – durch den Eintritt des Christus in die Erdenwelt und den Vollzug des Mysteriums von Golgatha – entsteht allmählich ein neues Verständnis für die Bedeutung des Mahles. Das Geheimnis der Speisung wird geahnt und findet beredten Ausdruck in jenem Spruch von Angelus Silesius, der den Titel trägt: «Der Mensch lebt nicht vom Brot allein»:

Das Brot ernährt dich nicht; was dich im Brote speist,
Ist Gottes ewiges Wort, ist Leben und ist Geist.[10]

In diesem Vers lebt die deutliche Empfindung, dass Gott selbst – sein Wort, sein Leben und sein Geist – in jeglicher Nahrung anwesend und wirksam ist. Dadurch wird jedes Mahl zur Eucharistie erhoben. Ein ähnlicher Spruch Rudolf Steiners, der als Tischgebet verwendet werden kann, wurde mir vor vielen Jahren von einem Freund übermittelt.[11] Er schließt sich dieser «eucharistischen» Gruppe von Segenssprüchen an:

Dir höherem Leben,
Danket unser Leben,
Dass sein Leib
Durch Deinen Leib
Ernähret werde.

Was einmal Segensspruch war, wandelt sich hier in ein Wissen von der Allgegenwart Gottes im Brote. Aus der Bitte um Hilfe und Segen – für die Jagd und die Beute, für Nahrung und Speise – hat sich das Bewusstsein entwickelt, dass alle Materie, wie Fr. Chr. Oetinger sagt, «das Ende der Wege Gottes» ist.

Das *neue* Tischgebet aber ist weder Anrufung und Bitte um Segen noch ist es das alleinige Wissen um die Eucharistie. Es stellt den Menschen selbst als Mittler so hin, dass er die von Gott erschaffene Welt der Natur mit der Geistwerdung seiner eigenen Seele verbinden kann. So wird der Mensch zum Vollzieher einer kosmischen Kommunion, die in sich schon heilige und dadurch heilende Erkenntnis ist. Er sieht sich als ein im Haus der Natur lebendes Wesen. Gleichzeitig aber blickt er auf den Geistwandel seiner Seele hin, der sich ihm im Bild der Naturprozesse offenbart.

Wurde der Segensspruch in der Frühzeit der Menschheitsgeschichte im Aufblick zum Vatergott gesprochen, so vollzieht sich das zur Eucharistie verwandelte Mahl im Namen des Sohnes. Dort wo der Mensch beginnt, ein Mittler zwischen Natur und Seelengeist zu werden, fängt das Zeitalter des Heiligen Geistes an.

V.

«Unser» Tischgebet öffnet das Tor in jenes neue Riech. Es sollte mit hingebender Andacht gesprochen werden, weil Andacht die Tugend der Bewusstseinsseele ist. «Niemals», sagt Rudolf Steiner, «wird die Bewusstseinsseele zu einem Wissen kommen auch über ein äußeres Ding, wenn sie sich diesem Ding nicht mit Liebe und Ergebenheit nähert; denn unsere Seele geht vorüber an den Dingen, denen sie sich nicht nähert mit Liebe und Ergebenheit, oder mit anderen Worten: in Andacht.»[12] Hier wird auf eine Kardinaltugend hingewiesen, die vom heutigen Menschen erworben werden soll.

In dem der Andacht gewidmeten Vortrag wird dargelegt, dass Ergebenheit und Liebe die beiden Flügel dieses Seelentores sind. «Liebe ist ein Teil der Andacht, und Ergebenheit ist der andere Teil der Andacht.» Beide Gefühle führen die Bewusstseinsseele an die Geistwelt heran. Durch das Denken allein kann das nicht vollzogen werden.

> Diejenige Eigenschaft des Willens, durch welche der Mensch die Ziele und die Absichten des Unbekannten ausführen will, bevor es dieses Unbekannte erfassen kann mit dem Lichte des Gedankens, das ist die Ergebenheit in dieses Übersinnliche. So kann der Wille entwickeln die Ergebenheit in das Unbekannte, das Gefühl kann entwickeln die Liebe zum Unbekannten; und wenn sich beide vereinigen, Ergebenheit des Willens in das Unbekannte und Liebe zu diesem Unbekannten, dann entsteht durch ihre Vereinigung dasjenige, was wir im wahren Sinne des Wortes Andacht nennen. Und wenn Andacht die Vereinigung ist, die Durchdringung ist, die gegenseitige Befruchtung ist von Liebe zum Unbekannten und Ergebenheit in das Unbekannte, dann wird diese Andacht sein der vereinigte Anstoß, der uns hinführen kann in dieses Unbekannte, damit das Denken sich seiner bemächtigen kann. So wird Andacht zum Erzieher der Bewusstseinsseele.[13]

Das Tischgebet, das wir von Rudolf Steiner erhalten haben, ist ein tägliches Üben in der Andacht. Es lehrt uns im ersten Teil die Ergebenheit in das Gewordene; wir stehen vor der Schöpfung im Anblick des ewigen Keimens, Sprossens und Reifens und verehren darin die aus dem Übersinnlichen her wirkenden Kräfte. Im zweiten Teil hingegen blicken wir in Liebe nach oben, zum Geistwerdungsprozess der Seele im Menschen, und ahnen in Hingabe die Führermächte der Menschheit. Geisteswissenschaft hilft uns dann in Gedanken das zu ergreifen, was Ergebenheit im Wollen und Liebe im Fühlen uns gewiesen haben.

Rudolf Steiner geht aber noch weiter. Er stellt die Frage: «Was tut der andächtige Mensch im äußeren Ausdruck?» Und gibt die Antwort: «Er beugt das Knie, faltet die Hände und bewegt das Haupt zu dem in Andacht verehrten Wesen oder Gegenstand.» Dreifach ist diese Gebärdensprache. Sie neigt das Haupt, faltet die Hände und beugt das Knie. Diese Dreiheit erscheint im Tischgebet wieder. Wir beugen das Knie zur Erde nieder; denn «Es keimen die Pflanzen in der Erde Nacht».

Wir falten die Hände, denn «Es sprossen die Kräuter durch der Luft Gewalt». Wir neigen das Haupt in Ergebenheit, denn «Es reifen die Früchte durch der Sonne Macht».

Und wenn der Mensch gelernt hat, in Geist-Ergebenheit diese drei Gebärden zu vollziehen, wenn er in Hingabe an das Göttlich-Wirkende das Knie gebeugt, die Hände gefaltet, das Haupt geneigt hat, dann wird er zum Lichtträger im Erdendunkel.

> Die Beobachtung des Menschen aber lehrt uns, dass in selbstbewusster Tatkraft unsere Beine am besten gestreckt werden, wenn sie sich dazu verstanden haben, gegenüber dem wirklich zu Verehrenden die Knie zu beugen ... Die Hand aber, die gelernt hat, sich zu falten, die hat mit dem Falten zur Andacht eine Kraft aufgenommen, die jetzt die Hand durchströmen kann ... Jener Kopf aber, der in Andacht zu den Dingen sich hingeneigt hat, der wird wiederum aus der Andacht eine Kraft schöpfen, die ihn durchströmt.

Für den aufrecht stehenden Menschen auf Erden beginnt die Seele, die Liebe und das Gute, im Schrein des Herzens zu keimen. Den Händen, die im Gebet sich gefaltet haben, entströmt der Segen in der Liebe für andere. «So sprosset des Geistes Macht im Licht der Welt.» Das in Liebe erkennende Haupt aber bringt zur Erfüllung die in Gottes Schein stetig reifende Frucht der menschlichen Geisteskraft.

«Unser» Tischgebet ist ein dauerndes Erüben der Andacht. In Ergebenheit und Liebe spricht es der Mensch, der ein Geistesträger werden will. «So sind Liebe, Ergebenheit die richtigen Führer hinauf zum Unbekannten und die Erzieher der Seele aus der Verstandesseele zur Bewusstseinsseele.»

Anmerkungen

Zu den Texten und zur Herausgabe

1 Siehe R. Steel: *Motive zum Sozialimpuls im Leben Karl Königs* in Karl König *Mensch unter Menschen werden,* Stuttgart 2009.

2 Siehe S. 11. In dem Begleitbrief vom 8.9.1943 schrieb Deryck Duffy aus Clent von «closed talks», die König «Gelegenheit geben, offen zu sprechen ... ohne Rücksicht auf unvorbereitete Teilnehmer nehmen zu müssen.» Karl König Ar-

Die Entwicklung der anthroposophischen Ernährungsforschung

1 «Wie wirkt Ernährung mit Demeter Lebensmitteln?» in der Zeitschrift *Lebendige Erde* 6/2007, S.16 oder im Internet unter: http://orgprints.org/3676/

Kosmische und irdische Ernährung – Eine aktuelle Fragestellung

1 Rudolf Hauschka, Gründer der WALA Heilmittel, * 6.Nov. 1891 in Wien, †28. Dez. 1969 in Bad Boll.

2 Eugen Kolisko, österreichischer Arzt und Waldorflehrer, *21. März 1893 in Wien, † 29. Nov. 1939 in London.

3 Gaede, Brockhaus (2007) (Hrsg.), GEO Themenlexikon, Bd. 11 *Medizin und Gesundheit,* S. 1219.

4 *Chymus* ist der Speisebrei im Magen

5 *Chylus* bezeichnet den Inhalt der Magen- und Darmlymphgefäße, das Gemisch der resorbierten Nahrungsstoffe (Quelle: Leitzmann, C., Öhrig, E., Dauer, U. (1988): *Wörterbuch der Ernährungswissenschaft,* Eugen Ulmer Verlag, Stuttgart). Da diese aufgrund ihres Fettgehaltes milchig trüb erscheinen, wird mit *Chylus*

auch der Milchsaft von Pflanzen bezeichnet. Auch fettreiche Lymphe, die milchig aussieht, gilt als *Chylus.*

6 1) Die weltweit bisher größte (Online-)Befragung von Vegetariern mit 4.000 Teilnehmern an der Universität in Jena behandelt psychologische Forschung zum Thema Vegetarismus und ist zum Teil noch in der Auswertung. 2) Vegetarier leben länger als vergleichbare Menschen mit herkömmlichen Lebens- und Essgewohnheiten. Sie sterben seltener an Herz-Kreislauf-Erkrankungen und Krebs. Zu diesem Ergebnis kommt die 5-Jahres-Studie (1978–1983) des Deutschen Krebsforschungszentrums in Heidelberg (DKFZ). Der Studie liegen Befragungen und Untersuchungen von insgesamt 1904 vegetarisch lebenden Personen – 858 Männern und 1046 Frauen – aus der Bundesrepublik zugrunde. 3) Wieviel Fleisch braucht der Mensch eigentlich? Dieser Frage ging Helmut Rottka vom Bundesgesundheitsamt in Berlin schon 1981–85 nach und verglich die Nährstoffversorgung von Vegetariern und Nicht-Vegetariern in einer Studie – der ersten kontrollierten Vegetarierstudie weltweit. 372 Vegetarier und eine Vergleichsgruppe von 354 «gesundheitsbewussten» Mischköstlern beteiligten sich daran. 4) Die gegenwärtige Ernährungssituation in der Bundesrepublik Deutschland ist durch eine zu hohe Nahrungsenergiezufuhr gekennzeichnet, gleichzeitig liegt die Versorgung mit einigen Vitaminen und Spurenelementen unterhalb der Empfehlungen der Deutschen Gesellschaft für Ernährung (DGE). Die DGE empfiehlt eine Reduktion des Fett- und Zuckerverzehrs sowie eine Erhöhung der Aufnahme komplexer Kohlenhydrate, inklusive der Ballaststoffe. Da vegetarische Ernährung diese Forderungen weitgehend beinhaltet, aber für den europäischen Raum nur wenige Daten über die Ernährung dieser Bevölkerungsgruppe vorliegen, wird seit 1983 am Institut für Ernährungswissenschaft in Gießen eine Studie über Ernährung und Gesundheit von Vegetariern durchgeführt.

7 Popp, F. A. (2006) Biophotonen. Neue Horizonte in der Medizin: *Von den Grundlagen zur Biophotonik.* Karl Haug Verlag, 3. Aufl. Prof. Popp wies nach, dass vor allem die DNA Sender und Empfänger der Biophotonenstrahlung ist. In einer Zelle ohne DNA als Erbgutträger ist auch keine Biophotonenstrahlung mehr messbar. Darauf aufbauend entwickelten sich verschiedenste Verfahrensmethoden zu praktischen Anwendungsmöglichkeiten, z.B. in der Lebensmittelindustrie zur Gütebestimmung von Lebensmitteln, oder in medizinischen und therapeutischen Bereichen.

8 Krück v. Poturzyn, M.J. (Hrsg.) (1977) *Wir erlebten Rudolf Steiner. Erinnerungen seiner Schüler,* 5. Aufl., Stuttgart, Verlag Freies Geistesleben, S. 173/174.

Kosmische und irdische Ernährung

Ernährung im Allgemeinen: Vortrag I

1 Was König gemeint haben könnte, sieht man in einem Beispiel am Anfang des 3. Vortrages (Anm.2), oder vielleicht auch in den hier folgenden Sätzen.

2 Selcher = österreichisch Metzger. Der Anbieter von «Geselchtem», geräucherten Waren.

3 Diese kulturellen Unterschiede verwischen sich heute weitgehend durch Migration und den weltweiten Handel mit Lebensmitteln.

4 Dies bezieht sich auf die damalige Rolle der Frau in der Gesellschaft; schon in den Anfangsjahren im Aufbau der Camphill-Arbeit bemühte sich Karl König um andere soziale Formen, in denen häusliche und sonstige Aufgaben gleichmäßig auf alle verteilt wurden.

5 Rudolf Steiner berichtet über Milchinjektionen bei eitrigen Schleimhautabsonderungen in GA 313 im 8. Vortrag vom 18.04.1921, wie auch andere Zeitgenossen Königs (Odenthal, H. u. Kohl, F. (1925) *Kritische Bemerkungen zur Arbeit: Die Gonorhoebehandlung bei Frauen, besonders die Heilfieberbehandlung mit Milchinjektionen von Dr. Werner G. Rumpel,* Dermatologische Zeitschrift 42:352–354.

6 Die Vitamin C-Synthese war eine der ersten großtechnisch durchgeführten Naturstoff-Synthesen. Im Dezember 1933, zwei Jahre nach der Entdeckung des Vitamin C, reichte T. Reichenstein ein Patent über ein «Verfahren zur Herstellung von L-Ascorbinsäure» beim Schweizer Eidgenossenschaftlichen Amt für geistiges Eigentum ein. – König entging diese Möglichkeit der technischen Herstellung sicher nicht. Er weist im Folgenden darauf hin, dass nicht der Stoff die Wirkung ausmacht, sondern die Kräfte im lebendigen Zusammenhang, was bei einer künstlichen Synthese nicht erreicht wird.

7 Leider sind keine Gesprächsbeiträge festgehalten worden.

8 Man unterscheidet neben vielen kleinen Drüsen der Mundschleimhaut drei große, jeweils paarige Speicheldrüsen: Ohrspeicheldrüse; das Sekret ist reich an stärkespaltenden Enzymen. Unterkieferspeicheldrüse; an der Innenseite des Unterkiefers. Unterzungendrüse; liegt direkt auf der Mundbodenmuskulatur und produziert überwiegend Schleimstoff.

9 Die frühere Bezeichnung für Magenschleimhautentzündung oder Gastritis.

10 König scheint hier, um den Vorgang deutlich zu machen, einen radikalen Standpunkt eingenommen zu haben. In den anderen Vorträgen kommt dieses Thema immer wieder und von verschiedenen Gesichtspunkten; s. auch im einleitenden Aufsatz von Anita Pedersen, S. 34 ff.

11 Erst Forschungen des letzten Jahrzehnts haben das *Bauchhirn* (wieder)ent-

deckt, die größte Ansammlung von Nervenzellen außerhalb des Kopfes, eine Quelle psychoaktiver Substanzen, die u.a. mit Gemütslagen und unserer psychischen Verfassung in Verbindung stehen.

12 Paul Julius Möbius, 1853 – 1907, deutscher Neurologe, der 1900 einen Aufsatz «Über den physiologischen Schwachsinn des Weibes» veröffentlicht hat. Dazu Rudolf Steiner im Arbeitervortrag vom 10. Januar 1923 (GA 348): «Diesem Professor (offensichtlich Möbius) ist es so ergangen, dass er also die Gehirne gemessen und eine Statistik aufgestellt hat, dass er überall gefunden hat, dass die Gehirne der Frauen viel kleiner sind als die der Männer. Und er hat daraus geschlossen, dass also, weil nach seiner Ansicht ein kleineres Gehirn weniger Verstand hat, alle Frauen weniger Verstand haben als die Männer. ... Nun, bei berühmten Männern macht man das manchmal, dass man dann gerade ihr Gehirn seziert, aus dem Grunde der Berühmtheit seziert. Und so ist auch das Gehirn dieses Mannes seziert worden. Es wurde seziert und siehe da, es hat sich viel kleiner gefunden als alle Frauengehirne, die er untersucht hat!»

13 Ilya Metschnikow, 1845 – 1916, Bakteriologe, Nobelpreisträger 1908, forschte u.a. über Immunität und Milchsäurebakterien.

14 Konnte leider noch nicht ermittelt werden.

15 Therese von Konnersreuth, eigentlich Therese Neumann; bayerische Bauernmagd, 1898 – 1962, empfing 1926 die Stigmata und lebte jahrzehntelang ohne physische Nahrung.

16 Auch hier ist König seiner Zeit voraus: In neuerer Zeit wird die sogenannte *Lichtnahrung* wissenschaftlich untersucht. Ein Vertreter aus der Wissenschaft ist Dr. Michael Werner, der seit 2001 ohne feste und flüssige Nahrung lebt und dies auch in veröffentlichten Untersuchungen dokumentiert. Siehe Michael Werner: *Leben mit Lichtnahrung*, 2005 AT Verlag, Aarau und München.

17 Rudolf Steiner: *Geisteswissenschaftliche Grundlagen zum Gedeihen der Landwirtschaft*. GA 327. Dornach 1984. S. 23f.

18 Rudolf Steiner: *Geisteswissenschaftliche Grundlagen zum Gedeihen der Landwirtschaft*. GA 327. Dornach 1984. 8. Vortrag *Das Wesen der Fütterung*. Dornach 1984. S. 212.

19 Angelus Silesius, «der schlesische Engel»; eigentlich Johannes Scheffler, Dichter und Theologe, 1624 – 1677.

Vegetarische oder Fleischkost: Vortrag II

1 Rudolf Steiner; im Vortrag vom 31.12.1923 in GA 314 *Physiologisch-Therapeutisches auf Grundlage der Geisteswissenschaft*, Dornach 1983 und im Vortrag vom 13.9.1924 in GA 346 *Apokalypse und Priesterwirken*, Dornach 2001.

2 Chylus = Inhalt der Lymphgefäße, der über den Brustlymphgang dem Blute zugeführt wird.

3 Die Alchemie (auch *Alchimie* oder *Alchymie*), von den Alchemisten auch als *Königliche Kunst* bezeichnet, ist ein alter Zweig der Naturphilosophie und wurde im 17./18. Jahrhundert sukzessive von der modernen Chemie und Pharmakologie abgelöst. Gemeint sind also hier geistig-stoffliche Wandlungsprozesse, wie sie in der Alchemie beschrieben wurden und mit denen die Alchemisten versuchten zu arbeiten; Vorgänge, die in der im 17./18. Jahrhundert entstehenden Naturwissenschaft nicht mehr erfasst werden konnten.

4 Rudolf Steiner: *Geisteswissenschaft und Medizin.* 9. Vortrag v. 29.3.1920 GA 312. Dornach 1999.

5 Diese Aussagen gehen auf die ebenfalls qualitative Betrachtungsweise Steiners über die Wirkung der Nahrungsmittel auf den Menschen zurück. Wenn dieser von der «Verdauung der Kartoffel im Mittelhirn» spricht, so ist das nicht mit unserem herkömmlichen Wissenschaftsbegriff des Verdauungsvorganges zu vergleichen, sondern es beruht auf einer feinstofflichen Anschauung der Dinge, die mit einer materalistischen Betrachtungsweise nicht erklärbar sind. – Aussagen Rudolf Steiners zur Kartoffelernährung sind zu finden in Themen aus dem Gesamtwerk 6, Hrsg. Th. Willmann, *Naturgrundlagen der Ernährung*, Vortrag *Ernährungsfragen* vom 18.07.1923, Tb-Ausgabe, Verlag Freies Geistesleben, Stuttgart.

6 Dazu bemerkte Rudolf Steiner im Vortrag vom 8.1.1909: *Derjenige Gesichtspunkt, vom dem aus der Geisteswissenschafter spricht, darf kein agitatorischer sein. Er hat das Vertrauen, dass der Mensch, der die Wahrheit erkannt hat, aus dieser Kraft heraus auch das Richtige tut. Und deshalb ist dieser Vortrag weder agitatorisch nach der einen, noch nach der anderen Richtung hin, und am meisten missverstanden würde ihn derjenige haben, der meint, hier sei für oder gegen eine Ernährungsmethode eingetreten worden. Es sei hier nur gesagt, wie die Dinge sind. Wenn auch für manche Menschen aus rein gesundheitlichen Gründen eine vegetarische Nahrungsweise die richtige ist, so würde es für einen anderen Menschen heißen, seine Gesundheit untergraben wenn man ihm eine vegetarische Kost zumuten würde. Ich rede im Hinblick auf die allgemeine Menschennatur; sie muss aber durchaus individuell behandelt werden. [...] In unserer Zeit, wo die Fleischnahrung übertrieben wird, wirkt dies natürlich auch entsprechend. [...] Die Seele wird sich veräußerlichen, [...] er [der Mensch] wird verknüpft werden mit der Außenwelt. Wenn der Mensch aber seine Nahrung aus dem Pflanzenreiche entnimmt, wird er verinnerlicht und unabhängig gemacht, er wird Herr über sein ganzes Wesen.* Diese Stelle sei hier ausführlich zitiert, da der Vortrag noch nicht in der Rudolf Steiner Gesamtausgabe erschienen ist. Er wurde in der Wochenschrift *Das Goetheanum* 47 und 48, 1935 abgedruckt.

7 Steiner, Rudolf: *Ursprungsimpulse der Geisteswissenschaft.* GA 96, 2. Aufl. Dornach 1989, S. 174f.

8 Das Gehirn wird auch durch die *Art* des Denkens gefordert und gestaltet, wie heute die Neurologie nachweisen kann. z. B. Manfred Spitzer *Lernen: Gehirnforschung und Schule des Lebens,* Spektrum Akademischer Verlag, 2006, Helmut Ferner, *Entwicklungsgeschichte des Menschen* (Kapitel: «Zur Entwicklung des menschlichen Gehirns im ersten Lebensjahr», Reinhardt Ernst Verlag, 1984.

9 Auf die Auswirkungen der Fleisch- oder vegetarischen Kost auf das Gemüt hatte Rudolf Steiner schon am 13.1.1923 aufmerksam gemacht (GA 348 *Über Gesundheit und Krankheit*) und dies auf die Fütterung bei Tieren ausgeweitet, gewissermaßen schon die BSE-Katastrophe voraussehend, die erst 1984 tierärztlich beschrieben wurde.

10 Rudolf Steiner hat diesen Prozess einige Male beschrieben; z B in GA 347 *Die Erkenntnis des Menschenwesens,* Dornach 1976, S. 53 ff und GA 230 *Der Mensch als Zusammenklang,* Dornach 1978, S. 107. Über die Drüsen hat König sich eingehend beschäftigt. 1928 schrieb er einen Aufsatz für *Natura* (Vol.2/7); «Das Problem der inneren Sekretion» und 1952 für die englische Zeitschrift *The Golden Blade*; Meditations on the Endocrine Glands (1952/Heft 3).

11 = Kohlrüben.

12 = Blumenkohl.

13 = Kohlrüben.

14 Vogerlsalat und Rapunzel sind beide Regionalbezeichnungen für Feldsalat.

15 = Estragon.

16 = Renekloden oder Reineclaude.

17 = Johannisbeere.

Kinder- und Säuglingsernährung: Vortrag III

1 Dies gehört wohl zu dem, weswegen König den ersten Vortrag mit den Worten einleitete: «Weil es mir nach meiner Bekanntschaft mit den tschechischen und speziell Prager Verhältnissen als eine Notwendigkeit erscheint, in diesem Rahmen etwas Wesentliches über die Ernährung zu sagen.»

2 In Österreich: Papperl = Speise.

3 Inzwischen ist allgemein bekannt, wie schädlich Alkohol im Kindesalter ist.

4 Heute wird wegen der Allergieprävention empfohlen, erst ab dem 5. Monat Beikost zu geben.

5 Heute wird meist Milchzucker oder Joghurt empfohlen, die damals nicht überall üblich waren; dafür ist heute Malz nicht so bekannt. Allerdings ist auch hier wegen der gestiegenen Allergiebereitschaft Vorsicht mit Zitrussäften geboten, da das Kind zum Beispiel mit Wundsein reagieren kann.

6 Konnte bislang nicht eindeutig ermittelt werden. Im Vortrag vom 4.11.1905 *Die Entwicklung der Ernährungsformen* hat Rudolf Steiner allerdings folgende

Aussage gemacht: *Da herrschte also der Zustand, dass die Milch äußerlich aus der Natur gesogen wurde. Dann kam ein Zustand, da die Milch allgemeine Menschennahrung wurde, und dann der Zustand, da die Muttermilch genossen wurde. Vor der Zeit, in der die Milch allgemein aus der Natur gesogen wurde, da gab es eine Zeit, in der die Sonne noch mit der Erde verbunden war. Da bestand eine Sonnennahrung. Ebenso, wie die Milch vom Monde zurückgeblieben ist, sind auch Produkte zurückgeblieben, die von der Sonne gereift sind. Alles, was von der Sonne durchscheint wird, Blüten und Früchte der Pflanze, gehören zur Sonne.* Zitiert nach Willmann (Herausg.) *Rudolf Steiner, Ernährung und Bewusstsein,* Stuttgart 1984.

7 König sah darin wohl das allgemeine Prinzip, das aber – so wie er immer wieder betont – nicht dogmatisch durchzuführen sei, sondern an der Konstitution des einzelnen Kindes abgelesen und beurteilt werden müsse. Beim gegenwärtigen Stand der anthroposophischen Ernährungskunde wird zwar meist andersherum argumentiert und die Karotte als Beikost empfohlen, doch bleibt maßgeblich die Beurteilung im individuellen Fall. Es bleibt somit aber die Frage, ob heute ein anderes Prinzip tatsächlich entwicklungsbedingt vorherrschend ist, oder ob die Darstellung Königs gerade heute neue allgemeingültige Gesichtspunkte erschließt. Ein Hinweis Steiners, der womöglich für die heutigen Ansichten maßgeblich ist, sei hier angeführt: *Nun sehen Sie, meine Herren, verwandt mit der menschlichen Erde ist der ganze Kopf – nicht die Füße, sondern gerade der Kopf ist mit der Erde verwandt. Wenn der Mensch anfängt Erdenmensch zu sein im Mutterleibe, hat er ja zunächst fast nur den Kopf. Beim Kopf fängt er an. Der Kopf ist dem ganzen Weltenall, aber auch der Erde nachgebildet. Und der Kopf braucht vorzugsweise Salze. Denn vom Kopf gehen die Kräfte aus, die den menschlichen Körper zum Beispiel auch mit Knochen durchsetzen. Alles dasjenige, was den Menschen fest macht, geht von der Kopfbildung aus. Wenn der Kopf selber noch weich ist, wie im Mutterleib, dann kann er nicht ordentlich Knochen bilden. Indem der Kopf selber zuerst immer härter und härter wird, gibt er die Kräfte an den Leib ab, damit der Mensch und die Tiere die festen Dinge, vorzugsweise die Knochen bilden können. Daraus sehen Sie schon, dass man die Wurzel, die mit der Erde verwandt ist und die Salze enthält – und zum Knochenbilden braucht man Salze, die Knochen bestehen aus kohlensaurem Kalk; Salze sind das –, daraus sehen Sie, dass man die Wurzel braucht, um den menschlichen Kopf zu versorgen* (aus: *Über das Verhältnis der Nahrungsmittel zum Menschen,* Vortrag v. 31.07.1924, Themen aus dem Gesamtwerk 6: *Naturgrundlagen der Ernährung,* Verlag Freies Geistesleben, 2. Aufl. 1984, S. 119 f.).

8 Sago ist ein Stärkeprodukt von der Sagopalme oder von Maniok. Heute verwendet man meist Getreidevollmehle.

9 Damit sind Pilze gemeint! (Österreichisch = Schwammerl).

10 Die Zeichnungen sind leider nicht erhalten.

11 Königs Ausführungen über die «Merkwürdigkeiten bei allen Kindern» bis zum 7.

Lebensjahr beruhen wahrscheinlich auf Ausführungen Rudolf Steiners, die er im heilpädagogischen Kurs über die Konstitution und Verhaltensweise von Kindern gemacht hat (5. Vortrag *Heilpädagogischer Kurs,* GA 317), sowie in der Lehrerkonferenz vom 6. Februar 1923 (GA 300, II). An diesen Stellen werden Kinder mit verschiedenen Konstitutionstendenzen beschrieben, wie z.B. das epileptische und hysterische Kind, das maniakalische und das in seinen Sinnen schwache Kind, sowie das schwefelarm veranlagte Kind mit seiner Tendenz zu Zwangsvorstellungen und das schwefelreiche Kind, welches die Welt zwar mit Interesse aufnimmt, sie aber schwer wieder aus der Erinnerung heraufholen kann. Vor den Lehrern wird von Rudolf Steiner das Bild des großköpfigen und kleinköpfigen Kindes entwickelt mit entsprechenden Angaben über Ernährung und therapeutische Anwendungen. Allen diesen Konstitutionstendenzen ist gemeinsam, dass sie stark mit der Ernährung des Kindes zusammenhängen. Daher werden sie auch in diesem Vortrag über Ernährung erwähnt. König versucht die kindlichen Eigenarten sehr lebendig, aber auch sehr exemplarisch und vereinfachend darzustellen, was nicht immer den differenzierten Angaben Rudolf Steiners gerecht wird. Natürlich ist das in der Kürze auch nicht vollständig möglich und würde den Rahmen der Ausführungen über Ernährung sprengen.

12 Zum Beispiel in dem Büchlein *Die Erziehung des Kindes vom Gesichtspunkt der Geisteswissenschaft,* Dornach 2003. Und vor allem in dem Kurs zur Gründung der Waldorfschule: *Allgemeine Menschenkunde als Grundlage der Pädagogik,* Dornach 1992.

13 = Pilze.

Krankenkost und Diät: Vortrag IV

1 Über Ernährung und Heilung sprach König am 22. April 1933 in Prag. Leider ist der Vortrag nicht mitgeschrieben worden. Seine Vorbereitungsnotizen sind als Faksimile auf den Seiten 44/45 dieses Buches abgedruckt.

2 Gemeint ist sicher die damals übliche Süßspeise aus mit Stärke angedicktem Fruchtsaft.

3 Österreichisch für Biskuit, Löffelbiskuit.

4 Schwedischer Professor der Chemie, lebte von 1873 bis 1956. Er war der Begründer der Säure-Basen-Theorie und postulierte 1912, dass Krankheiten des menschlichen Organismus häufig auf einer Übersäuerung des Körpers beruhen.

5 Rudolf Steiner: *Der Mensch als Zusammenklang.* GA 230. Vortrag 10.11.1923. Dornach 1993, S. 192-194.

6 Nach Johann Schroth (1798 – 1856). Die Schrothkur ist ein Naturheilverfahren, um den Körper zu entgiften, entschlacken und das Körpergewicht zu vermindern.

7 Dr. Max Gerson (1881-1959) erlangte in den 1920iger Jahren Berühmtheit mit einer frischkostreichen, salzlosen Diät, die gegen TBC und Krebs wirksam sein sollte. In wissenschaftlichen Fachkreisen damals und heute umstritten, u.a. wegen hoher Gaben von Phosphorlebertran, der zunächst zwar die für TBC-Kranke günstige Gewichtszunahme bewirkte, aber erhebliche Nebenwirkungen aufwies. Prinz Charles, der Krebspatienten die Gerson Diät empfahl, bekam eine heftige Medizinerschelte (www.handelsblatt.com vom 09.07.2004). Albert Schweitzer, dessen Frau er von Tuberkulose geheilt haben soll, bezeichnete Gerson dagegen als «eines der größten Genies in der Geschichte der Medizin» (Stauss, H. , Marinacci, B., 2008. *Dr. Max Gerson. Eine Biographie.* AKSE Verlag).

Der kulturelle Impuls der Landwirtschaft: Erster Vortrag

1 Karl König ist mit dem Zitieren von Rudolf Steiner oft sehr frei umgegangen und hat sich auf seine Erinnerung verlassen, zumal er auf Englisch vortrug und die entsprechenden Bücher auf Deutsch vorliegen hatte. Es handelt sich sicher um seine eigene spontane Übersetzung, die wir als solche nun ins Deutsche «zurückübersetzen» mussten. Bisher konnte kein Zitat Rudolf Steiners gefunden werden, das der Äußerung Karl Königs genau entspricht.

2 «Für 1l Milch müssen 540l Blut die Milchdrüse (der Kuh) durchströmen. In: Kielwein, Gerhard, *Leitfaden der Milchkunde und Milchhygiene.* Berlin 1984, S. 46.

3 Dr. Ernst Lehrs hatte auf dieser Tagung bereits 2 Vorträge über «Naturwissenschaft und Geisteswissenschaft» gehalten.

4 Luke Howard (1772 – 1864), englischer Pharmazeut und Hobby-Meteorologe, entwickelte 1802 die heute noch gültige Klassifikation der Wolkenarten. Der Aufsatz *Essay on the Modification of Clouds* erschien auf Deutsch in der Zeitschrift *Annalen der Physik,* Halle 1805.

5 Rudolf Steiner: *Die Schöpfung der Welt und des Menschen.* Vortrag 30.6.1924. GA 354.

6 Rudolf Steiner: *Mysteriengestaltungen.* GA 232. 5. Vortrag 1923, Dornach 1998, S. 80.

7 Siehe Anmerkung 5; S. 84.

8 = Mondenmonate mit je 28 Tagen.

9 Carl Gustav Carus: *Grundzüge der vergleichenden Anatomie und Physiologie.* 1828.

10 Ernest Henry Starling (1866- 1927) englischer Physiologe. Das Zitat stammt aus dem Buch *Prinzipien der Menschlichen Physiologie,* 1942, Seite 1196.

Der kulturelle Impuls der Landwirtschaft: Zweiter Vortrag

11 *Landwirtschaftlicher Kurs,* GA 327, Dornach 1999, S. 201.
12 In März 1920: *Geisteswissenschaft und Medizin,* GA 312, Dornach 1985 S. 94.
13 Der amerikanischer Chirurg, Ornithologe, Säugetier-Forscher und Theosoph Samuel Elliot Cues hatte Untersuchungen über dieses Beuteltier veröffentlicht: *On the osteology and mythology of Didelphys virginiana.* Boston 1872.
14 Das Buch konnte noch nicht ermittelt werden.
15 Ernest Henry Starling (1866 – 1927) englischer Physiologe. Das Buch *Principles of Human Physiology* ist 1912 in London erschienen und erfuhr viele Auflagen; die von 1943 steht in Königs Bibliothek.
16 Johann Hermann (1738 – 1800), Arzt, Naturforscher und Zoologe.
17 Es macht zwar etwa 50 Prozent der Trockensubstanz der Fäkalien aus, von den Fäkalien insgesamt macht es aber nur etwa 10 Prozent aus.
18 Neben dem Verdauungssaft sind Enzyme, Darmzellen, Bakterien der Darmflora enthalten, also tatsächlich ist das meiste der Fäkalien keine Nahrung – außer den Resten von Ballaststoffen.
19 Hierzu s. auch den 1. Vortrag in Prag, 1936, einschließlich Fußnote S. 50 ff.
20 *Landwirtschaftlicher Kurs* , 8. Vortrag 16.6.1924, S. 200 f.
21 Heute weist man auch Eiweiß, Eiweißbestandteile und Zucker in kleinen Mengen nach.
22 August Strindberg, schwedischer Schriftsteller, 1849 – 1912. *Das Blaubuch, die Synthese meines Lebens,* erschien zunächst in zwei Bänden, 1908. Deutsche Neuauflage: Nabu Verlag 2010.

Der kulturelle Impuls der Landwirtschaft: Dritter Vortrag

23 Therese von Konnersreuth, eigentlich Therese Neumann; bayerische Bauernmagd 1898 – 1962, empfing 1926 die Stigmata und lebte jahrzehntelang ohne physische Nahrung.
24 Siehe Hinweis 16 zu den Prager Vorträgen, S. 390.
25 In dem Band *Landwirtschaft und Gemeinschaft* sind ausführliche Darstellungen Königs zu Horn und Geweih, Kuh und Reh zu finden; sowohl in den Aufsätzen als auch in den Vorträgen über die landwirtschaftlichen Präparate.
26 Für Herstellung von speziellen biologisch-dynamischen Präparaten wie dem Schafgarben und Hornmist- bzw. Hornkieselpräparat wird eine Hirschblase bzw. ein Kuhhorn benötigt. Siehe auch die ausführlichen Darstellungen in *Landwirtschaft und Gemeinschaft.*
27 Gemeint dürfte hier nicht der trinkbare Alkohol sein, sondern der Äthylrest, der Grundlage für die Aufbauprozesse des Stoffwechsels ist.

Die irdischen und kosmischen Ernährungsströme in Mensch und Pflanze: Vortrag I

1 Z.B. Rudolf Steiner: *Die Entwicklung der Ernährungsformen*. Vortrag vom 4.11.1905 in *Ernährung und Bewusstsein*, Thementaschenbuch. Stuttgart 2010.

2 Rudolf Hauschka veröffentlichte seine *Substanzlehre* erstmals 1950, mittlerweile (2007) in 11. Aufl., die *Ernährungslehre* erstmals 1951, 1999 in 10. Aufl. erschienen.

3 *Geisteswissenschaftliche Grundlagen zum Gedeihen der Landwirtschaft* als «Landwirtschaftlicher Kurs» bekannt; GA 327, Dornach 1999.

4 Rudolf Steiner: *Geisteswissenschaftliche Grundlagen zum Gedeihen der Landwirtschaft*. 8. Vortrag, Dornach 1924, S. 199 – 200: «Die Hirnmasse ist einfach zu Ende geführte Darmmasse ... Wenn ich grotesk rede, würde ich sagen, ein fortgeschrittener Dunghaufen ist das im Gehirn sich Ausbreitende... Der Dung ist es, der durch den eigenen organischen Prozess in die Edelmasse des Gehirns umgesetzt wird ...»

5 Rudolf Steiner: *Das Zusammenwirken von Ärzten und Seelsorgern. Pastoral-medizinischer Kurs*. GA318, Dornach 1994, S. 97 – 106.

6 *Vom Pflanzenwachstum*, in: *Mensch u. Welt – Das Wirken des Geistes in der Natur*, GA 351, Dornach 1999. Dieser Vortrag wurde – so K. Willmann in *Naturgrundlagen der Ernährung*, Themen aus dem Gesamtwerk 6, S. 165 f., Verlag Freies Geistesleben, auch der «Kambiumvortrag» genannt, weil er die Dreigliedrigkeit der Pflanze, besonders des Baumes, «einzigartig» (Willmann) verdeutlicht. Bis Weihnachten im gleichen Jahr gab R. Steiner nach diesem Vortrag vor den Bauarbeitern des Goetheanums die 8 sogenannten «Bienenvorträge», in denen die diätetische Bedeutung von Milch und Honig erörtert wird. (Auch in GA 351).

7 Rudolf Steiner/Ita Wegman: *Grundlegendes für eine Erweiterung der Heilkunst, nach geisteswissenschaftlichen Erkenntnissen*, GA 27, Dornach 1991.

8 Hier ist das Gleichgewichtsorgan im Ohr gemeint, s. K. König *Die meteorologischen Organe*. Dort spricht er von *drei halbkreisförmigen Kanälen*, nämlich dem vorderen, dem hinteren und dem seitlichen Bogengang im Gleichgewichtsorgan im Ohr.

9 Rudolf Steiner: *Allgemeine Menschenkunde*, GA293, Dornach 1992, 2. Vortrag.

10 Beide Vortragsreihen sind in GA 115 *Anthroposophie, Psychosophie, Pneumatosophie*, Dornach 2001.

11 *Von Seelenrätseln*, GA 21, Dornach 1983.

12 GA 293, *Allgemeine Menschenkunde als Grundlage der Pädagogik*, Dornach 1992.

13 Johannes Peter Müller, Physiologe und Anatom, * 14.7.1801 in Koblenz, † 28.4.1854 in Berlin. Die Physiologie setzte er in enge Verbindung zur Philo-

sophie, weil die empirisch gewonnenen Fakten durch das philosophische Denken verarbeitet und begriffen werden sollten. 1826 erschien sein umfangreiches Werk: *Zur vergleichenden Physiologie des Gesichtssinns.* Es beinhaltete für die damalige Zeit eine Fülle neuer Erkenntnisse über das Sehen des Menschen und der Tiere, u.a. Untersuchungen über die zusammengesetzten Augen der Insekten und Krebse sowie Analysen des menschlichen Blicks und seiner Ausdrucksweise. Eine bedeutende Leistung war seine Erkenntnis, dass jedes Sinnessystem auf Reize verschiedener Art nur in der ihm eigentümlichen Weise, oder wie M. sich ausdrückt, mit der ihm spezifischen Energie antwortet, z.B. das Auge mit einer Lichtempfindung, das Ohr mit einer Tonempfindung. Ebenfalls 1826 erschien die Schrift: *Über die phantastischen Gesichtserscheinungen.* Darin weist M. nach, dass das Sinnessystem des Auges ebenso wie es auf äußere und optische Reize anspricht, durch innere Reize erregt werden kann, u.a. durch Reize, die aus dem Bereich der Vorstellung oder Phantasie entstammen. Seine sinnesphysiologische Erklärung der phantastischen Erscheinungen gilt noch heute. M. zählt zu den «großen Bewegern» des 19. Jahrhunderts; Begründer der neuzeitlichen Physiologie. Bei Müller vollzog sich der Umschwung von der von der Romantik beeinflussten naturphilosophischen Medizin zur modernen naturwissenschaftlich fundierten Medizin. Aus seiner Schule gingen u.a. hervor: J. Henle, Th. Schwann, R. Virchow, H. von Helmholtz und E. du Bois- Reymond.

14 Im 1. Vortrag des *Heilpädagogischen Kurses,* GA317, Dornach 1995.

15 In der vierten Gesprächsrunde wurde weiter auf diese Tatsache eingegangen.

Die irdischen und kosmischen Ernährungsströme: Vortrag II

16 GA 312, *Geisteswissenschaft und Medizin,* Dornach 1999, S. 277.

17 Der Vortrag von R. Steiner heißt *Von der Ernährung,* in: *Natur und Mensch in geisteswissenschaftlicher Betrachtung,* GA 352, Dornach 1981.

18 *Vom Pflanzenwachstum* – der sogenannte «Kambiumvortrag» in *Mensch und Welt. das Wirken des Geistes in der Natur* GA 351, Dornach 1999, S. 67ff.

19 Rudolf Steiner: *Die Wissenschaft vom Werden der Welt,* GA 183. Dornach 1990, S. 88f.

20 Der deutsche Arzt Willhelm Heinrich Schüßler (1821-1898) war ursprünglich ein Anhänger der Homöopathie, entwickelte dann seine eigene «Biochemie»: Es gibt 12 «Schüsslersalze», die den Organismus anregen sollen, fehlende Mineralien aus der Nahrung aufzunehmen und bestimmte Körperfunktionen anzuregen.

21 Christian Friedrich Samuel Hahnemann (* 10. April 1755 in Meißen; † 2. Juli 1843 in Paris) war Arzt, medizinischer Schriftsteller und Übersetzer und Begründer der Homöopathie.

22 Vermutlich ist die Anämie in Verbindung mit dem Eisenstoffwechsel gemeint. Ab diesem Zeitpunkt begann König sich mit dem Thema zu beschäftigen, fand dann 1955 einen Forschungsbericht über vier Grund-Zungen-Typen und nahm dies zum Anlass, einen eigenen Artikel über die vier Blutgruppen zu schreiben: «Das Problem der Blutgruppen im Zusammenhang mit der Magenfunktion», *Beiträge zu einer Erweiterung der Heilkunst*, Stuttgart November/Dezember 1956.

23 Rudolf Steiner: *Welt Erde Mensch* 6.8.1908, GA 105. Dornach 1983, S. 53.

24 Man sprach früher von «Verbrennung» der Kohlenhydrate und Fette in den Zellen. Übrig bleiben bei diesem Vorgang die Mineralstoffe (Asche) und die Lichtenergie der Sonne (Atmungskette).

25 König hat sehr viel über die endokrinen Drüsen gearbeitet. An dieser Stelle seien zwei Aufsätze erwähnt: «Das Problem der ‹inneren Sekretion›», in der Zeitschrift *Natura* 1928/1 und «Meditations on the Endocrine Glands», in *The Golden Blade*, 1952/3.

Die irdischen und kosmischen Ernährungsströme: Vortrag III

26 Rudolf Steiner: *Allgemeine Menschenkunde als Grundlage der Pädagogik*. GA 293, Dornach 1992, S. 36 ff.

27 Diese Substanzen bilden die Nährstoffe Eiweiß, Fett und Kohlenhydrate im Gegensatz zu den anderen Elementen.

28 «Präparat 505». Siehe *Landwirtschaftlicher Kurs*, vor allem der 5. Vortrag. GA 327, Dornach 1999.

29 *Das Miterleben des Jahreslaufes in vier kosmischen Imaginationen*. GA 229, Dornach 1999, S. 41 ff.

30 5. Vortrag 13.6.1924, S. 136 f.

31 Lukas 8, 40 – 56.

32 Kalzium im Blut spielt eine wichtige Rolle bei der Blutgerinnung.

33 Siehe Anmerkung 29.

34 *Die Michael-Imagination*. 5.10.1923, GA 229, S. 17-22.

35 Gemeint ist das biologisch-dynamische Präparat Hornkiesel («501») bei dem gemahlener Bergkristall (Kieselsäure) verwendet wird. (*Landwirtschaftlicher Kurs*, 4. Vortrag).

36 In der Linse spricht man heute von Hyaluronsäure, eine ähnliche Substanz, die auch in der Gelenkflüssigkeit zu finden ist.

37 E. Wolf: *Aschen-Analysen von land- und forstwirtschaftlichen Produkten*. Berlin, 1871.

38 Es hat sich herausgestellt, dass der Gebrauch des Präparats 500 als Feldsprühung auf Weiden, Blähungen sehr reduziert. Siehe Don Rathbone *Biodynamic Farming*, Victoria 1992.

Die irdischen und kosmischen Ernährungsströme: Vortrag IV

39 GA 217, *Geistige Wirkenskräfte im Zusammenleben von alter und junger Generation. Der pädagogische Jugendkurs,* Dornach 1988, im ersten Vortrag vom 3. Oktober 1922.

40 GA 318, *Das Zusammenwirken von Ärzten und Seelsorgern. Pastoral-medizinischer Kurs,* Dornach 1994.

41 Die Verbindung der Substanzen mit den Hormonen beruht auf Karl Königs eigener Forschung.

42 Damals war die Bezeichnung auch noch im Bereich der Entwicklungsstörung üblich und bezeichnete fachlich eine niedrige Intelligenzquota (unter 20 – 30 Prozent).

43 Das war damals sicher mehr der Fall; seither macht sich eine viel größere und differenziertere Individualisierung bemerkbar, wenn auch das hier gemeinte Prinzip noch deutlich erkennbar ist. König forschte sehr gründlich mit dem Phänomen, was in seinem 1959 im Hippokrates Verlag erschienenen Buch *Der Mongolismus* zum Ausdruck kam.

44 Gemeint ist *Myasthenia gravis,* eine Autoimmunkrankheit der Thymusdrüse.

45 Hier handelt es sich um Cortison, das 1935 entdeckt wurde.

46 Siehe Anmerkung 25.

47 Gemeint ist die Stickstoffdüngung.

48 Diese Präparate existieren heute noch unter dem Namen *Aufbaukalk. www.weleda.de/Arzneimittel/ArzneimittelA-Z#52.*

49 Rainer Maria Rilke, geboren 4.12.1875 in Prag; starb 29. 12. 1926 an Leukämie. Diese wurde erstmals durch Virchow 1845 beschrieben und ist gekennzeichnet durch stark vermehrte Bildung von weißen Blutkörperchen (Leukozyten = *weiße Lymphe* bei König). Siehe auch Michael Hertl, Renate Hertl: *Rainer Maria Rilke – Hermann Hesse – Nikos Kazantzakis. Lebens- Leidens-Jahre mit Leukämie,* Würzburg 2004 und Peter Selg: *Rainer Maria Rilke – Franz Kafka: Lebensweg und Krankheitsschicksal im 20. Jahrhundert,* Basel 2007.

50 R.I. Gladstone und C.P.G. Wakely: *The Pineal Organ,* London, 1940.

Die vier meteorologischen Organe der Erde und des Menschen Einführungsvortrag

1 Maurice Wood (1884 – 1960) gründete die erste britische biologisch-dynamische Landwirtschaft in der Nähe von Leeds im Jahre 1929. Dort half er George Adams bei der Übersetzung des *Landwirtschaftlichen Kurses* (1930). Seine Mühle «Huby Mill» war der erste Treffpunkt der britischen «b-d-Bewegung.»

2 In: *Menschenwerden, Weltenseele und Weltengeist,* GA 205, Dornach 1987.
3 Adolf Portmann (1897 – 1982), Schweizer Zoologe und Naturphilosoph. Seine Arbeiten waren von Jakob von Uexküll beeinflusst, dessen Vorlesungen auch König in Wien besucht hatte. Portmann veröffentlichte unter anderem 1953 *Das Tier als soziales Wesen* und 1956 *Zoologie und das neue Bild des Menschen* (Beide Bücher befinden sich in Königs Bibliothek).
4 Im Vortrag vom 29. März 1920, GA 312, *Geisteswissenschaft und Medizin,* Dornach 1999.
5 In den vorangehenden Vorträgen (s. S. 59 ff.) wird dieser Prozess ausführlicher beschrieben. Eine gewisse stoffliche Durchdringung der Darmwand findet zwar statt, doch steht für König der Abbau und der neue Aufbau der Stoffe im Vordergrund.
6 GA 232, *Mysteriengestaltungen,* Dornach 1998.

Die vier meteorologischen Organe der Erde und des Menschen
Vortrag II: Die Lunge

7 Siehe Anm. 4.
8 In GA 230, *Der Mensch als Zusammenklang des schaffenden,bildenden und gestaltenden Weltenwortes,* Dornach 1993. Aber auch am 13.08.1923 in dem Vortrag für Pädagogen in Ilkley, England; GA 307 *Gegenwärtiges Geistesleben und Erziehung,* Dornach 1986.
9 Eugen Kolisko (1893 – 1939), Arzt, Wissenschaftler und Lehrer, war ein guter Freund Königs seit seiner Jugend in Wien, wo beide herstammten. 1930 hatte er einen ausführlichen Aufsatz veröffentlicht: *Die zwölf Gruppen des Tierkreises* in der Zeitschrift *Gäa Sophia,* Vol. 5, Stuttgart. Da König zur gleichen Zeit zu diesem Thema vorgetragen und auch geschrieben hat, kann angenommen werden, dass sie darüber im Gespräch gewesen sind.
10 18 Atemzüge in der Minute x 60 ergibt 1.080 pro Stunde, multipliziert mit 24 ergibt 25.920 Atemzüge pro Tag. Siehe auch den Vortrag Rudolf Steiners vom 13.02.1917 in GA 175, *Bausteine zu einer Erkenntnis des Mysteriums von Golgatha. Kosmische und menschliche Metamorphose,* Dornach 1996.
11 GA 327, *Landwirtschaftlicher Kurs.*
12 Im Vortrag vom 25.10.1906, GA 55, *Die Erkenntnis des Übersinnlichen in unserer Zeit,* Dornach 1983.
13 GA 205, *Menschenwerden, Weltenseele und Weltengeist – Erster Teil: Der Mensch als leiblich-seelische Wesenheit in seinem Verhältnis zur Welt.* Dornach 1987.

Die vier meteorologischen Organe der Erde und des Menschen
Vortrag III

14 Gisbert Husemann, 17.11.1907 – 25.11.1997, war Arzt und Freund Königs. Er war Mitbegründer der Ges. Anthroposophischer Ärzte i. Deutschland und Redakteur der Zeitschrift *Beiträge zu einer Erweiterung der Heilkunst*, für die König viele Aufsätze schrieb. Husemanns Spezialgebiet war die Verbindung zwischen Medizin und Geologie.

15 Heute weiß man, dass die Temperatur in der Ozonschicht auf 0 Grad Celsius von unter –50 Grad C ansteigt. Über 0 Grad wird erst in der Mesosphäre erreicht. Die eigentliche Wärmesphäre ist in der Thermosphäre ab 80 km Höhe, dort bis 1.700 Grad Celsius, also höher als König damals annahm.

16 Guenther Wachsmuth, *Die ätherischen Bildekräfte im Kosmos, Erde und Mensch. Ein Weg zur Erforschung des Lebendigen*, Stuttgart 1924.

17 Heute wird die Ionosphäre in D (80-100 km), E (um 100 km) und F-Schichten (F1: 150-250 km; F2: 250 – 500 km) unterteilt. Die Gasteilchen werden durch die Sonnenstrahlung ionisiert. Sie wird für Funkwellen genutzt.

18 Siehe Anm. 4.

19 20., 22. und 23 Oktober 1922, GA 218, *Geistige Zusammenhänge in der Gestaltung des menschlichen Organismus*, Dornach 1992.

20 26., 27. und 28 Oktober, GA 314, *Physiologisch-Therapeutisches auf Grundlage der Geisteswissenschaft. Zur Therapie und Hygiene*, Dornach 1989.

21 GA 27, *Grundlegendes für eine Erweiterung der Heilkunst nach geisteswissenschaftlichen Erkenntnissen*, (vor allem in den Kapiteln III – V) Dornach 1991.

22 GA 317, *Heilpädagogischer Kurs*, 6. Vortrag, Dornach 1995.

23 Heute geht man davon aus, dass die Fette in die Lymphe gelangen, die anderen Substanzen ins Blut.

24 Zwei Arbeiten hatte es in dieser Richtung gegeben: Linus Pauling erhielt den Nobelpreis für Chemie 1954 für seine Arbeiten über die Struktur der Proteine und 1962 den Friedensnobelpreis; nach Marie Curie war er der zweite Forscher, der beide Preise bekam. Arne Tiselius erhielt für die Arbeit über die Auftrennung des menschlichen Blutserums den Nobelpreis für Chemie 1948.

Die vier meteorologischen Organe der Erde und des Menschen
Vortrag IV: Die Leber

25 GA 14: *Vier Mysteriendramen*, Dornach 1998.

26 GA 291: *Das Wesen der Farben*, Dornach 1991.

27 Eine englische Gallone = ca 4,54 Liter.

28 In dem Band *Landwirtschaft und Gemeinschaft* erhalten: *Über die Hüllen der Präparate.*

29 Günther Wachsmuth *Erde und Mensch,* Archimedes Verlag, Kreuzlingen 1945.

30 unter dem Namen «Leber-Galle-Rhythmus» bekannt.

31 Vermutlich ist die Hepatitis B gemeint, welche epidemieartig durch Körperflüssigkeiten, besonders Blut, übertragen werden kann.

32 Das auslösende Virus für die Hepatitis und dasjenige für die Polio sind sich ähnlich. Sie bewirken jedoch zwei völlig unterschiedliche Erkrankungen. Damals hat man noch nicht unterschieden zwischen der bakteriell ausglösten Hepatitis A und der Virushepatitis (Hepatitis B).

33 Die bakterielle Hepatitis kann sogar durch verunreinigte Lebensmittel verbreitet werden.

34 GA 218: *Geistige Zusammenhänge in der Gestaltung des menschlichen Organismus,* Dornach 1992. Vor allem im Vortrag vom 22.10.1922.

35 2. Juli 1921 in GA 205: *Menschenwerden, Weltenseele und Weltengeist, Erster Teil: Der Mensch als leiblich-seelische Wesenheit in seinem Verhältnis zur Welt,* Dornach 1987.

36 Im Vortrag vom 16.11.1917 *Das Geheimnis des Doppelgängers. Geographische Medizin* in: GA 178, *Individuelle Geistwesen und ihr Wirken in der Seele des Menschen,* Dornach 1992.

37 Heute gilt ATP (Adenosintriphosphat) als Energiequelle. Es wird aus Kohlenhydraten und Fetten mit Hilfe des Sauerstoffs gebildet.

38 Eine (britische) Gallone entspricht etwa 4,54 Litern.

39 GA 154: *Wie erwirbt man sich Verständnis für die geistige Welt,* Dornach 1985.

40 GA 327: *Landwirtschaftlicher Kurs,* Dornach 1999, S. 82.

Die vier meteorologischen Organe der Erde und des Menschen
Vortrag V: Die Nieren

41 Im 3. Vortrag des *Landwirtschaftlichen Kurses,* GA 327, Dornach 1999.

42 vom Oktober 1923 in GA 218: *Geistige Zusammenhänge in der Gestaltung des menschlichen Organismus,* Dornach 1992.

43 *Offenbarung des Johannes,* 12. Kapitel.

44 Renin ist ein Enzym und wird in der Niere gebildet (juxtaglomerulärer Apparat). Es wird bei niedrigem Blutdruck oder niedrigem Natriumgehalt in der Niere ausgeschüttet.

45 GA 314 *Physiologisch-Therapeutisches auf Grundlage der Geisteswissenschaft,* Dornach 1989, S. 110.

46 In dem Vortrag vom 23. Oktober 1922 (GA 218: s. Anm. 41).

47 Mit Gisbert Husemann (1907 – 1997) hat Karl König viel zusammengearbeitet. Siehe auch Bodo von Plato *Anthroposophie im zwanzigsten Jahrhundert,* Dornach 2003.

48 Im Vortrag vom 31.03.1920 spricht Rudolf Steiner vom «originären Licht»: GA 312 *Geisteswissenschaft und Medizin,* Dornach 1999.

49 *Physiologisch-Therapeutisches,* GA 314, Dornach 1989.

50 Ausführlich wird dieses Thema von Karl König bearbeitet: In dem Band der Werkausgabe *Anleitungen zum Seelenkalender,* Stuttgart 2009.

51 Über Karl Königs Arbeiten zum Seelenkalender siehe die beiden Bände der Werkausgabe *Bilder des inneren Jahres* und *Anleitungen zum Seelenkalender,* beide Stuttgart 2009.

52 Im 11. Vortrag von *Geisteswissenschaft und Medizin* (GA 312, s. Anm. 4).

53 GA 218, s. Anm. 42.

54 GA 312, s. Anm. 4.

55 im Vortrag vom 4. Juni 1924 in GA 353: *Die Geschichte der Menschheit und die Weltanschauung der Naturvölker,* Dornach 1988.

56 Rudolf Steiner beschreibt es im Vortragszyklus GA 137: *Der Mensch im Lichte von Okkultismus, Theosophie und Philosophie,* Dornach 1993.

57 In Rudolf Steiner/Ita Wegman, GA 27 *Grundlegendes für eine Erweiterung der Heilkunst nach geisteswissenschaftlichen Erkenntnissen,* Kapitel IX, Dornach 1991.

58 Im Vortrag vom 13. Mai 1921, GA 204, *Perspektiven der Menschheitsentwicklung,* Dornach 1979.

Die vier meteorologischen Organe der Erde und des Menschen
Vortrag VI: Das Herz

59 Lili Kolisko (1889 – 1976), Frau Eugen Koliskos, der ein enger Freund Königs war. Sie war naturwissenschaftliche Mitarbeiterin Rudolf Steiners und veröffentlichte ihre Forschungen zu seinen Angaben: *Milzfunktion und Plättchenfrage,* Stuttgart 1922.

60 GA 128: *Eine okkulte Physiologie,* Dornach 1991.

61 Vortrag vom 30. September 1923 in GA 223: *Der Jahreskreislauf als Atmungsvorgang der Erde und die vier großen Festeszeiten. Die Anthroposophie und das menschliche Gemüt,* Dornach 1990.

62 GA 205: *Menschenwerden, Weltenseele und Weltengeist, 1. Teil,* Dornach 1987, S. 108.

63 *Der Landwirtschaftliche Kurs,* GA327, Dornach 1999, 3. Vortrag

64 Wilhelm His, 1863-1934, Internist, Sohn des gleichnamigen Anatoms.

65 GA 190: *Vergangenheits- und Zukunftsimpulse im sozialen Geschehen,* Dornach 1980, im Vortrag vom 5. April 1919.

66 Die Engländer John (1703 – 1791) und Charles (1707 – 1788) Wesley (zwei von

19 Geschwistern). Aus puritanischer Familie gründeten sie zunächst in Oxford 1726 den «Holy Club», schlossen sich aber dann der Herrnhuter Brüdergemeine an, bevor sie die eigene *methodistische* Kirche gründeten.

67 GA 312: *Geisteswissenschaft und Medizin* (s. oben).

68 Emanuel Swedenborg, 1688 – 1772. Siehe hierzu den Vortrag Rudolf Steiners vom 24.8.2010 in GA 240 *Esoterische Betrachtungen karmischer Zusammenhänge*, Dornach 1992.

69 GA 311: *Die Kunst des Erziehens aus dem Erfassen der Menschenwesenheit*, Dornach 1989.

70 GA 223 s. Anm. 61.

71 *Vom Wesen des Wasserstoffes* in GA 351, *Mensch und Welt. Das Wirken des Geistes in der Natur*, Dornach 1999.

72 Auf Deutsch in GA 202 *Die Brücke zwischen der Weltgeistigkeit und dem Physischen des Menschen*, Dornach 1993.

73 Im Vortrag vom 2.1.1920 in GA 320, *Geisteswissenschaftliche Impulse zur Entwicklung der Physik I*, Dornach 2000.

74 Siehe Selg: *Ita Wegman und Karl König*, S. 30 f., dort ist ein Faksimile des Programms der Tagung abgedruckt, Dornach 2007.

Es keimen die Pflanzen in der Nacht

1 Zuerst veröffentlicht in *Mitteilungen aus der anthroposophischen Arbeit* in Deutschland, Jahrgang 18, Nr. 1, Ostern 1964.

2 Rudolf Steiner, *Wahrspruchworte*. GA 40, Dornach 2005.

3 A.a.O.

4 A.a.O.

5 Gedruckt wurde: Erdennacht. Es ist nicht leicht zu unterscheiden, ob es am Schluss der ersten Zeile «Erdennacht» oder «Erde Nacht» heißen soll. Dem Rhythmus und der Gesamtkonzeption entsprechend ziehe ich die oben gegebene Lesart vor (d. Verf.). Inzwischen ist ein Notizblatt gefunden worden, das dies bestätigt. Mitteilung des R. Steiner Archivs, Dornach 2010.

6 Er liegt mir in der Handschrift Eberhard Schicklers vor und wurde von ihm – als Spruch Rudolf Steiners – öfters gebraucht. Inzwischen mit November 1923 datiert und in GA 40, *Wahrspruchworte*, Dornach 2005, aufgenommen.

7 A.a.O.

8 Rudolf Steiner, *Wahrspruchworte*, GA 40, Dornach 2005.

9 Diese Beispiele sind dem Buch von Friedrich Heiler *Das Gebet* (München 1921) entnommen.

10 Aus dem *Cherubinischen Wandersmann*.

11 Da es keine handschriftliche Fassung v. Rudolf Steiner gibt, kann der Spruch

ihm nicht mit Sicherheit zugeschrieben werden. Daher ist er nicht in GA 40, Dornach 2005, aufgenommen werden.

12 Rudolf Steiner, «Die Mission der Andacht», Vortrag vom 28. Oktober 1909. Abgedruckt in *Metamorphosen des Seelenlebens,* 1. Teil, GA 58, Dornach 1984.

13 Diese und die folgenden Zitate sind dem obigen Vortrag Rudolf Steiners entnommen.

An der Herausgabe haben mitgewirkt:

Dr. Petra Kühne, Arbeitskreis für Ernährungsforschung e.V., Bad Vilbel. Dr. sc. agr. Petra Kühne, Frankfurt am Main, Ernährungswissenschaftlerin, Leiterin des Arbeitskreises für Ernährungsforschung e.V. in Bad Vilbel, Redakteurin der Zeitschrift «Ernährungsrundbrief», Beiträge in Zeitschriften, Vortrags- und Kurstätigkeit, einige Buchveröffentlichungen.

Dr. Erdmut Schädel, Facharzt für Kinder- und Jugendmedizin. Nach Besuch der Waldorfschule in Wuppertal, heilpädagogische Ausbildung im Kinderheim Sonnenhof in Arlesheim/Schweiz, dann Medizinstudium und Weiterbildung zum Facharzt für Kinderheilkunde in Deutschland. Seit 1986 leitender Kinderarzt an der Ita Wegman Klinik in Arlesheim/Schweiz. Heimarzttätigkeit am Schulheim Sonnhalde Gempen; seit 1996 am Sonnenhof in Arlesheim. Veröffentlichungen zum Thema Entwicklung des Kindes.

Anita Pedersen, Ernährungswissenschaftlerin (Uni Gießen), Rural Development Programme am Emerson College, England. Tätigkeit als Ökotrophologin beim Arbeitskreis für Ernährungsforschung in Unterlengenhardt. Umzug nach Schottland, später Wales, dort erstmals tätig in der Camphill-Bewegung in Coleg Elidyr. Sie ist tätig als Fachpraxislehrkraft und hat ein berufsbegleitendes Studium in Wuppertal (MA Education) in Kooperation mit der Univ. of Plymouth abgeschlossen. Veröffentlichungen über Ernährung und Heilpädagogik.

Richard Steel absolvierte eine Ausbildung am Camphill-Seminar für Heilpädagogik in Föhrenbühl am Bodensee. Von 1975 – 2008 lebte er dort mit seiner Familie in einer Hausgemeinschaft mit Seelenpflege-bedürftigen Kindern und Jugendlichen und war innerhalb der Schulgemeinschaft im Aufbau der Oberstufe (Werkstufe) tätig. Ab 1980 übte er eine Lehrtätigkeit am Camphill-Seminar aus. Heute ist er in der Nachlassverwaltung Karl Königs tätig und betreut das Büro des Karl König Archivs in Berlin.

Die Karl König Werkausgabe erscheint ab dem Jahre 2008 sukzessive im Verlag Freies Geistesleben (Stuttgart) sowie in englischer Sprache bei Floris Books (Edinburgh). Sie wird herausgegeben vom *Ita Wegman Institut für anthroposophische Grundlagenforschung* (Arlesheim) und dem *Karl König Archive* (Aberdeen) und berücksichtigt den gesamten, umfangreichen Nachlass Karl Königs – seine sämtlichen Bücher, Aufsätze und Manuskripte, Vorträge und Vortragsvorbereitungen, seine Tagebuch- und Notizbucheintragungen, seine künstlerischen Arbeiten und seine weitläufige Korrespondenz. Die einzelnen Bände der Werkausgabe werden in zwölf thematischen Kategorien publiziert. Es ist das Ziel der Ausgabe, Königs umfangreiches Lebenswerk in systematischer Weise zu erschließen und der Öffentlichkeit bekannt zu machen, eine Arbeit, an der zahlreiche Mitarbeiter aus verschiedenen Ländern beteiligt sind.

Die 12 Abteilungen der Werkausgabe:

1. Medizin und medizinische Menschenkunde
2. Heilpädagogik und Sozialtherapie
3. Psychologie und Pädagogik
4. Landwirtschaft und Naturwissenschaft
5. Soziale Frage
6. Camphill Bewegung
7. Christentum und Jahresfeste
8. Allgemeine Anthroposophie
9. Zum inneren Schulungsweg
10. Geistesgeschichte und biografische Arbeiten
11. Das künstlerische und literarische Werk
12. Zur Biografie Karl Königs

Karl König Archive
Camphill House
Milltimber | Aberdeen AB 13 0AN
United Kingdom
www.karl-koenig-archive.net
aberdeen@karl-koenig-archive.net

Ita Wegman Institut für anthroposophische Grundlagenforschung
Pfeffingerweg 1 a | 4144 Arlesheim
Schweiz
www.wegmaninstitut.ch
koenigarchiv@wegmaninstitut.ch

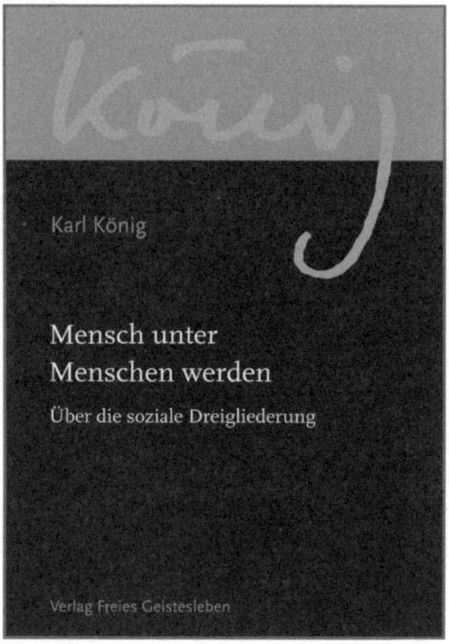

Karl König Werkausgabe
Abteilung 5: Die soziale Frage

Herausgegeben von Richard Steel

184 Seiten, Leinen mit Schutzumschlag
ISBN 978-3-7725-2405-9

Unmittelbar unter dem Eindruck seiner Reise zum «Herzen Mitteleuropas» – nach Prag und vor allem zur Burg Karlstein – macht Karl König auf die Notwendigkeiten der sozialen Erneuerung aufmerksam. Das soziale Bauwerk muss heute im Inneren des Menschen aktiv entwickelt werden. Nur «aus dem Geiste heraus» kann eine dem heutigen Menschen gemäße soziale Gestaltung entstehen. Doch kann König plastisch-bildhaft und in eindringlicher Weise aufzeigen, wie die Ansätze dazu im Menschen selbst veranlagt sind und im gewöhnlichen Alltagsleben durch konsequentes Üben wirksam werden können.

Verlag Freies Geistesleben

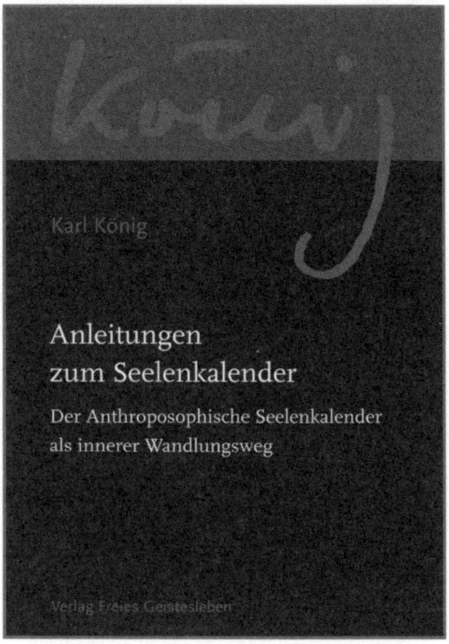

Karl König Werkausgabe
Abteilung 9: Zum inneren Schulungsweg
Herausgegeben von Richard Steel
368 Seiten, Leinen mit Schutzumschlag
ISBN 978-3-7725-2409-7

In zwei Bänden der neuen Werkausgabe wird der Weg nachgezeichnet, den Karl König mit Beginn des Zweiten Weltkriegs – und bis zum Lebensende – mit dem *Anthroposophischen Seelenkalender* gegangen ist. Erstmalig erscheinen in diesem Band die *Anleitungen zum Seelenkalender*, die Karl König für seine engsten Mitarbeiter verfasste. Hinzu kommen Karl Königs Aufsätze und einige Ansprachen, sowie die dreizehn Zeichnungen zur Metamorphose des Kreuzes.

Verlag Freies Geistesleben